HEALING YOGA

真に成長し、本当に人間らしくなるために、私たちは生命現象を体験せざるを得ません。そのなかには、心的、感情的、精神的に苦しむ人もいれば、高血圧や潰瘍を患う人もいます。これらはすべて、この世で私たちに与えられた授業です。逆説的に言えば、私たちは自分自身をより完全に、徹底的に知るために、病気をするのです。

スワミ・サティヤーナンダ・サラスワティ

セラピューティック
ヨーガ

リズ・ラーク／ティム・ゴウレット 共著

奥谷陽子 訳

ガイアブックスは
地球の自然環境を守ると同時に
心と体内の自然を保つべく
"ナチュラルライフ"を提唱していきます。

THIS IS A CARLTON BOOK

Text copyright © 2005 Liz Lark and Tim Goullet
Design and special photography copyright © 2005
Carlton Books Limited

This edition published by
Carlton Books Limited 2005

All rights reserved.

Executive Editor: **Lisa Dyer**
Senior Art Editor: **Zoë Dissell**
Photographer: **Clare Park**
Designer: **Penny Stock**
Make-up Artist: **Sophia Atcha**
Copy Editor: **Kelly Thompson**
Production Controller: **Lisa French**
Models: **Sujata Banerjee, Lee Brindell, Tim Goullet,
Liz Lark, Tara Lee**

持病のある方は、ヨーガを始めるまえに、かかりつけの医師に相談をしてください。本書は個人指導や専門医の助言に取って代わるものではありません。ポーズについての注意事項はあくまでもガイドラインに過ぎません。

目次

ヨーガと治癒(ヒーリング)	6
呼吸器系──ヨーガの呼吸方法	18
神経内分泌系複合体──体の送信装置	34
循環器系──神から授かった光	48
消化器系──内なる火	66
泌尿器生殖器系──水のような流れ	84
背骨──知性の幹	94
リンパ系と免疫システム──抵抗力を高める	106
用語解説	124
索引	125

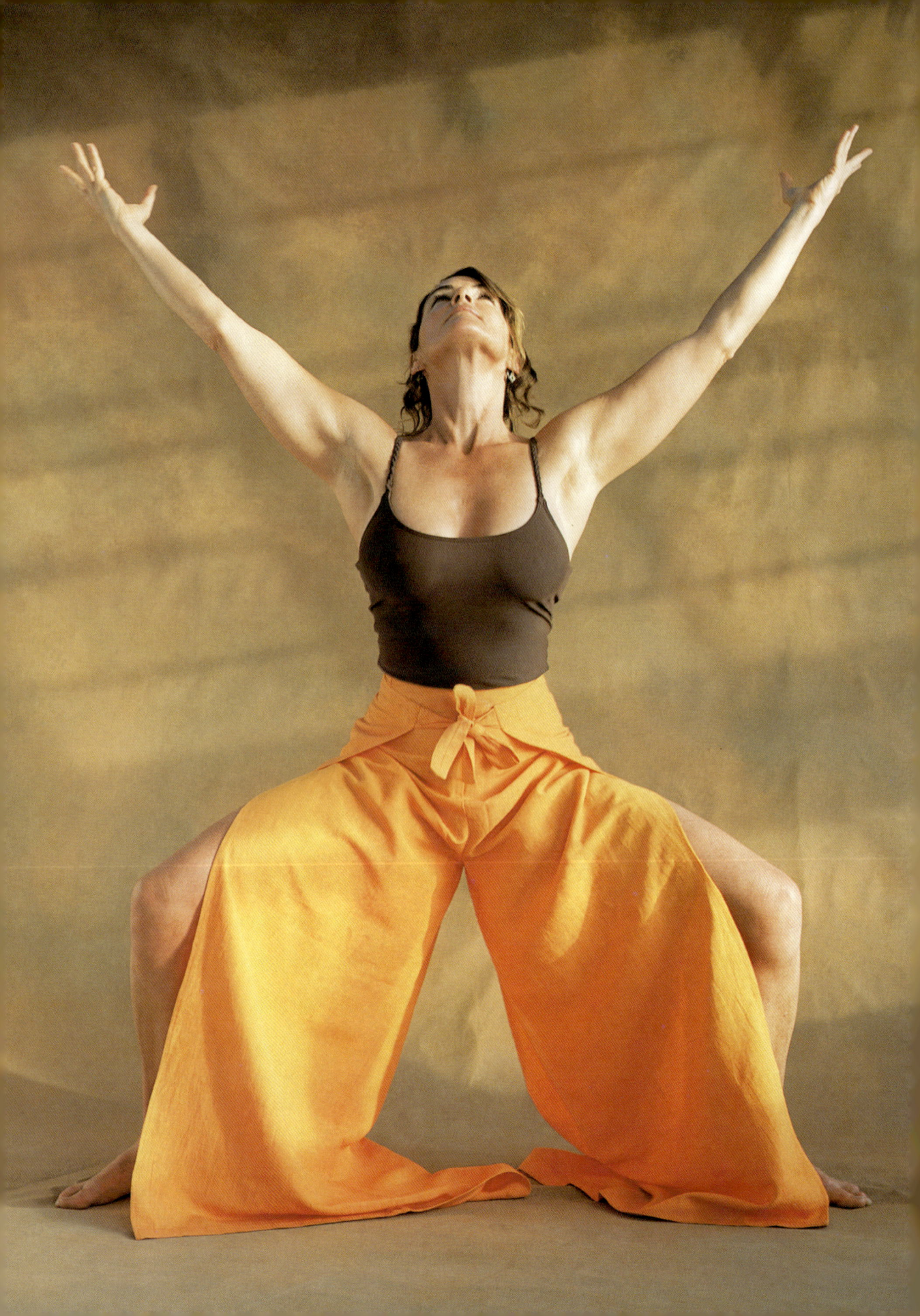

ヨーガと治癒
ヒーリング

　人間はこれまでの進化の歴史においてずっと、病気という強圧や生活環境から生じる苦痛などの脅威を受けつづけてきました。化学汚染によって地球の生態系(エコロジー)が濫用されつづけていることに加えて、私たち人間は、いまだ恐るべき規模で争いをつづけています。軍事対決は、文化的、政治的、経済的な対立関係の現われであり、私たち人間の社会における優性遺伝子の価値観が映し出されているように思われます。協力よりも、競争に重点が置かれてしまっているのです。

　さらに、科学において畏敬の念をいだくような、発展という時代を生きる私たちは、技術革命によってさまざまな物事が非常に容易になってはいるものの、大規模な感染症や、政治的、地理的境界など関係なく社会に蔓延する病気に苦しみつづけています。科学技術のなかで私たちが進歩したことといえば、ただそれらを忠実に利用するということだけです。現代医学では、医薬品、巨額を財政投資した機器、そして生化学技術を大規模に使用する、という特徴があります。薬物療法は非常に一般的になっており、多くの場合、医療専門家たちの治療の柱となっています。たとえば、高血圧の治療について投薬以外の治療が検討されることはめったになく、その結果、患者はたいてい、障害が伴う合成薬物に死ぬまで頼りつづけるのです。もちろん、合成薬物によって多くの命が救われ、平均寿命は延びました。けれども、風邪や頭痛といった微々たる徴候が現われただけで病院に駆け込むことに慣れてしまった私たちは、人的資源に負担をかけすぎていると同時に、製薬産業の成長をあおってしまっているのです。

今日の「ファースト・フード的な」文化には、病気や不定愁訴に対して、自己分析や内省をおこなうというよりはむしろ、外面的な投射を助長する傾向があります。つまり内側ではなく、外側からの「治療」ということです。もし私たちが、熱意や勇気をはぐくむことができて、自分自身の健康に責任を持つことができるとしたら、手にする成果に驚くかもしれません。

どういう状況においてであれ、自分自身で困難を切り抜けるためには、いま取り組んでいる問題について、まず基本的な理解をすることが役立ちます。ごく一般的な人びとにとって、健康や病気、薬といった領域は、よく分からないことが多く、雲がかかったような状態です。それは、使用されている言語の複雑さのせいでもあり、制限された診察時間のせいでもあるでしょう。

本書の目的は、絶対的な薬物療法ともいえる処方薬を否定することでも、普通の人に体の構造、あるいは健康の概念や病気の原因についてより理解を深めてもらい、自分自身で困難を切り抜けてもらうことでもありません。ヨーガは、よく単なるエクササイズや瞑想、あるいは心と体を自己回復させる効果的な手段であると勘違いされますが、ヨーガの哲学や理念、習慣を活用することは、たとえ健康な状態のときでも、私たちの快適な暮らしに意味のある作用を及ぼすのです。けれども、病気のときや体調が悪いとき、その作用はよりいっそう深いものになります。

東西の習慣

病気に対処するための最新のアプローチ方法や手段をよく理解するためには、医学理論や医師の行為に関する、より広い範囲での歴史的視点を持つことが役に立ちます。アステカ、インカ、中国、インド、エジプト、ギリシャ、ローマといった世界中の古代文化では、健康や病気は、本質的に多面的な性質のものであると認識されていました。概して彼らは、病気になるのは自然と精神が分裂したり崩壊しているからであると考え、それゆえに、健康状態を維持したり、さらには高めたり回復させたりするために、広い領域での物理療法を利用していました。彼らが強調していたのは、神々や精神世界とのつながりから、より基本的な個人の考えや周囲の状況との相互関係まで、さまざまでした。けれども共通していたのは、健康と病気の状態は、外的要因や内的要因の変化によって左右する多元的なものである、と認識していた点でした。

伝統的な医療体系は、世界中の偉大な文明人によって開発された理論的、かつ実用的なものであり、それらは何千年ものあいだ記録され、文書の形で伝えられてきました。東西の体系をおおざっぱに分類すると、東洋のおもな体系は伝統的な中国医学とインドの伝統医学であるアーユルヴェーダ医療です。現代医学のルーツである西洋の体系は、俗にヒポクラテス医学と呼ばれる体系までさかのぼることになります。

シャーマニズム

シャーマニズムの伝説では、人間は大宇宙の一部であると考えられており、精神世界はその一部として不可欠なものでした。したがって病気は、宇宙と精神の不調和の表れとみられました。そして病人、自然、精神世界といった3者の調和やバランスを回復させることが、シャーマン（巫女）のおもな目的でした。シャーマンは、みずから進んで意識変容状態に入っていき、コミュニティーを代表して精神世界と接触することができます。シャーマンは、幻覚を起こす植物の力を借りたり、太鼓やチャントのような音を使ったり、あるいは瞑想をおこなったりして、その任務をなし遂げていました。治療の手段には、催眠法、イメージ法、暗示や夢分析なども含まれていました。これらはたいてい祈りの儀式という形が取られ、治療の過程に社会文化的要素が含まれるようにと、おそらく村全体を巻き込んでの儀式であったと思われます。病気の人を手助けすることが、そのような治療をおこなう一般的な理由でしたが、村の生活の中心となる、将来の決定事項に関する助言を求めるときにも利用されていました。

したがってシャーマンは、医者、精神的指導者、そしてときには村の酋長といった役割において、極めて尊重、評価されていたのです。コミュニティーでは、基本的な医療知識は経験的に受け継がれていたので、シャーマンが介入する必要があったのは、現代の医者とはまったく異なった特別な場合だけでした。

ヒポクラテスの流儀

古代ギリシャ人たちは、主として治療を精神的な現象と考えて、神話のなかの神に表わしていました。女神であるヒュギエイアの名前は「健康」を意味し、自然の法則に耳を傾ける、という予防的な特質を表わすのに使われた言葉でした。「すべてを癒す者」を意味する姉のパナケイアは、治癒の治療的な面を表わす植物や土壌を使った療法から派生した名前です。現代医学では、万能薬を捜し求めることが最優先調査研究課題であり、ときには予防医療費や教育費までもがその犠牲にされています。

紀元前2000年頃、侵略や社会的変化が連続して起こると、ヒュギエイアとパナケイアの2人の娘の父であり、もっとも有力な医術の神と呼ばれたアスクレーピオスが、崇拝されるようになります。「アスクレーピオス」の治療の儀式形態には、患者を神殿に潜伏させておこなわれる夢分析がありますが、神には治療の力があるというギリシャ人の信仰心が示されています。アスクレーピオスの狂信的信者たちは、アスクレーピオスの杖に絡みつくヘビに象徴されており、彼らはいまなお西洋医学のシンボルとなっています。

その時代、医療や外科治療に非常に熟練していた治療者たちは、みな同じ名前を持っており、医術の生みの親と信じられていたと言われています。この人間の伝説によって生まれたのが、ギリシャの医療知識の頂点、『ヒポクラテス全集』です。医学的な著述であるこの膨大な全集は、紀元前400年頃

にコス島に住んでいた古代ギリシャの薬学者として知られる、著名な治療者アスクレーピオスのものであるとされています。けれどもおそらく原本は、大勢のアスクレーピオスたちから送り込まれた情報を集結させて製作したのであり、注目に値すべきは、エジプト人からの情報源もあることです。

　ヒポクラテスの伝説がたずさわっていたのは、病気の予防でしたが、それ以外にも治療や療法に科学的方法を用いようと試みてもいました。健康はバランスの取れた状態と見なされ、それには肉体的、精神的、感情的要因における生活様式や、環境の影響も含まれると考えられていたのです。肉体的な要因は、「気質」と呼ばれ、体の生化学的な面が注目されました。精神的、感情的要因は、「情熱」として、心の健康と、心と体のつながりの両方に関連があるとされました。ヒポクラテスは、すべての生体には自然治癒力が浸透していると認識していたので、治療者は自己回復のために最適な状態をつくりだしてこの過程を手助けするだけである、と考えていました。今日の自然療法の基本概念には、これと同じ考え方が残っています。

伝統的な中国医学

　東洋では、伝統的な中国医学が正式な医学となり、紀元前206年から紀元後220年のあいだにさまざまな文書に記録されました。『神農本草経』『黄帝内経素問霊枢』などで、そのなかには健康と病気における薬と人体についての理論も記されています。治療は、道教の延長として考えることができるとされ、そこでは循環する森羅万象の自然とそのなかで影響を及ぼされるすべてのものは同じものであると認識されています。つまり、微小生態系は大宇宙に影響を及ぼされており、逆もまた同様ということです。人間は、宇宙論や季節、日ごとのサイクル、1日の時間などと関係があり、それらに影響を及ぼされていると考えられています。そして睡眠や食べ物の質、感情の状態などは、総合的な健康を左右する重要な要因とみなされています。

　体それ自体のことについて中国医学で強調されているのは、機能の重要性や体の各部の相互関係であり、それは経路の構造に反映されています。中国医学によれば、経路はエネルギー(「気」)の道であり、6組ある経路は、それぞれが異な

上から順に：中国医学の流儀である真向法体操は、体の6つの経絡のバランスを取ります(p.10を参照)。(一番上)立っておこなう前屈のポーズ、パドッターナーサナでは、肺と大腸(「金」のエネルギー)に意識を向けます。深い悲しみや呼吸、活力、乾燥などと結びつけて考えられています。(真中)床でおこなう英雄のポーズ、スプタ・ヴィーラーサナは、胃や脾臓(「土」のエネルギー)、胸、のど、膝、すね、足の経路と関係があります。知性、消化、肉体、血液と結びつけて考えられています。(一番下)蝶のポーズ、バッダ・コナーサナでは、心臓と小腸(「火」のエネルギー)に意識を向けます。結びつけて考えられているのは、顔色、発汗、血液の循環、感情の抑制や満足感などです。

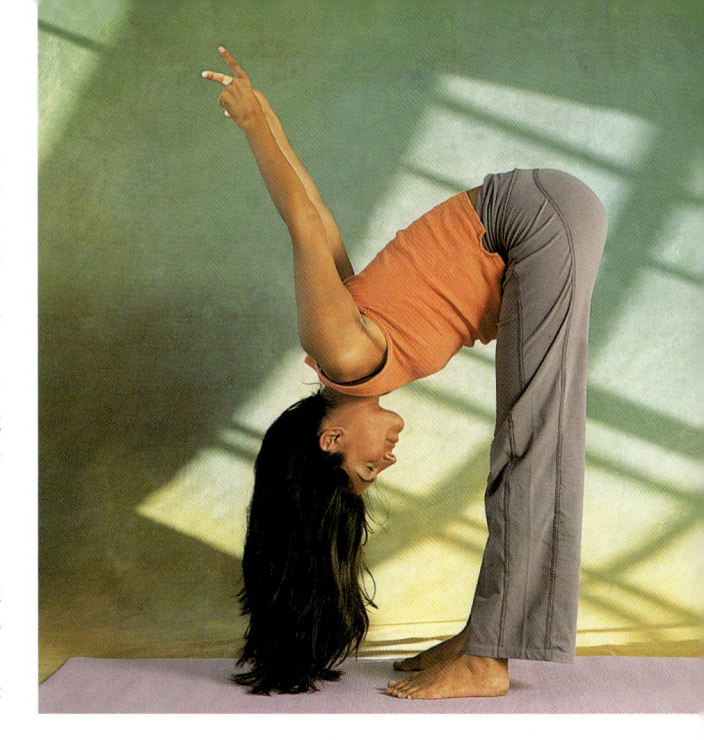

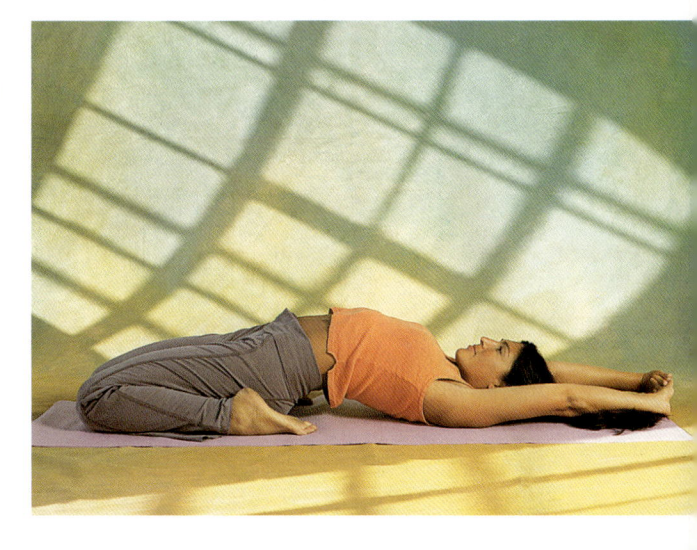

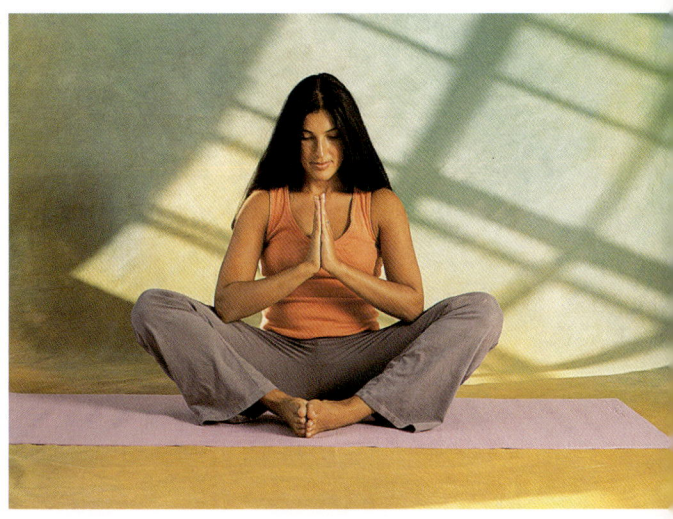

った体の部位と関係しています。これらの経路の流れを調和させるることで、臓器の機能が回復し、バランスを整え直すことができます。そして真向法運動を用いることで、それぞれのバランスを取ることができるのです（p.9と左の写真を参照）。中国医学は、さらに中国の哲学である「陰陽」も利用しています。陰陽とは、宇宙で変動するさまざまな要素のなかで、正反対の位置にある原型的な極線のことです。中国医学の構造は、一般に「木」、「火」、「土」、「金」、「水」といった「五行元素」と訳されるウシンによって、さらに複雑になっています。五行元素は互いを生じさせたり、征服したり、影響を与えあうと考えられています。それ自体は、政治から天候、生態学に至るまで、世界中で遭遇するあらゆることに当てはめられる変化の経過を形而上的に解釈したものですが、この循環パターンとエネルギーの流れの範例（パラダイム）を利用しながら、宇宙という背景における人間の体の構造が、総括して説明されています。

アーユルヴェーダの原理

　「生命の科学」を意味するインドのアーユルヴェーダ医療の起源は、伝統的な中国医学と似ています。紀元前200年から300年頃に書かれた原典『チャラカ・サンヒター』までさかのぼりましょう。アーユルヴェーダにおける健康や病気の概論も、中国医学と同じように大きな意味で捉えられており、人間は自然や宇宙の絶対必要な部分として考えられています。自然のなかにはグナと呼ばれる3つの原則があるとされています。エネルギーまたは撃性のラジャス、惰性のタマス、そして調和のサットヴァです。グナは、心の状態に影響を与える「質」を分け与えると考えられています。さらにパンチャ・マーハ・ブータと呼ばれる五元素がありますが、これは中国医学のものとは少し異なります。アーユルヴェーダのそれは、肉眼で見えるものからとらえにくいものへと階層的な順序、つまり、「土」、「水」、「火」、「風」、「空」の順になっています。それらの特性は、連結するそれぞれの体の機能に、「質」を分け与えることと考えることができます。

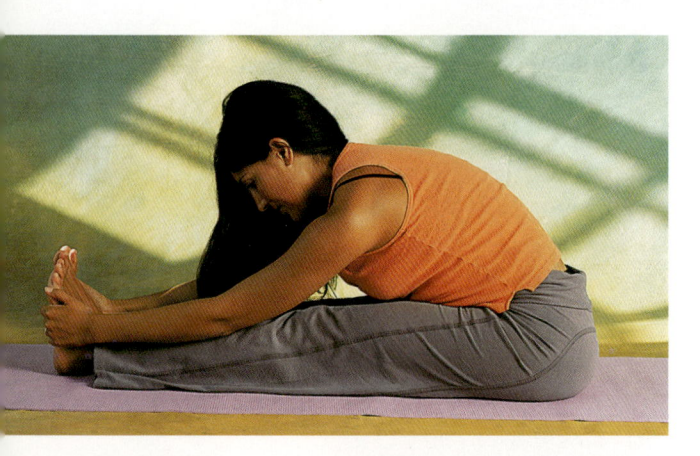

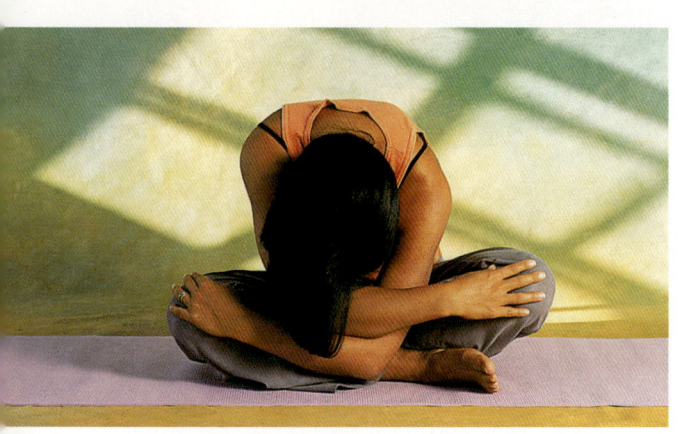

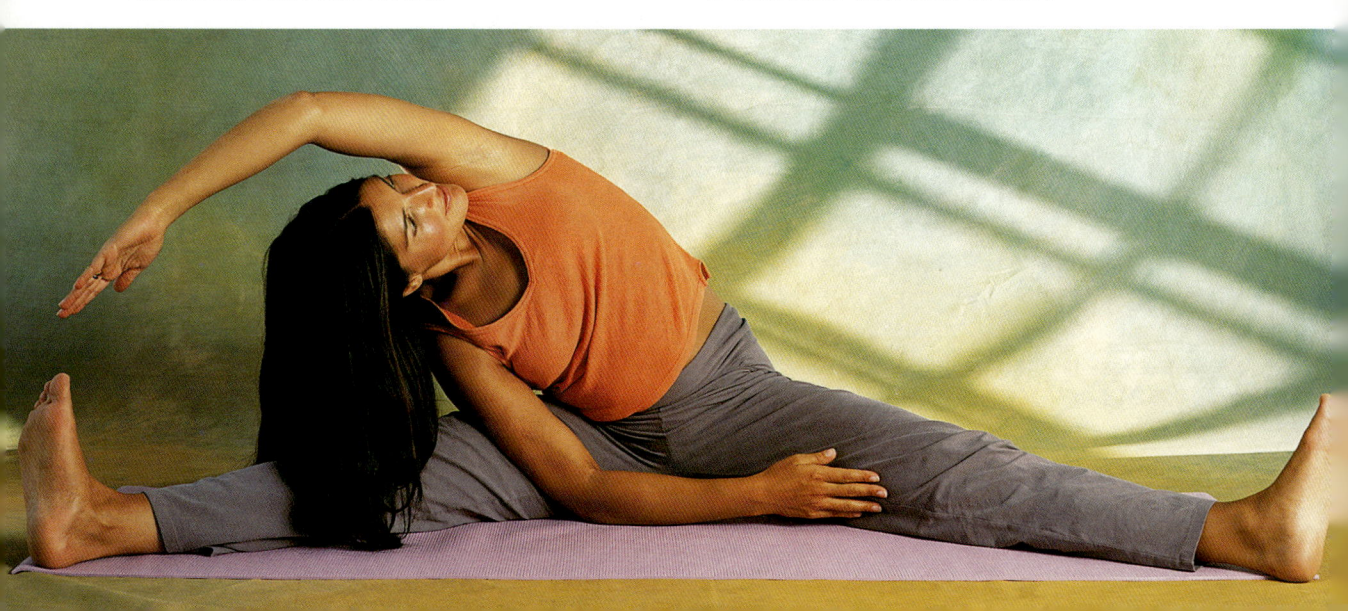

上から順に：（一番上）座っておこなう前屈のポーズ、パシュチマッターナーサナと関係があるのは、腎臓、膀胱（「水」のエネルギー）です。意思力、恐怖、疲労、生殖、成長、骨格と結びつけて考えられています。（上）脚を組んだポーズは、心臓を防御（「火」のエネルギー）しており、感情の防御、血液の循環、感染症やアレルギーなどと結びつけて考えられています。（下）肝臓や胆嚢（「木」のエネルギー）に関係しているのは、座って体を横に傾けるポーズ、ウパヴィシュタ・コナーサナで、筋肉の凝りや感情の起伏などと結びつけて考えられています。

健康な状態から病気へと変動していく体にも、本来力強い特異な技量が備わっていると、アーユルヴェーダの概念であるドーシャでは認知しています。ピッタ、ヴァータ、カパとして知られる力強い技量とは、体のあらゆる機能をコントロールする不安定な質のことです。ドーシャという語の起源は、「悪くなる」という意味の「dus」から来ており、有害な食品や感情の状態などによって、生理的な影響を受けやすいことをほのめかしています。ピッタは熱や新陳代謝、ヴァータは運動や生活のリズムに関与しており、カパは成長や結合へ関与する力を安定させます。アーユルヴェーダの考え方によれば、私たちの体質は、精子と卵子（遺伝子の継承として知られるものではなく）を通じて受け継いだドーシャのバランスの産物、つまり、3つすべてのドーシャのバランスがもっとも望ましい状態で取れたことによって生まれるものなのです。

ドーシャがバランスを失っていると、体のほかの細胞組織（ダートゥ）や老廃物（マラ）を除去する機能にも支障をきたします。このように、アーユルヴェーダの見地からの健康の基準というのは、ドーシャが釣り合っており、アグニと呼ばれる消化を助ける「火」のバランスが取れており、体の細胞組織と老廃物の量と割合が適切な状態であり、そして五感と心と精神が満足しているときなのです。ヨーガはアーユルヴェーダと同種のものとされていますが、ヨーガの修行は、独自の医術の形として考えることもできます。伝統的な中国医学が、治療を補うものとして気功や太極拳といったような運動を取り入れているのと同じようなことです。

ヨーガ治療

古い英単語の「whole（＝健康）」、あるいは「holy（＝神聖）」や「complete（＝完全）」などの単語から派生した「治療」という言葉に含まれているのは、「wholeness（＝総体）」に向けての旅という意味です。健康とは、体内のさまざまなシステムが、動的に調和しながら複雑に相互関係を維持するなかで、絶え間なく変わっていく状態のことをいいます。『現代に生きるアーユルヴェーダ─インド伝承医学の日常実践法』（平河出版社）の著者であるヴァサント・ラッド博士は、健康を規則的、病気を不規則的と表現しており、体の内面が、それを取り囲んでいる外面と「同調していない」ときに病気になると説明しています。ヨーガ哲学の修行では、明らかに無意識な内面的な機能をコントロールして、自分自身が治療者になるという潜在能力を与えてくれます。これには、バランスが崩れた状態を感知する手段として、感性を磨くことが必要不可欠になります。ときどき体を横たえるだけでも、自然は私たちにどうしたら自分自身を取り戻すことができるか教えてくれます。そして、現状に満足しているときには病気が目覚まし時計となってくれるのです。現代医学では、視覚的にはっきりと理解できる体という物質の病気の徴候に焦点を合わせますが、一方ヨーガの医術では、微妙な構造基盤──体という容器に入っている目に見えない本質、つまりプラーナ（p.12を参照）という生物燃料から得られるエネルギー──に焦点をあてるのです。

ヨーガの練習では、後進的な傾向を一層して、心によく効く力を膨らませようと努めます。体と呼吸という媒体を通して心の安定を取り戻すのです。次章からは、瞑想や「浄化」とともにおこなうアーサナ（体位）、プラーナーヤーマ（呼吸法）、ヨーガ・ニドラ（深いリラクゼーション）が処方されています。

連続したアーサナ──ヴィンヤーサ

本書ではあらゆるレベルに合うポーズが順番に紹介されています。かならず自分の能力に合わせ、決して無理をしてはいけません。連続したポーズのことをヴィンヤーサ（特別な道にある場所）といい、内臓器官の働きはもとより、気持ちや呼吸形態、神経系の機能、ホルモンバランス、血圧などにも変化をもたらすことができます。伸ばすポーズ以外のほとんどのポーズは、対のポーズ（プラティ・クリヤー）で終わります。先におこなったポーズと反対の動きをするもので、それぞれの連続したポーズを安全に終了させてくれます。ヨーガの練習をおこなう過程で、私たちはとてつもない影響を得ることができます。長いあいだポーズを保っていたり、倒置のポーズをおこなったりすると、とりわけ癒されます。そして、血液が体の末端から中心へと引き戻り、副交感神経の働きが活発になります。前屈やねじり、倒置といった沈静のポーズは回復を促進し、一方では体側を伸ばすポーズや後屈といったエネルギーを与えるポーズもあります。

前屈のポーズは、胎児のように鎮静するポーズで、内省的性質に自信を与えます。消化器系や生殖器系に栄養物を与え、副腎を落ち着かせます。

後屈のポーズは、エネルギーを与えて気持ちを高めさせるポーズです。体を広げて開くと、外向性が促進します。消化器系、呼吸器系、循環器系に栄養素を与え、胸腺、副腎、甲状腺のバランスを保ちます。

体側を伸ばすポーズは、エネルギーを与えると同時に、体の各部の位置を調整します。血液の循環や呼吸器系に栄養素を与え、副腎を鎮静化させます。

ねじるポーズは、沈静と総和のポーズです。内向性と外向性、体と脳の左右、論理と直感などのバランスを取ります。消化器系に栄養素を与え、副腎や性腺、甲状腺などのバランスを保ちます。

伸ばすポーズは、体の前後の働きのバランスを保ちます。生殖器系や消化器系に栄養素を与え、性腺（生殖細胞をつくる器官）のバランスを保ちます。

倒置のポーズは、回復と鎮静のポーズです。循環器系に栄養素を与え、心と体の負担を取り除きます。さらに松果体、下垂体、甲状腺のバランスを保ちます。

体の言葉

「治癒とは良くなることではなく、あなた本来ではないもの――つまりあらゆる切望や確信――をすべて忘れることかもしれない。そしてより優れたあなたではなく、より本当のあなたという意味で、別の誰かになることかもしれない」

レイチェル・ナオミリーメン博士著『Human Patient』

ヨーガ哲学における体についての考え方は、内的な旅のようにとても繊細で微妙なシース（ぴったり体に密着したドレス）――コーシャ（鞘）――を5枚重ねた多層式のジャケットのようなものです。外側は、アンナマヤ・コーシャ（食べ物の鞘）と呼ばれ、物質的な体のことです。プラーナマヤ・コーシャ（生命の鞘）はエネルギー体で、マノーヤマ・コーシャ（心の鞘）は心的な体（低い心）、ヴィジナーナマヤ・コーシャ（英知の鞘）は精神的な体（高い心）のこと。アーナンダマヤ・コーシャ（悦びの鞘）は、コーシャのもっとも内側の部分で、恍惚状態になった体のことをいいます。それぞれの層は、下に重なっている層を助長します。薄い内側の層に栄養素が与えられないと、体の外側には、混乱して調和のとれない状態が現われる可能性があります。

プラーナ：生命の躍動

生物燃料から得られるエネルギーと表現されるように、プラーナはあらゆるものに浸透している要素です。物質的な体を含めたすべてのコーシャを編成し、始動させ、そして生気を与えます。プラーナは、繊細な体のなかのとても小さな流れである「ナーディ」を通って導かれ、プラーナーヤーマ（呼吸法）をおこなうことで高められます。プラーナーヤーマは、精神的なエネルギーや、生命維持に必要なエネルギーをコントロールします。プラーナーヤーマが清らかに流れると、思考力と視覚をたずさえた肉体の知性が目覚めるので、プラーナーヤーマは心と体を結ぶ橋と考えられ、治療の手段に向いていることがわかります。

プラーナは、体内の5つのパターン――ヴァーユ――で表されています。飢えと渇きに関係があるプラーナは、胸や心臓や頭のあたりに集まっている、活力を与え、吸収する力です。それは拡張的・拡散的な力で、「火」の元素と関係があります。アパーナはその反対で、体のへそより下に集まっている、下向きのエネルギーです。根こそぎにする、排除という下向きのパターンであり、便、尿、射精などを排出して不純物を捨てます。またアパーナは、出産の力でもあります。根のチャクラ（第1チャクラ）に位置しているので、固定されて安定しています。腸の動きを手助けし、「土」の元素に関係しています。こうしたおもな2つの力――上向きと下向きの力――は、ヨーガの練習のなかで絶えず効果をあらわします。

プラーナとアパーナに加えて、体という小宇宙のなかにはもう3つのパターンがあり、それぞれが特定の機能や元素に関連しています。サマーナは、エネルギーを集中させて吸収し、消化器官を活発にしてコントロールします。胃、肝臓、膵臓、小腸と結びついていて、そのバランスを取るエネルギーは、へそに集まっています。サマーナは、栄養物の吸収と分泌液の分泌に関係しています。そして食物の精（ラサ）を用意し、血管という川をつかってそれらを体の適切な場所に分配しています。サマーナが関係している元素は「水」です。ウダーナは、のどや体の上半身に位置し、「つま先の上」の体を上方向に保つ、上向きのエネルギーです。おくびや嘔吐の突起に結びついており、「風」の元素と関連があります。最後のヴィヤーナは、拡大するエネルギーで、体全体に浸透します。とくに心臓や手足といった身体上の機能すべてに働きかけるための、分配する力に関係しており、感覚神経を活発に保ちます。ヴィヤーナはまた、エーテル（「空」の元素）と結びついています。

ナーディ

プラーナの経路は、体のなかのナーディと呼ばれる流れのなかを体液のようにはしっています。私たちに関係しているのは、体幹を含めた3つですが、実際には72000の数のナーディがあります。

絶対不可欠なプラーナは、スシュムナ・ナーディを通じて運ばれます。スシュムナ・ナーディは、脊髄の中心を流れ、脳への幹線道路である中枢神経系と結びついています。中心の経路のまわりにある織物部分には、結節のなかに蛇のような2つの経路がはしっており、その起源は、会陰にあるムーラダーラ・チャクラ（p.14-15を参照）にあります。

ムーラダーラ・チャクラの左側が起源となっているのは、月の経路であるイダーです。平静で受動的なそのエネルギーに相当するのは、副交感神経系です。循環系の静脈血に関係があり、呼吸が左の鼻を通っているときにもっとも有力です。ムーラダーラ・チャクラの右側が起源となっているのは、太陽の経路であるピンガラです。力強く、外交的で活発なそのエネルギーに相当するのは、交感神経系です。循環系の動脈血の流れに関係があり、呼吸が右の鼻を通っているときにもっとも有力です（p.121 ナーディ・ショーダナを参照）。

現代の吹き寄せられた文化のなかでは、大勢の人びとは、おもに交感神経の活動を機能させています（p.35-37を参照）。そうしたなかで、私たちは絶えず「退出時間を記録する」方法を知らない地点へと突撃させられています。ハタ・ヨーガ（「ハ」は太陽と熱望を意味し、「タ」は月と回復を意味します）のおもな目的は、ヨーガ哲学での一体感を得るために、スシュムナ・ナーディの中心の経路を流れる2つのエネルギーを融合させることです。ヨーガでは、二重性をなくすことを心掛けており、それはプラーナとアパーナをともに引き寄せることを

次ページ：このポーズは、創造的なクンダリニーの蛇のらせん形を象徴化しています。へその下の仙骨のなかにとぐろを巻くように置かれた、人間の潜在的なエネルギーに対する隠喩（メタファー）です。ヨーガの練習では、こうした内在的なエネルギーにアクセスすることを目指しています。

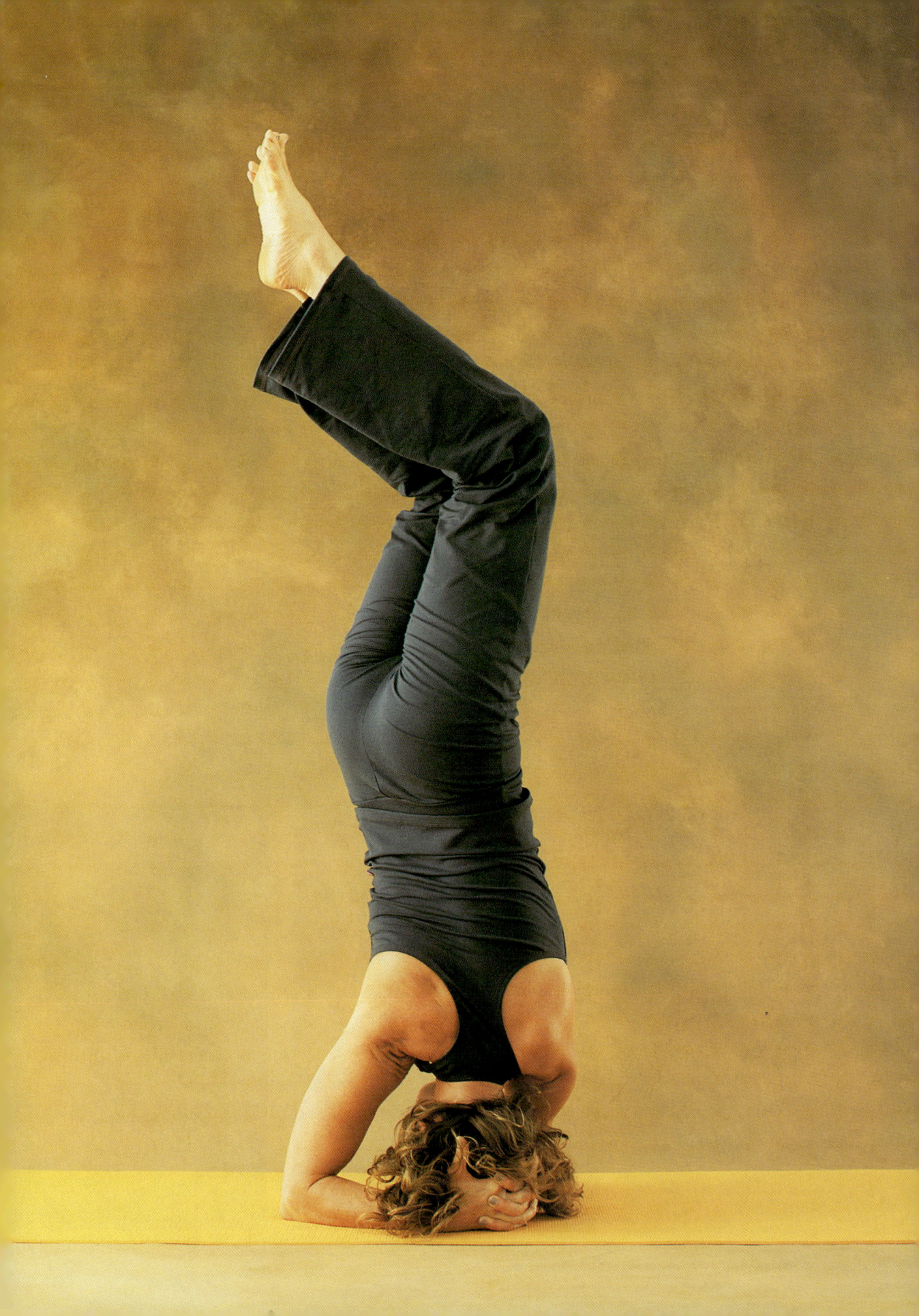

チャクラ

　チャクラは、象徴的な人間的体系の典型、つまり人間の多次元的な面を記した巧妙な図として見ることができます。エネルギーの渦や、蓮の花に描かれるように、背骨の中心線に沿ったいくつかの接合点には、7つのチャクラが回転しています。それぞれのチャクラは、神経、内分泌腺など、生命維持に必要不可欠な器官に対応しています。

　それぞれのチャクラには、関連する元素、種音節（ビジャマントラ）、視覚描写（ヤントラ）があり、精神身体の接点に原型的な体制をつくって自己を観察するための手助けをしています。奥義に達した少数の者にのみ理解されているので、まだ体の具体的な構造には固定されていないにもかかわらず、チャクラでの瞑想とそれに対応する特性は、私たちの生活に付随する理解や統合、共鳴などにおいて多くのことを提示してくれます。

　スシュムナ・ナーディのまわりを整えることで、中心にあるエネルギーが背骨を通って運ばれ、節でチャクラが回転し、そこで3つの主要なナーディが上向きの織物のなかでひとつにまとまります。それぞれのチャクラには、18の特性があるといわれていますが、ここではそのうちのいくつかについてみてみましょう。

下の写真、左から右へ：これらの写真は、伝統的なインドの踊りを基本とした現代のチャクラの解釈です。ヨーガとインド舞踊には、同じ意味合いがあります。ともに究極の喜びの真髄であるラサを養い、心と体を結びつけるのです。2世紀から伝わるこのスローカ（サンスクリット語の詩句）では、結びつきが表わされています。

　　　　手が向かうところ、目はそのあとを追っていく
　　　　目が向かうところ、心はそのあとを追っていく
　　　　心が向かうところ、そこでは気持が深められている
　　　　そして、気持が向かうところ、そこには喜びがある

ムーラダーラ──「土」の元素

　「根を支える」チャクラは、腰から脚に対応しながら会陰に位置する、精神的な中心であり、基本的な残存、原始的な本能、安心感へとつながります。胴体の床（あるいは扉）にあるこの土台の鍵は、性的、精神的なエネルギーの中枢であり、肉体的、精神的、感情的な安定を表わしています。この根が安定していないと、私たちはもがき、内側を養うことよりも、外側の安定に目を向けてしまいます。

❀ 神経叢：仙尾
❀ 関係する器官／腺：会陰／骨盤角膜
❀ 色：赤
❀ ヤントラ：赤い四角形
❀ マントラ：ラーム
❀ 主張：「私は信じる。私は安定している」「私の家は私のなかにある」

スヴァディシュターナ・チャクラ──「水」の元素

　恥骨と同じ高さに位置する、骨盤の前頭骨（体の重心で感覚の中枢）にあります。「自立」と訳すことのできるスヴァディシュターナは、喜び、創造力、相互関係とつながっています。仙骨の家であり、性的能力や交際と結びつきがあり、組織的には生殖器や膀胱、腎臓（「水」）と関連があります。

❀ 神経叢：仙尾
❀ 関連する器官／腺：生殖器
❀ 色：オレンジ
❀ ヤントラ：上向きの三日月
❀ マントラ：ヴァーム
❀ 主張：「パンタ・レイ（凡て、流れる）」「水のように流れる」「私は従う」

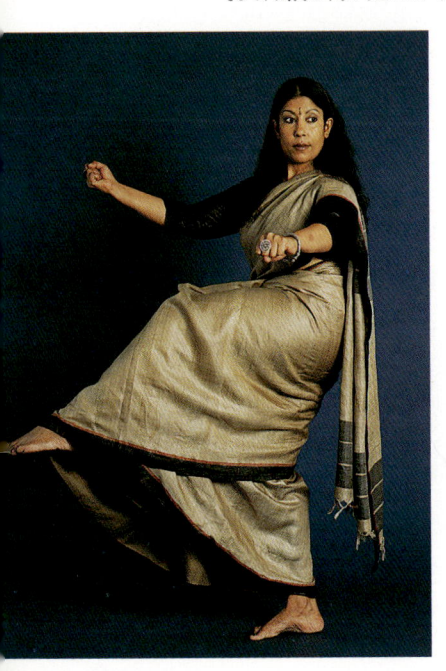

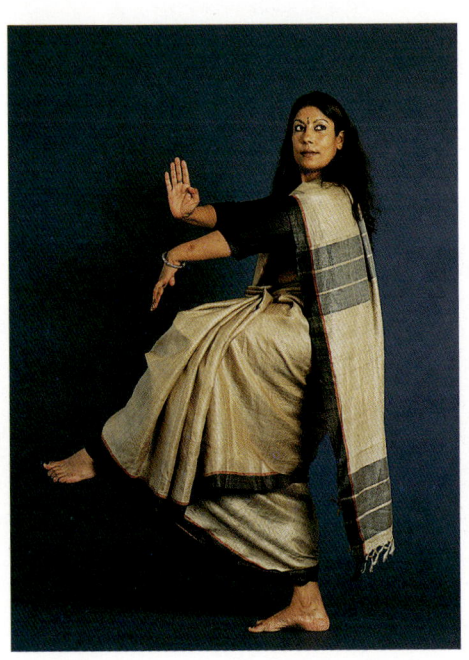

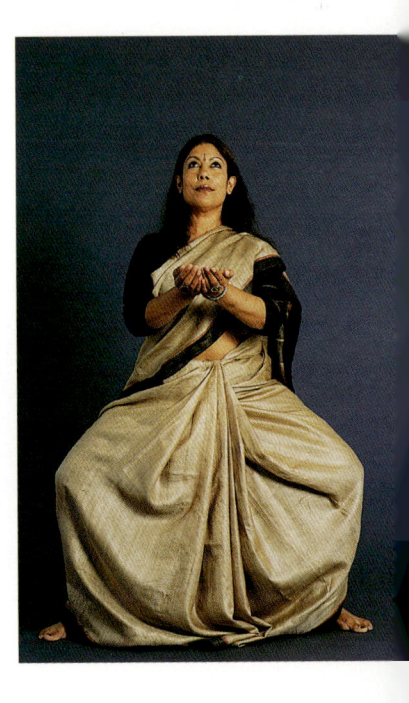

マニプーラ・チャクラ──「火」の元素

　太陽神経叢に位置するマニプーラは、活力、意欲、自発性、エネルギーと関係があり、「宝石の町」と訳すことができます。アグニの中枢であり、熱望や変容、消化を表わしています。

- ❋ 神経叢：仙尾
- ❋ 神経叢：胃
- ❋ 関連する器官／腺：消化器官
- ❋ 色：黄
- ❋ ヤントラ：三角形
- ❋ マントラ：ラーム
- ❋ 主張：「私はあらゆる体験を会得する」

アナーハタ・チャクラ──「風」の元素

　感情の根であり、胸骨の付け根の裏側に位置しているアナーハタは、胸椎、心臓、肺、脾臓と関連があります。このチャクラは、この世のものから超越的なものへの入り口です。柔軟、受身、寛大、降伏などと関連しています。

- ❋ 神経叢：心臓神経叢
- ❋ 関連する器官／腺：胸腺／心臓
- ❋ 色：緑
- ❋ ヤントラ：六角形
- ❋ マントラ：ヤーム
- ❋ 主張：「私のもろさは、私の強さである」

ヴィシュッダ・チャクラ──「空」の元素

　のどの奥の方にあるヴィシュッダが意味するのは、「並はずれた純粋さ」であり、頸椎、胸腺、甲状腺、のど、声などと関連があります。音や聴覚などの表現手段と結びついており、それらは人為的に通信するために空間の認識に必要とされるものです。

- ❋ 神経叢：喉頭
- ❋ 関連する器官／腺：甲状腺
- ❋ 色：ターコイズブルー
- ❋ ヤントラ：円形
- ❋ マントラ：ハーム
- ❋ 主張：「清澄は私を元気づける」「私はありのままを見る」

アージュニヤー・チャクラ──より高い知性の要素

　洞察の中枢であり、中脳に位置するアージュニヤーが意味するのは、「すべてを知ること」であり、見識や識別を意味しています。「第三の目」の認識はここに具体化されており、苦しみによって生じるさまざまな心情的な傾倒からの開放へと導いてくれます。

- ❋ 関連する器官／腺：松果腺
- ❋ 色：赤紫
- ❋ ヤントラ：下向きの三角形の上に、上向きの三日月
- ❋ マントラ：オーム
- ❋ 主張：「私は自分の賢明な心に気づいている」

サハスラーラ・チャクラ──1000本の車輪のスポークの要素

　頭頂部にあるこのチャクラが具象化しているのは、卓越した認識とより高い意識です。完全に融和した人間、つまりすべてのチャクラが活気に満ちて回転し、すべての細胞が生き生きとしている状態を表わしています。ヨーガでは、あらゆるものの境界線が溶けてなくなり、一体感が生まれるこの状態を、サマディと呼びます。

- ❋ 関連する器官／腺：下垂体
- ❋ 色：紫
- ❋ ヤントラ：円のような満月
- ❋ マントラ：オーム
- ❋ 主張：「私と源はひとつである」

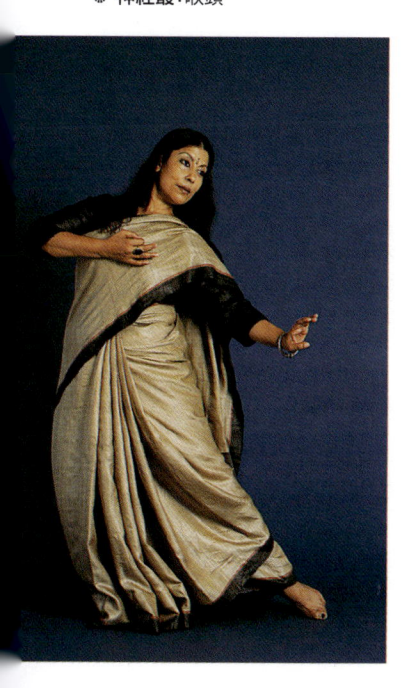

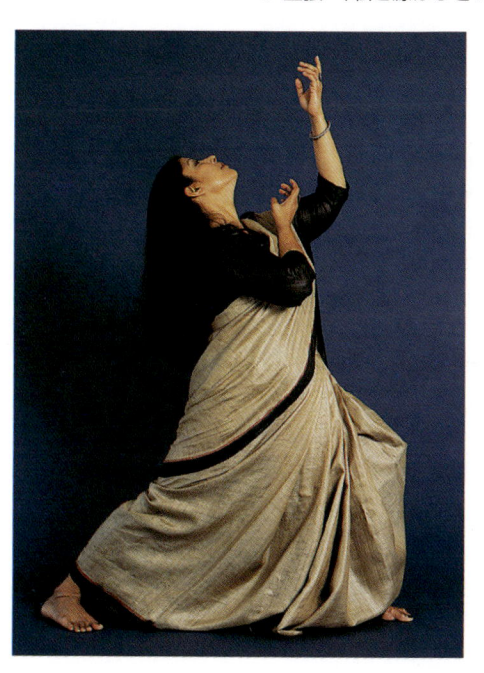

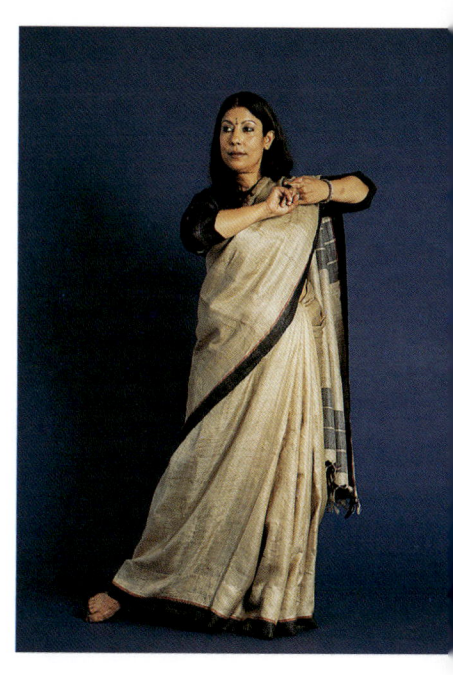

16／ヨーガと治癒

バンダ

「バンダ」という言葉のもっとも一般的な訳は、「閉じ込める」あるいは「封をする」で、身体的なレベルでその機能を説明するとわかりやすくなります。バンダは、チャクラにおける精神的な「締めつけ」を「緩める」ための手段として伝統的に処方されています。これもまた逆説(パラドックス)です。つまり身体的レベルでは、バンダはチャクラのなかやスシュムナ・ナーディの上向きの経路沿いの閉塞を「開く」ための手段として考えられているのです。バンダは本来、ある特定の筋肉を身体的に収縮させることです。そしてさまざまな感情的、精神的な問題と結合している神経、循環、呼吸、内分泌機能に広く行きわたった情緒を働かせることです。主要なバンダには、ムーラ・バンダ、ウッディアーナ・バンダ、ジャーランダラ・バンダの3つがあり、それぞれ会陰(骨盤)、腹部、子宮頸部(頸部)の筋肉の収縮を必要とします。これら3つを同時に収縮させることをマハ・バンダ、「卓越した密閉」と呼びます。

ムーラ・バンダ

「ムーラ」と「バンダ」という言葉は、クンダリニー(脊柱の基部にとぐろを巻いているとされる生命の力)の中枢である、ムーラーダーラ・チャクラの収縮(p.14を参照)に関連しています。この練習が注目されるのは、ムーラーダーラ・チャクラの刺激によって、通常の範囲を超えた意識へ旅することで、このエネルギーが目覚めはじめるからです。この精神的中枢のエネルギーは、男性の会陰主要部、女性の子宮にアクセスすると考えられています。

複雑な生体構造を理解したり、専門用語を正確に使用するには、ムーラ・バンダの繊細さを敏感に察することが必要です。身体構造上の会陰は、一般的に「骨盤底」と呼ばれるダイアモンド型をした部位です。「骨盤底」とは、恥骨尾骨といわれる尿道、膣、肛門のまわりの三角地帯にある筋肉のことです。けれどもこれは、ムーラ・バンダ(p.89も参照)で使われる、非常に分かりにくい構造の会陰主要部とは異なります。ヨーガの指導者に会陰はどこかと尋ねたとき、ふつう暗示してくれるのが会陰主要部です。ムーラ・バンダでは、例えば、アシュウィニ・ムドラーでの、臀筋、肛門括約筋、骨盤角膜を収縮させるもっとより徹底的な動きや、バジュロリ・ムドラでの、泌尿生殖器の筋肉の収縮(p.88-89を参照)といった骨盤底を収縮させるほかの形と混同してしまうかもしれません。

最初、多くの人は、骨盤底のさまざまな構成要素——すなわち、肛門括約筋、泌尿生殖器の筋肉、骨盤角膜など——を十分認識して区別できるようになるまでは、会陰ではなく肛門括約筋を収縮させてしまうかもしれません。正しくおこなわれていれば、泌尿生殖器の筋肉と骨盤角膜が穏やかに収縮されています。

ムーラ・バンダのおおまかな感覚を作りだす簡単な方法は、トイレに行って力みながらも、腹壁と骨盤底全体でその圧迫に対抗するような感じで、(口は閉じたまま)息を吐く真似をすることです。この策略を用いて、肛門括約筋は大きく動かさずに、骨盤角膜と泌尿生殖器の筋肉からの抵抗を積極的に得てみましょう。腹壁を背骨のほうへ、内側に引き込みながら、ゆっくりと、けれども深く呼吸をしたときに、肛門と生殖器のあいだの部分が軽く締めつけられなければいけません。この練習をすると、ムーラ・バンダの感覚が養われはじめるでしょう。座って前かがみの姿勢をとるポーズで、バランスを取るポイントを尾骨の方に後ろに揺り動かすと、ムーラ・バンダの感覚は不自然になります。その場合は、肛門三角・肛門括約筋の方にその重みが移動してしまっています。

ムーラ・バンダが与える影響は、甚大で広範囲に及び、そしてその練習は、身体的な技法というよりはプラーナを得られるものとしてヨーガ行者たちに崇拝されています。この練習をすることで健康な骨盤底が保たれ、陽気で幸福な気持ちが培われます。また、腹圧を抑える手助けになるために、結果として腹部から骨盤腔への血液の循環が正常になり、次には臓器が正常に機能するようになります。ただし、心臓疾患や高血圧、頭蓋内圧、めまい、無月経(月経の不自然な停止)などを患っている場合は、練習をしてはいけません。

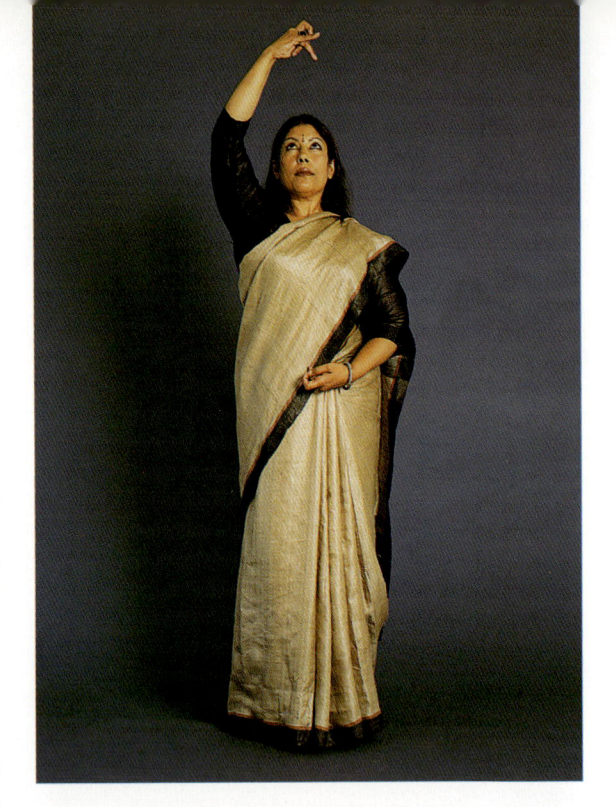

写真上：これは背骨の垂直の軸椎骨の解釈です。すべてのチャクラが共鳴していると、それらが神々しい配列になり、人はヨーガ哲学の融合状態に陥ります。

ウッディアーナ・バンダ

「飛行の締めつけ」と呼ばれるウッディアーナ・バンダは、息を吐いてから腹壁を背骨の方へ吸引するヨーガの練習です。練習をするときは、胃が空の状態でなければなりません。この動きにより、腹部器官と太陽神経叢を圧縮します。

まずは膝を少し曲げて立ち、両手は膝の真上の太ももに置き、体重を胴の筋肉から移動させて、腹部器官を腹腔の前側に置きます。完全に息を吐ききったら、空気が入ってこないように声門(気道の先端部)を閉じ、胸郭を使って息を吸う真似をします。ジャーランダラ・バンダ(以下を参照)をはたらかせると、強制的に声門を閉じるためのしっかりした基点を作りやすくなります。呼吸を止めたままでいるときも、腹部はリラックスさせていましょう。腹壁をさらに引っ込めると、胸郭の真下の腹部がくぼんできます。ムーラ・バンダ(左ページ参照)では、この感じはおそらく自然に起こると思われますが、意識してくぼませることもできます。

負担をかけ過ぎないように注意しながら、数秒間その状態を保ちましょう。立ちくらみや頭がふらふらする感じがしたら止めてください。終了するときは、まず吸引していた腹壁をゆっくりと解放して胸部の真空状態を減らし、横隔膜と腹部器官を下に降ろして、腹部や胸郭の圧力を安定させます。息を吸い込む直前に、腹部と胸郭をもう一度圧縮させて、肺と気圧を通常の比率に戻します。そうしないと胸郭の圧力を下げたために、空気を吸い込んでしまいます。

ウッディアーナ・バンダは、腹壁の筋肉の調子を高め、縦方向にはしる横隔膜の筋繊維を引き伸ばします。この筋繊維を腹腔内部で持ち上げることで、腹腔内容物のなかで重力の「牽引」となる影響物を減らしてくれます。ただし、高血圧症、高頭蓋内圧症、緑内障、潰瘍、潰瘍性大腸炎(結腸炎)、裂孔ヘルニア、妊娠中、月経中などの場合は、練習をしてはいけません。

ジャーランダラ・バンダ

「あごの締めつけ」であるこのバンダは、自発的にひき起こすことができますが、あるいはアーサナの性質(例えば鋤のポーズ、ハラーサナなど)によっては自然に生じるかもしれません。あごを引いて、胸骨の上にあるV字形の切れ込みの方に引き下げる動きを必要とします。アーサナによってその角度が変わるので、ジャーランダラ・バンダでは頸動脈洞が圧縮され、心拍数や血圧を減らす反射効果を得られます。声門で気道を狭めると、呼吸のペースを落としたり、規則正しくしたりするのに役立ちますが、とくに効果的なのは、倒置や瞑想的なアーサナとともにジャーランダ・バンダをおこなうときです。首の後ろの筋肉が伸び、空気がろ過されて、プラーナを引き出すからです。ただし、首に痛みがある場合や、呼吸器疾患(とくにパニックに陥ったような呼吸を誘発する場合)、高血圧症、頭蓋内圧症、冠状動脈性心臓病などを患っている場合は、ジャーランダラ・バンダ、あるいは必然的にジャーランダラの姿勢をとるようなアーサナは練習しないでください。

上から下へ:儀式的な習慣としての身振り——手や目、あるいは表象的な祈祷師のように体全体を使うこと——は、主だったあらゆる宗教でなされてきました。中世のドミニコ修道院の修道会では、片ひざをつく平身低頭や身振りが訓練されていました。またイスラム教の祈祷師は、体全体の動きを必要としました。ヨーガーサナや太陽礼拝では、体を精神のための錬金術の器として実演しています。心を繊細に調律してくれる手振りは、マントラやプラーナーヤーマをおこないながら練習することができます。

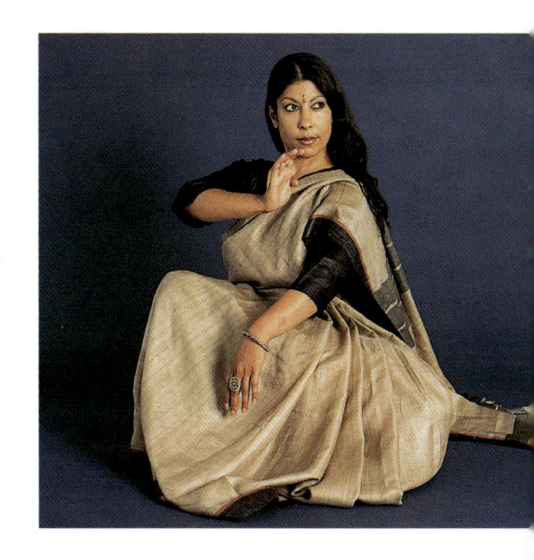

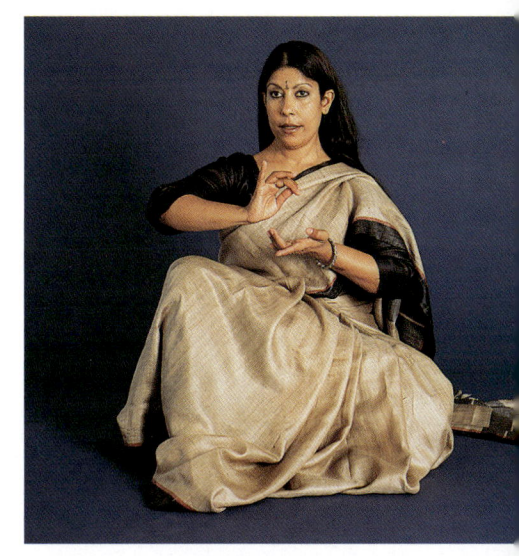

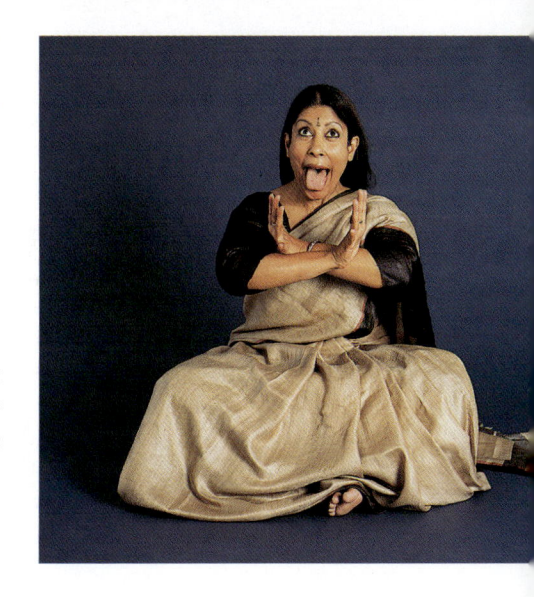

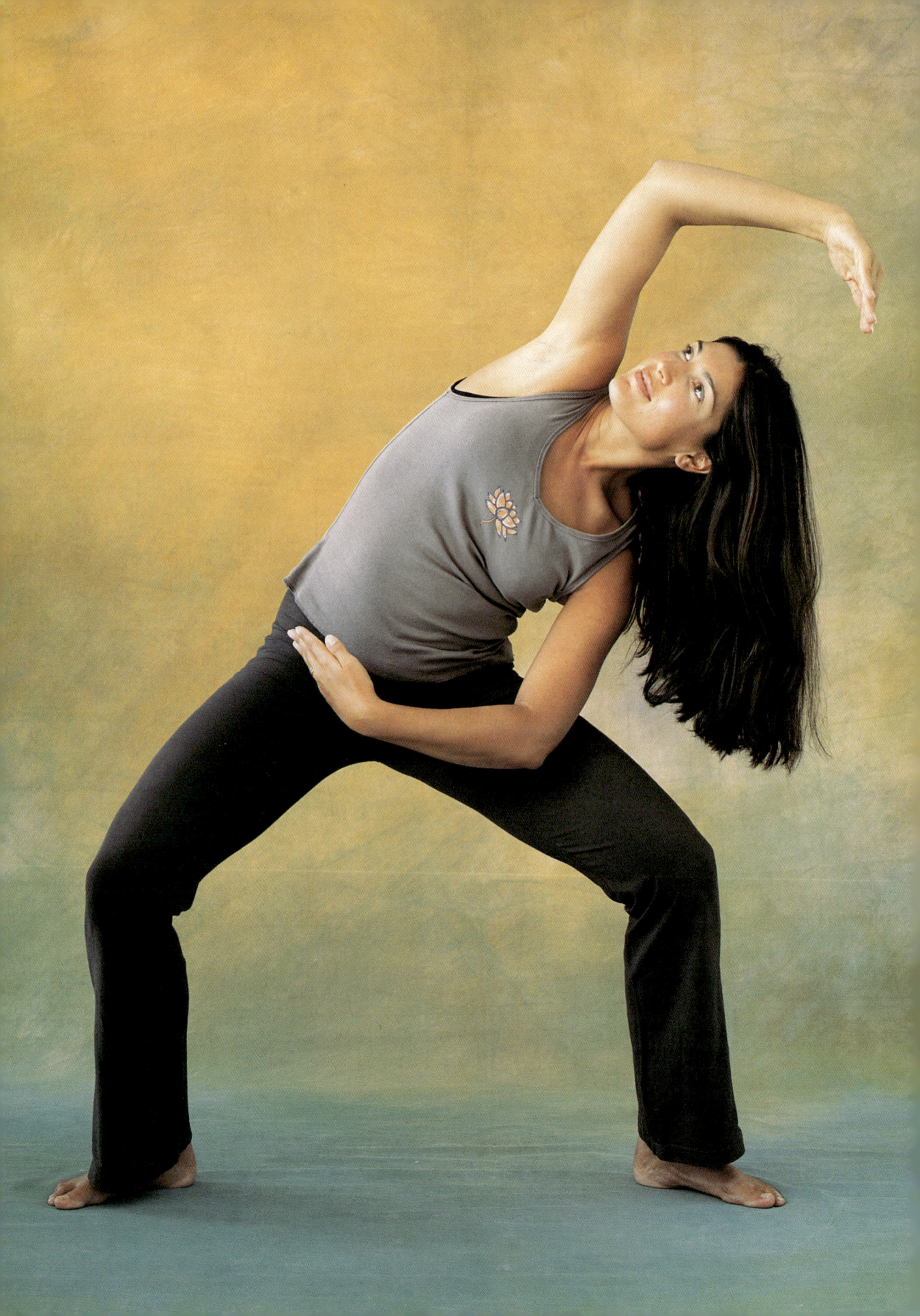

呼吸器系：
ヨーガの呼吸方法

　呼吸とは生命における潮の干満のようなもので、私たちに滋養物を与えつづけてくれます。そしてそのリズムは、私たちの感情の状態を左右します。ヨーガの見地では、呼吸は心の質を直接映し出すものであるとされており、呼吸が不規則で不正確なのは、心が散漫だったり、心と体がつながりを欠いている状態です。そのように、呼吸は健康状態を暗示するので、無秩序な呼吸をおこなっていると、そのうち病気の徴候が現れてきます。したがって、自発的に呼吸をすることを覚え、体のあらゆる細胞に少しずつ浸透するような呼吸をおこなうことは、ヨーガ療法の基本なのです。

　肉体的、精神的、感情的なストレスは、私たちが呼吸をする途中で焼きつけられ、さらにそれは、精神生理学に影響を及ぼすようになります。呼吸には、解明することができない心波が含まれています。ヨーガで私たちが目指しているのは、呼吸のパターンを徐々に元に戻し、習慣的に「持ちつづけている」精神的な緊張が表れている呼吸のパターンを少しずつ追い出すために、その糸をほぐすことです。アレキサンダー・ローウェン博士の生物燃料エネルギーの授業によれば、正常でない呼吸は、怒りや恨みといった感情が抑制されているサインであり、それが心の底にある不調和を表した抑制された呼吸と結びついて、喘息性の発作や習慣的な筋肉の緊張といった病気を導く可能性がある、ということです。プラーナーヤーマの練習は、息を吸うことと吐くこととのバランスをもとに戻します。息を吸うことは、エネルギーを与える、拡張的、創造的なことです。そして息を吐くことで、気分が静まり、集中でき、定着します。息をゆったりと吸い込むことを「ブラーフマナ（太陽）」呼吸、息を深く吐ききることを「ランガナ（月）」呼吸と呼びます。

呼吸機能

呼吸というのは、ただ単に息を吸ったり吐いたりすることではありません。呼吸の種類には2つあります。おもに酸素と二酸化炭素といった気体を、細胞血管壁と細胞組織膜の向こう側に拡散させる内呼吸と、その一方でそれらの気体を細胞血管壁と肺胞（肺の小さな空気嚢）の向こう側に拡散させる外呼吸です。どちらの呼吸も、循環システム（p.49を参照）を利用して効率的に機能しています。副鼻腔、鼻、口、咽頭は上気道、喉頭、気管、気管支、肺は下気道の一部です。

腹式呼吸と肺呼吸

病気になりやすい原因は、呼吸の方法——腹式呼吸と肺呼吸——あるいは、吸入と吐出の関係の特性による可能性もあります。本書では、「横隔膜」呼吸とも呼ばれる腹式呼吸は、おもに息を吸い込むときに腹部を膨らませるパターンを述べるのに使われています。そして肺呼吸、または「胸式」呼吸は、おもに胸や胸郭を膨らませるパターンに使われています。

以下に当てはまる場合は、
完全な腹式呼吸をしてはいけません：
- 呼吸が浅く、習慣的な緊張状態の傾向がある
- 腹部で感情を抑える傾向がある
- 腹壁を守ることで腰痛や椎間板痛をひき起こした経験がある
- 過剰な腹筋運動をおこなったせいで腹壁が収縮している
- 「ゼーゼーあえぐような息遣い」をする喘息を患っていて息を吐きにくいので、無理に息を吐こうするために、腹筋がつねに強化されている、つまり腹壁が慢性的に引き締まっている

以下に当てはまる場合は、
完全な肺呼吸をしてはいけません：
- 有酸素運動を継続しておこなっていない
- 喫煙している
- 上背、肋骨、あるいは胸骨に外傷がある
- 胸骨や背骨に脊柱側わん症（脊柱側湾）などの先天性形成異常がある
- たとえば腹部骨盤手術などをした結果、腹筋が弱い
- 過敏性腸症候群（IBS）に見られるような慢性の便秘や腹部膨満がある
- 慢性肺疾患の病歴がある
- 自信や力がない

健康な人はどちらの呼吸法も同じように取り入れるべきです。けれども、どちらか一方の呼吸法がつらくなった場合は、自動的にもう一方の呼吸法が主となります。自発的に呼吸法を切り替えてしまうと、アンバランスな「呼吸法」となってしまいます。どちらか不十分な呼吸法を向上させるという原則に従いましょう。

腹式呼吸は、体が安らいでいるときの自然な呼吸法で、身体的な能力はほとんど必要ありません。リラクゼーションや副交感神経系と関連しています。

胸式呼吸は、おもに運動と「逃走・闘争反応」に関連したエネルギッシュな呼吸であり、呼吸器のシステムに酸素を送り込むために、肺の潜在能力をすべて利用する必要があります。たとえば短距離走者は、必要に迫られて肺呼吸をすることもあるかもしれませんが、もしテレビに肺呼吸をする走者が写っていたら、それはまったく奇妙な光景。理解しておくべき重要なことは、肺呼吸は穏やかな方法でおこなうものであり、必然的に興奮状態が起こるという意味ではないではないことです！　リラックスした腹式呼吸を重要視するあまり、ときに胸式呼吸の力や利点の影がうすくなることもあります。

腹部と胸部は、筋肉の層によって分けられた加圧容器のようなものです。そしてその筋肉の層、横隔膜は、基本的にシリンダーの内部のピストンとして働き、もともとの蒸気エンジンに似かよった、別の圧力システムを作りだすのです。機械的（肋骨の接合部や背骨）あるいは器質的（肺）のどちらかの病気のせいで、胸部の動きが制限されるようになると、横隔膜の下向きの動きが際立ってきます。その結果、腹壁は前に膨らみます。胸腔の体積が縦方向に広がろうとするので、それによって横隔膜が過剰な圧力に場所を提供しようとするからです。

多くの呼吸器疾患者の腹部が、（喘息や気腫以外で）しばしば膨張するのは、このメカニズムの結果としては驚くことではありません。慢性肺疾患と診断された場合以外でも、胸式呼吸をする能力が減退していることにまったく気づかないままの人たちが大勢います。なぜなら呼吸のパターンに微妙な変化が生じるには、長い期間、ふつうは何年もかかるからです。胸郭を大きく広げることができないのは、息を十分に吸い込む能力が低下していることを表わしており、それは体の活力が低下していることに対する外部徴候のひとつかもしれません。

腹部の膨張には、それ自体の続発症、たとえば腹部骨盤器官の鬱血や、背下部、ときには首のゆがみなどがあります。これは、体のひとつのシステムが他のシステムに影響を及ぼして起こる機能障害が連鎖反応をおこしている例です。

息を吸っているときに腹壁のコントロールをすると、もっとも自然な方法で胸郭の容積を最大限にする体験ができます。さらには、肺の機能も強化されます。腹壁を背骨のほうへ引っ込める、あるいは「くぼませる」ことを、ヨーガの用語ではウッディアーナ・バンダ(飛行の締めつけ)と呼び、それ自体が呼気の技法のひとつとなっています(p.17を参照)。

一般的な呼吸器疾患

ぜんそくは、病状を改善することが可能な閉塞性気道疾患であり、粘液の過剰分泌と同時に起こる小気管支・細気管支の平滑筋攣縮による一時の咳や喘鳴が原因です。粘膜の過剰分泌によって、気道が部分的につまってしまうのです。ぜんそくの発作の特徴は、息を吐くのが苦しいことです。もっとも一般的なぜんそくの種類は、イエダニ、チリダニ類、花粉などの環境や、乳製品や小麦などの特定の食べ物に含まれる、ある特定の刺激物に対するアレルギー反応です。アレルギーぜんそくはまた、アトピー性皮膚炎や花粉症とも関係があります。環境汚染物質や喫煙(受動喫煙の場合でも)を含めたそれ以外の刺激物も、ぜんそくの発作の一因となります。さらにこの病気は、感情的なストレスとも関係があります。

気腫が生じるのは、肺胞の壁が本来そなわっている弾力性を失い、息を吐いても空気がすべて肺に残ってしまうときです。そのため息を吐きにくいというのが、もっとも顕著な症状です。傷ついた肺胞はいっそう大きくなり、けれども肺の空気嚢は機能しないので、肺は永久に膨張していき、拡大した肺を収めるために見た目が大きく厚い胸になるのです。そしてそれが繊維組織を形づくりはじめ、その結果呼吸によって発生したガスは、なおさら拡散されにくくなります。もっとも一般的な原因は喫煙です。ただし環境・産業汚染物質もまた引き金になり得ます。

気管支炎は、粘膜とそれらの内側をおおう分泌線の炎症によって起こる気管支の感染症です。基本的な症状は、黄色や緑色がかった痰を伴う咳です。感染症は、深刻な病状や慢性になる可能性があります。もっとも一般的な原因はタバコの煙と環境汚染物質です。

副鼻腔炎は、副鼻腔の感染症で、通常、風邪と関連があります。風邪をひくのは、体がウィルス感染に負けたときで、ふつうはストレスの次にやってくるので、その結果免疫機能が低下してしまうのです。もっとも一般的な症状は、程度はさまざまではありますが、咳やくしゃみによって、鼻、喉、副鼻腔、肺に粘液が急増することです。

治療と療法

正統な治療には、気管支拡張薬や脂肪溶解性化合物(ステロイド)、抗生物質、充血除去剤、抗炎症薬などがあります。処方薬と平行して、本章で紹介するヨーガの練習を段階的に導入していきましょう。薬の投与量はそのままにして、効果を観察してください。その結果次第では、あくまでも医師との相談のもとではありますが、薬の常用を減らせるかもしれません。

呼吸器疾患に役立つ生活習慣のアドバイス:
- 胃腸の膨張によって肺の機能を制限してしまうため、過食を避けること
- 小麦や乳製品、揚げ物、加工食品など、粘液を産生する食べ物を避けること
- 栄養価の高いものを食べる際に、生のフルーツジュースや野菜ジュースを飲むようにして、粘液を減らすこと。たくさん水を飲むのも粘液を薄くするのに役立つ
- 食べ終わったら手と顔を洗い、10～15分ほど楽な姿勢で座っているか、ゆっくりとしていること。あるいは新鮮な空気のなかをゆっくりと散歩するなど、肺と気道を「きれいにする」こと
- 休みの日に24時間ジュースと水だけを飲んで断食し、毒素を流しだすこと

呼吸路を浄化する・鼻の浄化(ジャナ・ネーティ)

伝統的なハタ・ヨーガでの浄化の修行は、体のシステムから毒素や不純物を取りのぞくシャット・カルマと呼ばれており、それによってエネルギーのレベルが増加し、健康が促進します。練習には6つの(「シャット=浄化法」)がありますが、西洋ではすべてが推奨されているわけではありません。ほとんどの浄化法は非常に専門的な方法なので、専門家や指導者の特別な指示を受けながら直接学ぶべきです。けれどもここでは、自然な形で気道を浄化する方法としてジャナ・ネーティを取り上げています(p.30 カパーラバーティも参照)。

ジャナ・ネーティは、風邪の予防や過剰な粘液を洗浄するのに優れた練習です。少しだけ塩を含んだほのかに温かい溶液を使って鼻の洗浄をおこないます。ネーティ・ロタと呼ばれる小さな鉢を使って、鼻の通り道をやさしく洗い流します(あるいはボウルを使って、鼻孔から水を吸い上げることもできます)。

1リットルのぬるま湯に塩をティースプーン1杯分溶かして、それをネーティ・ロタ、あるいは似たような小さな容器やティーポットに注ぎます。片側の鼻孔にポットの注ぎ口を差し入れて傾けると、徐々に注がれていった食塩水が、反対側の鼻孔から流れ出します。口で呼吸をしながら、20秒くらい水を流れさせておくとよいでしょう。次に反対側の鼻孔をおこないます。

ヴィンヤーサ ── 基礎

初心者や病気からの回復段階にある人に向いている練習です。このヴィンヤーサでは、肺の働きを活性化させるために、胸のあたりを広げたり開いたりすることに焦点を合わせます。不規則な呼吸やぜんそく、気腫、気管支炎などを緩和させるのに役立ちます。ヴィンヤーサの意味は、「特別な道にある場所へ」です。私たちは、呼吸と動きを協調させて溶け込ませ、体をじっくりと少しずつ広げながら連続しておこなうヴィンヤーサのことをヨーガと呼びます。

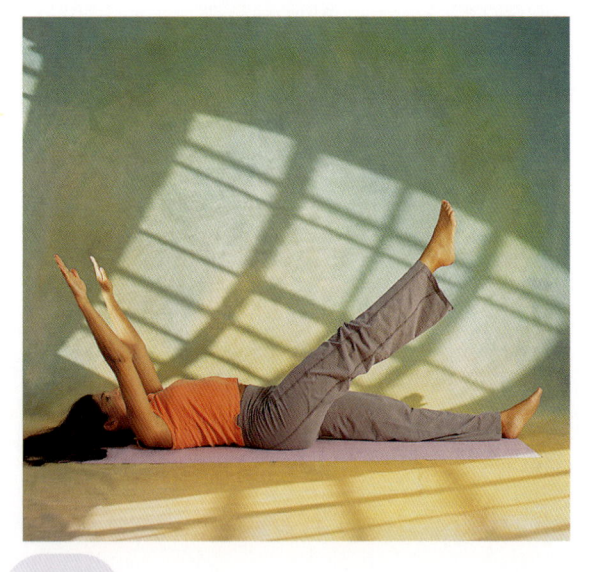

1 両腕を体の横に置いて横になります。下腹部で腹式呼吸をしましょう。息を吸うとき、両腕が床にとどくまで頭上に上げます。息を吐き、腕を下げると同時に右脚を上げます。

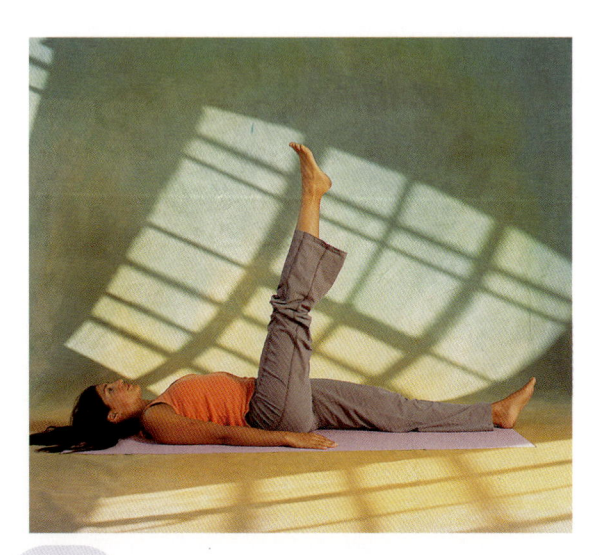

2 息を吐ききったら、右脚が完全に床と垂直になるように持ち上げます。このとき、体の横に置いた手のひらは下に押しつけます。息を吸い、右脚を下げて両腕を頭のうえに上げます。今度は左脚で繰り返します。

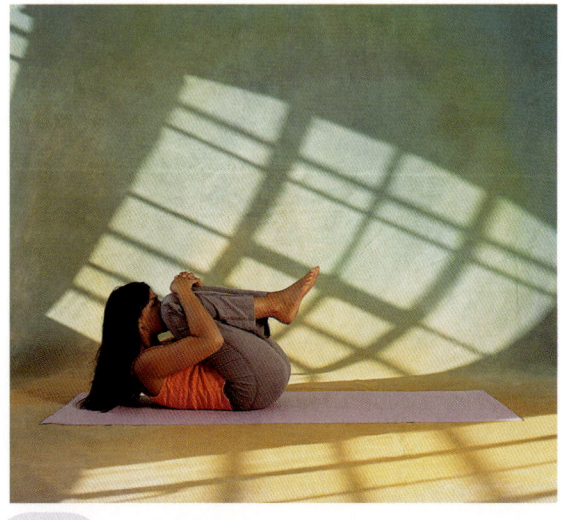

3 息を吐き、膝を胸のところまで持ち上げて、頭をおこします。そして両腕ですねを抱えます。膝を胸につけるポーズ（アパーナーサナ）です。そのまま息を深く吐きましょう。息を吸って両脚を解放してから、頭と肩をマットの上でリラックスさせます。3回繰り返します。

ヴィンヤーサ——基礎:
利点と効果

- アパーナーサナで（ステップ3）、膝を胸に抱くことで、腹部器官が圧迫され、横隔膜が胸郭のほうに押されます。その結果、息を完全に吐ききることができるので、体の排出作用や解毒作用（p.12アパーナ・ヴァユを参照）が促進されます。
- ステップ4の体の側面をカーブさせて腕を上げる姿勢では、複数の筋肉——肋骨のあいだにある一連の筋肉——が伸ばされるので、それに付随する肺への呼吸が強まります。
- 魚のポーズ（マッツヤーサナ）では、胸の前側を開き、肋間筋（そしてとくに胸骨傍）を伸ばして、肺の中央への呼吸を強めます。こうして肺を拡張させることには、心臓の筋肉をマッサージするという二重の効果があります。さらに気管が伸び、気管支樹も持ち上がります。気管支炎を患っていたり、喫煙によって肺胞の酸素化が十分でなく、粘液がひどいときは、機械的な負担が胸郭や首にかかることで、気管支樹が下向きに引っ張られているのです。健康な肺は、体に浮力感を与えるヘリウム気球のように機能しなくてはいけません。

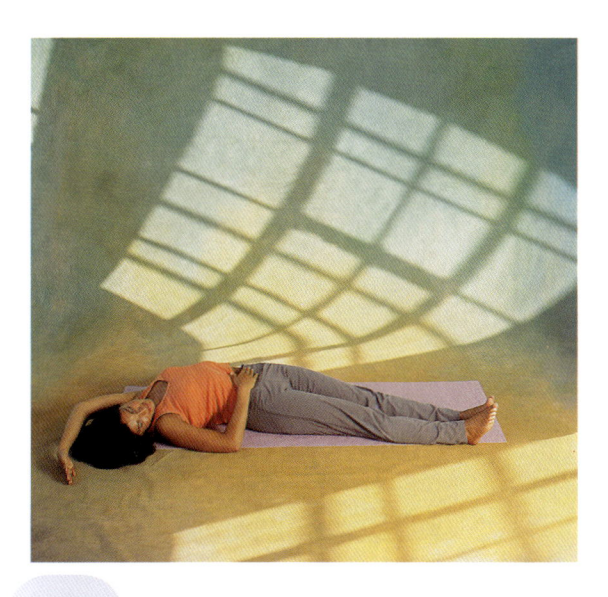

4 あおむけになり、体を動かしてバナナの形にします。頭と足は右に、腰は左にして弧を描きます。アーチを描くように左腕を頭の上に曲げ、右手は腹の上に置きます。へそを上げたり下げたりするように意識しながら、息を吸って息を吐くという完全な呼吸をします。10回呼吸をして左の肺を広げましょう。反対側で繰り返します。

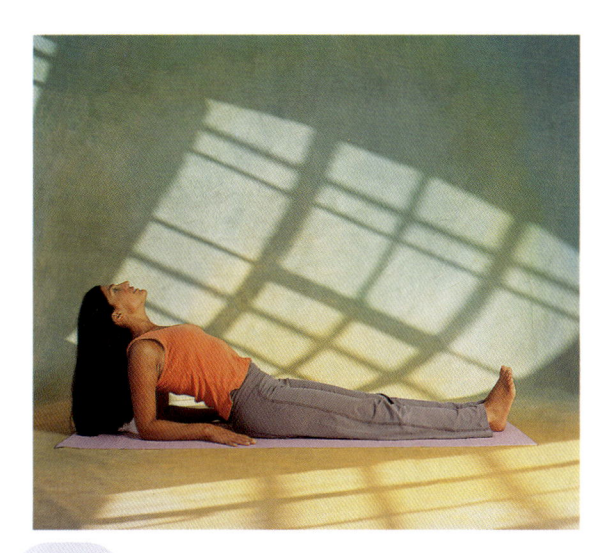

5 胸を膨らませるために、魚のポーズ（マッツヤーサナ）の練習をします。あおむけになって息を吸い、肘で胴体を支えながら上半身を持ち上げます。手のひらは腰の横に平らにしておきます。胸を高く持ち上げ、あごが空に向くように頭を注意して低く下げていきます。

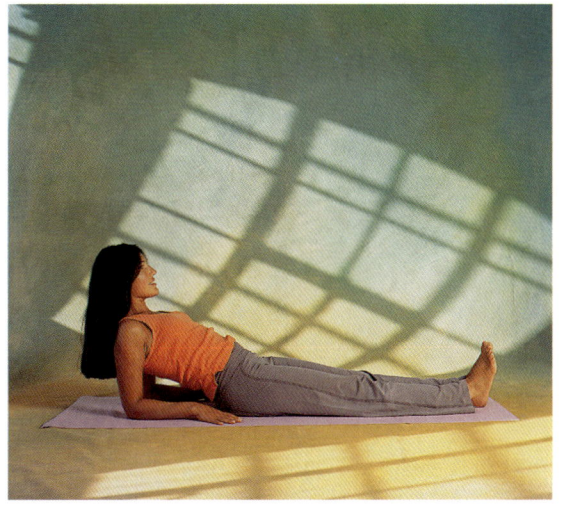

息を吐きながら、あごを胸のほうにもっていきます。息を吸って、背骨をアーチ形に曲げながら、あごを空のほうに持ち上げます。そして息を吐き、あごを胸の後ろにもっていきます。呼吸を5回繰り返します。今度は死体のポーズ（シャヴァーサナ）で横になり、しばらく効果を観察しましょう。

24 / 呼吸器系

座っておこなうヴィンヤーサ——中級

中級者向けのヴィンヤーサでは、プラーナとアパーナ（p.12を参照）のパターンを刺激します。ぜんそく、気腫、気管支炎を患っている場合にとくに役立ちます。

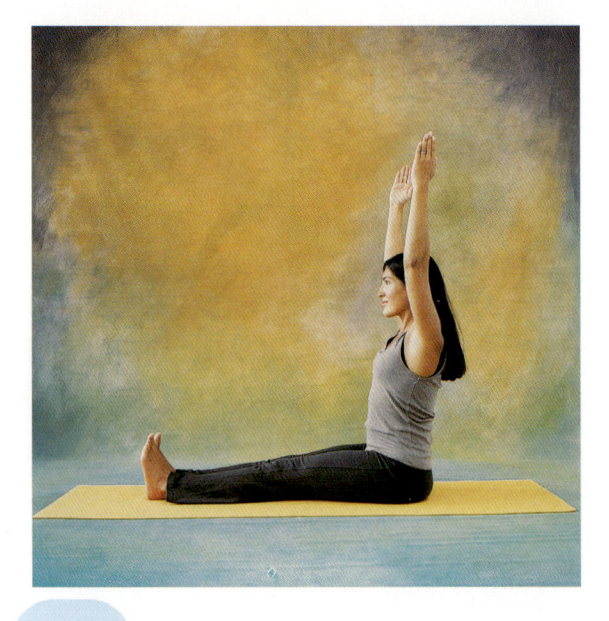

1 両脚をまっすぐにそろえて、両腕は横において座ります。杖のポーズ（ダンダーサナ）です。足をすこし動かして座骨を床につけます。胸骨を持ち上げながら、胸を開きます。息を吸い、両腕を頭の上に上げます。

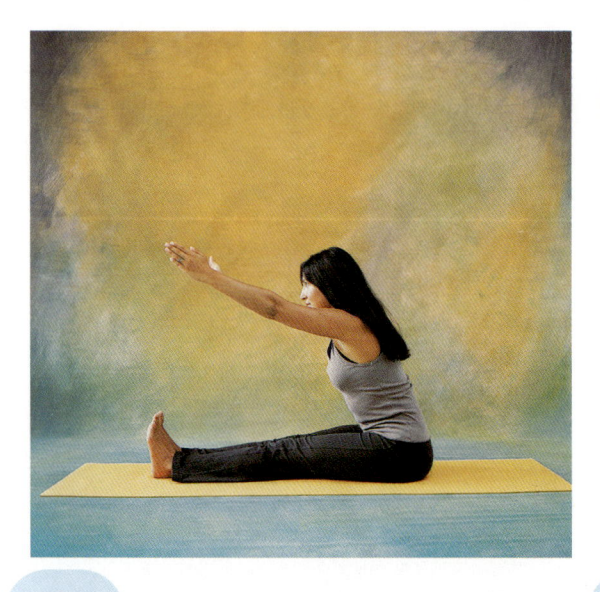

2 息を吐き、股関節を中心に回転させながら胸骨を前方に引き出して、座っておこなう前屈（パシュチモッターナーサナ）にもっていきます。肋骨の後側に、10回ほど息を吹き込みます。肩を耳から離してリラックスさせましょう。深く曲げていきながら、息を吐くことに意識を向けます。

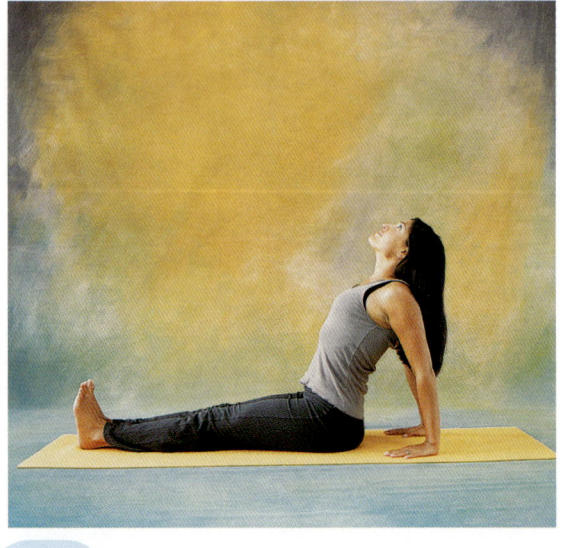

3 息を吸って、座った状態に戻り、両手のひらを腰の後ろ30cmぐらいのところに平らにおきます。このとき指が前を向くようにします。肩を後方に丸めて、脇のしたのくぼみの前側を上に持ち上げるようにします。息を吐き、つま先のほうに向けた手を床に押しつけます。

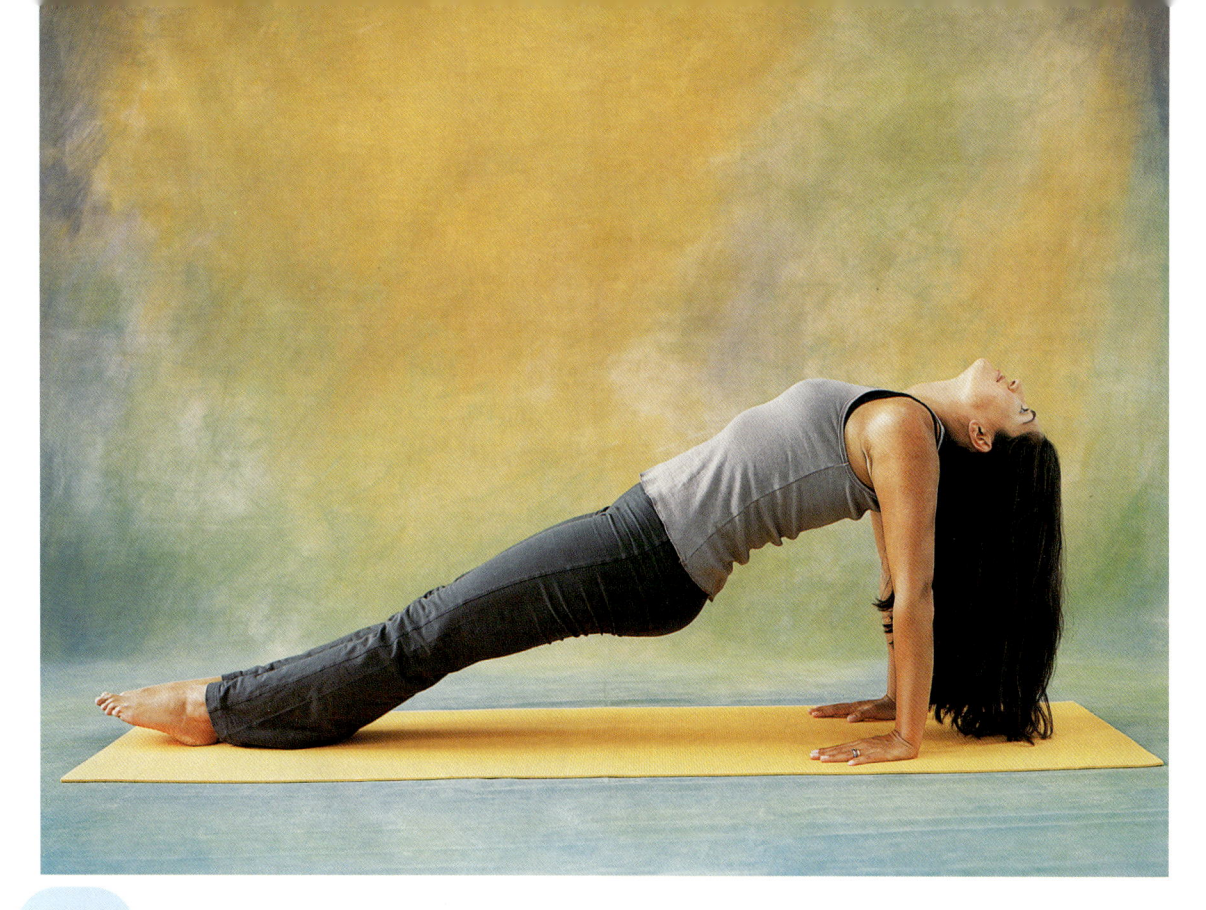

4 息を吸って、板のポーズ（パーヴォッターナーサナ）にはいりながら、腰を持ち上げます。体の前面（東側）を伸ばしましょう。そのまま5〜10回、無理をせずに呼吸をします。

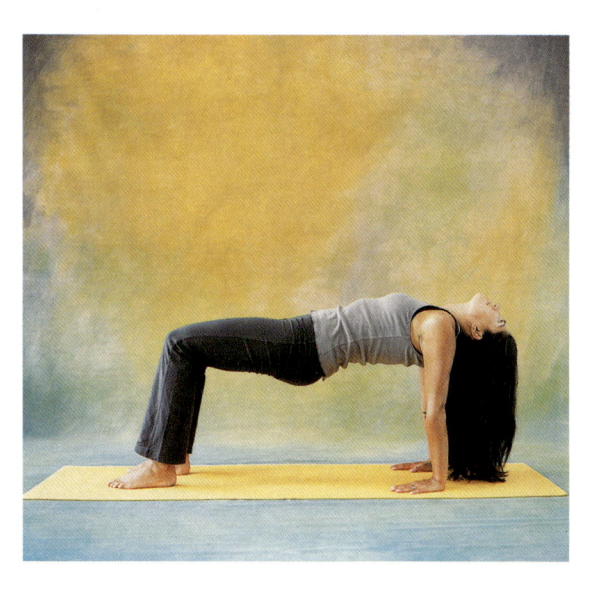

変形：もう1つの方法としては、息を吸い、体を持ち上げてテーブルのポーズにもっていきます。足は平行にしたままで、腰を上げてあごを空に向けた状態で膝を曲げます。息を吐き、腰をマットの上に下ろします。ゆっくりと体をまるめてアパーナーサナ（p.23利点と効果を参照）にもっていってから、死体のポーズに移ります。

座っておこなう ヴィンヤーサ——中級：
利点と効果

- 座っておこなうポーズでは、ダンダーサナ（ステップ1）で息を吸うときに、重力によって下がってしまう腹部器官の重さに対抗して、なんとか横隔膜を腹部のほうに動かすようにしてみましょう。
- 上に向けた両腕を外側に回転させながら息を吸うと、胸と肺の頂点が開きます。こうすることでプラーナの流れ（p.12を参照）が促進され、自信や自発性を高めることができます。
- 深く息を吐くことで、体の消去・解毒作用が増進し、淀んだ空気を体外へ放出させるのに役立ちます（アパーナ・ヴァユ）。
- 前屈で体を前へ曲げていくことで、肺の後側への呼吸が促進します。
- 腹部の押しだし（パーヴォッターナーサナ）（ステップ4）は、体のなかへ空気が入りやすくなります。体の前面と気道の上部が伸びて、上部の胸腔へ呼吸が集中します。

立っておこなう
ヴィンヤーサ
―― 中級

　この一連のポーズには、4つの動きの経路が必要です。前屈（曲げる）、穏やかな後屈（伸ばす）、体側を伸ばす（片側の肺を開く）、ねじり（浄化する）です。めまいや頭痛に悩んでいる場合は、前屈の状態で長く静止したり、次の段階に移るときにゆっくりと動いたりしてください。深い前屈の状態から戻るときはとくに注意が必要です。

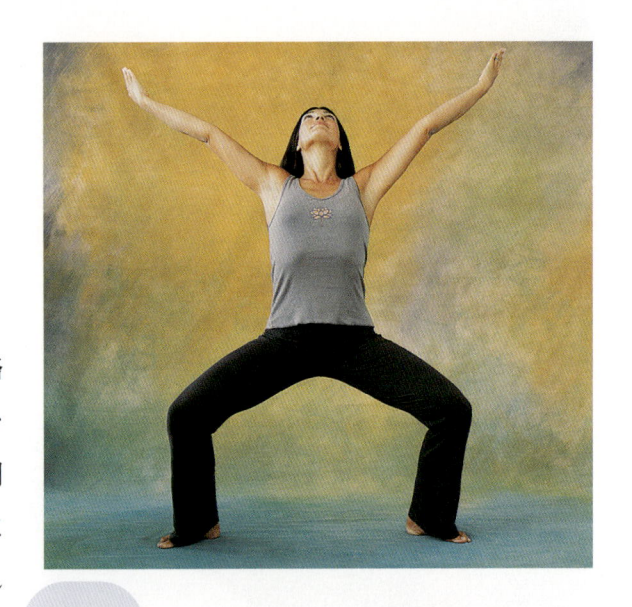

1 つま先をわずかに外側に向け、脚をまっすぐにして、足を大きく開いて立ちます。息を吸って両腕を高く伸ばし、膝を曲げながら外側に向けます。同時に、両腕をらせんを描きながら外側に、弧を描くように前に動かし、両側に対角線上に伸ばします。体から離して動かしていくとき、親指にとくに意識をおきましょう。

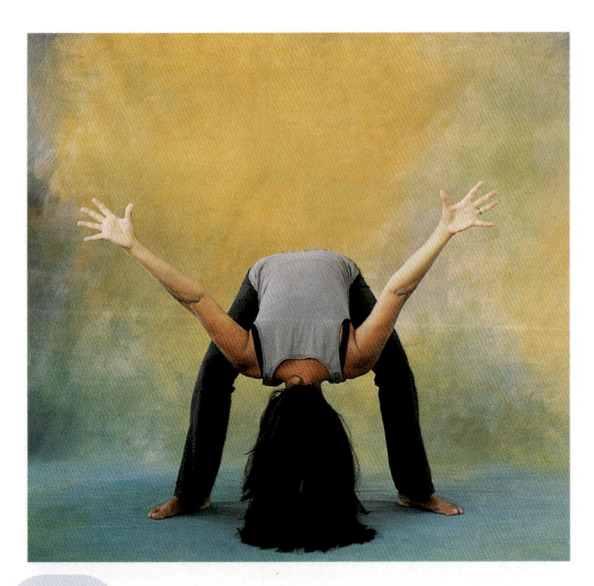

2 今度は腰と膝を曲げて前屈をし、同時に深く息を吐きながら両腕を後方にねじり上げます。手のひらは親指が空を指すような状態で外側に向いています。

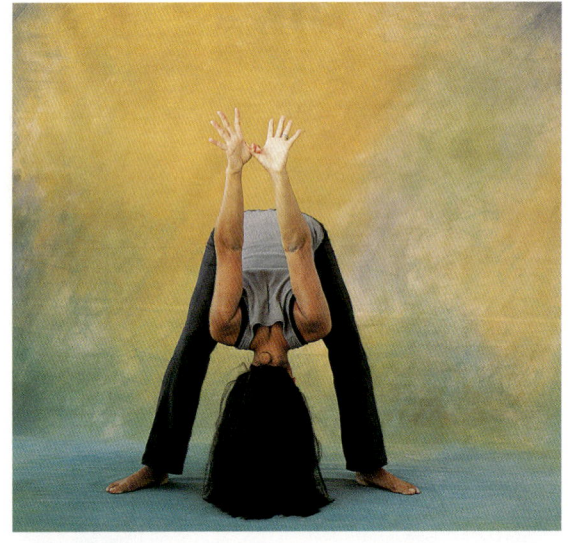

さらに、親指同士を引っ掛けて手をつなぎます。下腹部を引っ込めて（ウッディアーナ・バンダ）、息を吐くほうに力を入れます。呼吸と同調させながら、両方の動作を5～10回繰り返します。

立っておこなう ヴィンヤーサ──中級／27

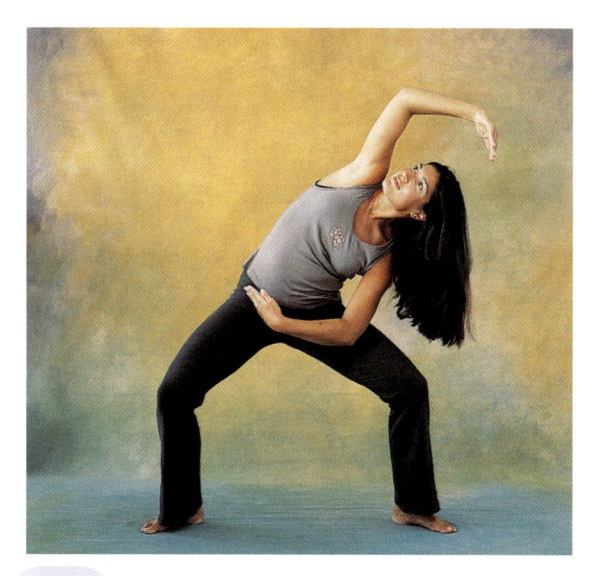

3 馬のポーズに戻り、両腕を両側に広げます。息を吐き、右腕で頭上にアーチを描きます。体を左側に傾け、円を作るように左腕をお腹の下にもっていきます。右肩を左肩のうえに引きつけながら、5回呼吸をします。息を吸って中央に戻ります。反対側で繰り返して、それぞれの側で2回練習します。

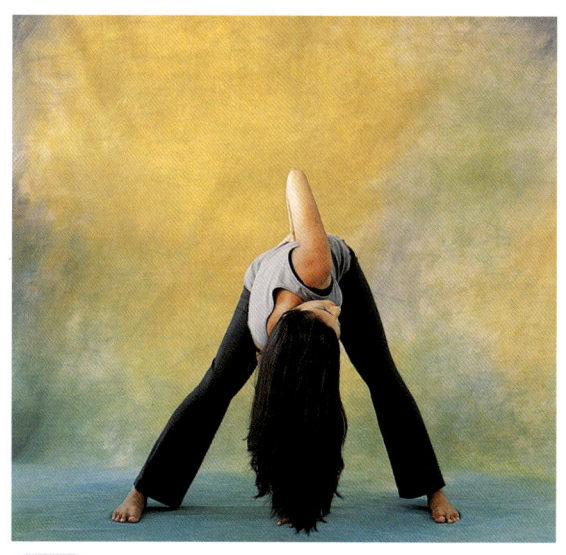

4 両脚をまっすぐに大きく広げて立ち、両足を平行にして、両腕を両側に広げます。息を吸って、胸を持ち上げて広げます。息を吐き、左手を前の床の上、右手を背下部の仙骨に置いて、腰を基点に回転させます。右手を使って調整して、仙骨の傾動を抑えます（仙骨の上にのせた茶碗のバランスを取ることを想像してください）。息を吸い、息を吐いてから、反対側で繰り返します。

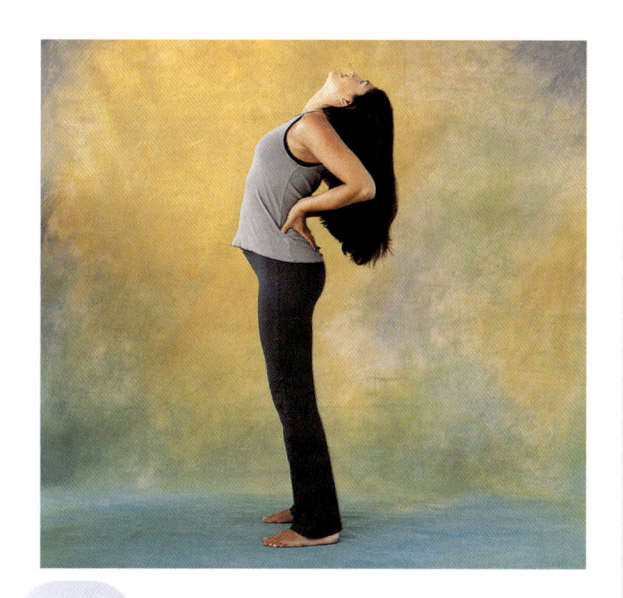

5 足を腰の幅に開いて立ちます。両手のひらは肘が後方を向くようにして骨盤の後ろにおきます。息を吐き、胸を持ち上げてあごを後方にもっていきます。そのとき背中をすこし湾曲させます。腹壁の下側を引っ込めて、舌を口のなかの上側において首を保護します。息を吐いてから中央に戻ります。呼吸を5回繰り返しましょう。ただし、目まいがするような感じがしたら止めてください。

立っておこなう ヴィンヤーサ─中級：
利点と効果

- 上げた両腕を外側に回転させながら息を吸うと、胸と肺の頂点が開きます。こうすることでプラーナの流れ（p.12を参照）が促進され、自信や自発性を高めることができます。
- 前屈をしながら深く息を吐くことで、体の消去・解毒作用が増進し、淀んだ空気を体外へ放出させるのに役立ちます（「ランガナ」、アパーナ・ヴァーユ）。
- 腰を外側に向けて両腕を広げると、体の前面、とくに胸部や腹部が開き、肺の拡張やハラの自由（「直感」）が促進します。
- 馬のポーズでしゃがむと、主要な筋肉の束──臀筋、大腿四頭筋、背筋──を働かせることができ、その結果、必然的に酸素摂取量が多くなります。深く呼吸をすることで、このような活性化がおこなわれるのです。

ヴィンヤーサ
── 中級

こで紹介する一連のポーズでは、胸腔全体を広げることにより、深い呼吸が容易になります。ぜんそくや気腫、気管支炎を軽くするのにとくに効果的です。腕を上げながらの後屈は、息を深く吸う（プラーナが流れる）よう働きかけることで、エネルギーの量が増えて自発性が高まります。腕を上げるのがあまりにつらい場合は、ステップ4のように両手を足首に置いた状態でこのヴィンヤーサを練習してください。

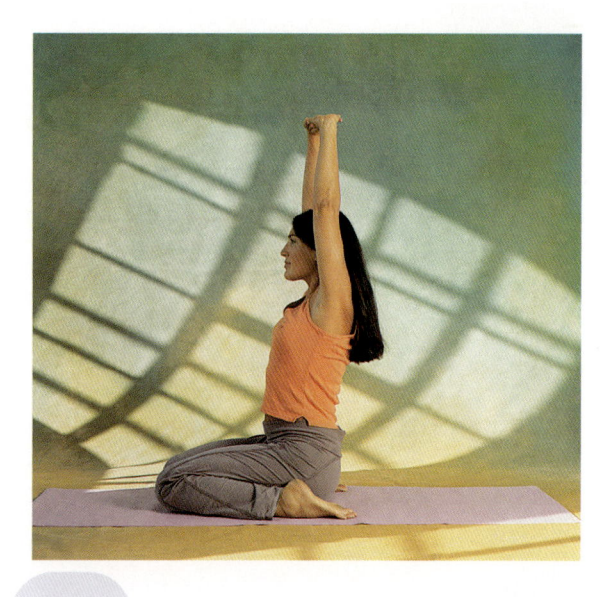

1 雷のポーズ（ヴァジュラーサナ）で座ります。臀部を両足の内側のあいだにおいて、かかとが腰の横側に触れるように降ろします。あるいは、単に膝を曲げるだけか、もしくは膝に負担をかけないように、お尻の下にブロックを置いても構いません。背中をまっすぐにしたまま胸骨を持ち上げて、両手は手のひらを下に向けて膝のうえに置きます。息を吸い、両腕を頭のうえに上げます。手のひらは空に向け、指を組みます。そして10回呼吸しましょう。

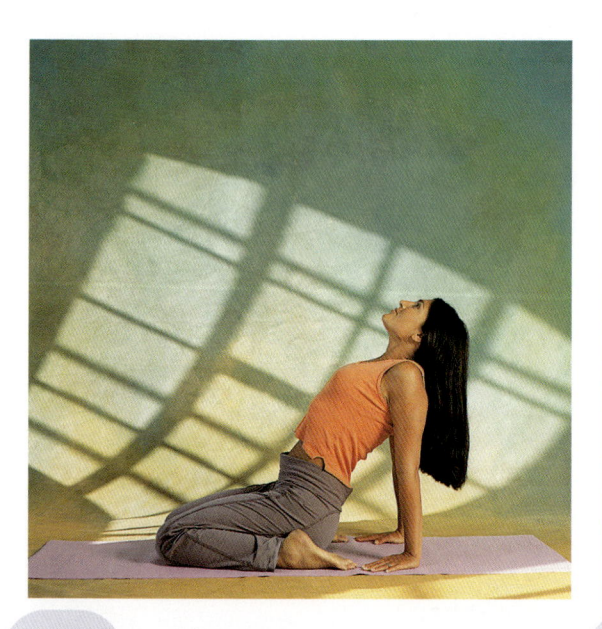

2 今度は、手のひらを床のうえに平らにつきながら背をそらせます。あごを空に向けて持ち上げ、深呼吸を8回します。胸の前側を開きます。必要ならば、膝を保護するためにお尻をブロックのうえに上げてください。

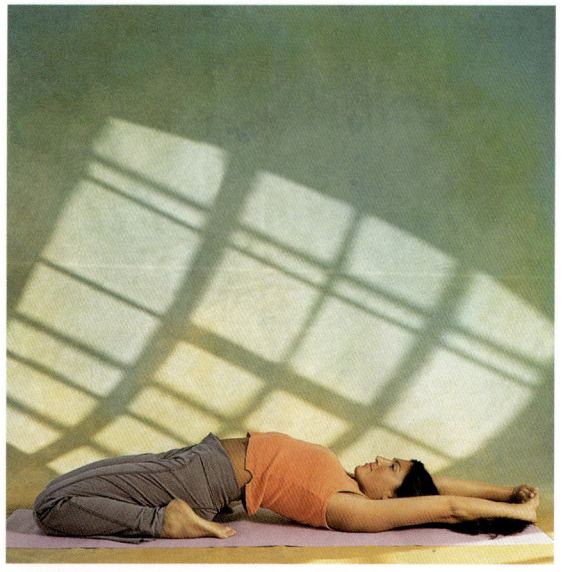

3 少しずつあおむけになって、横になっておこなう雷のポーズ（スプタ・ヴァジュラーサナ）へと移ります。できる限り体に負担がかからないようにしましょう。膝を床に押しつけるようにしてみるといいかもしれません。尾骨を下にしまい込み、息を吸い込むほうを深くして30回ほど呼吸をおこないます。（このステップで練習を終わりにしてもかまいません。その場合は、p.41の子どものポーズで休みましょう。）

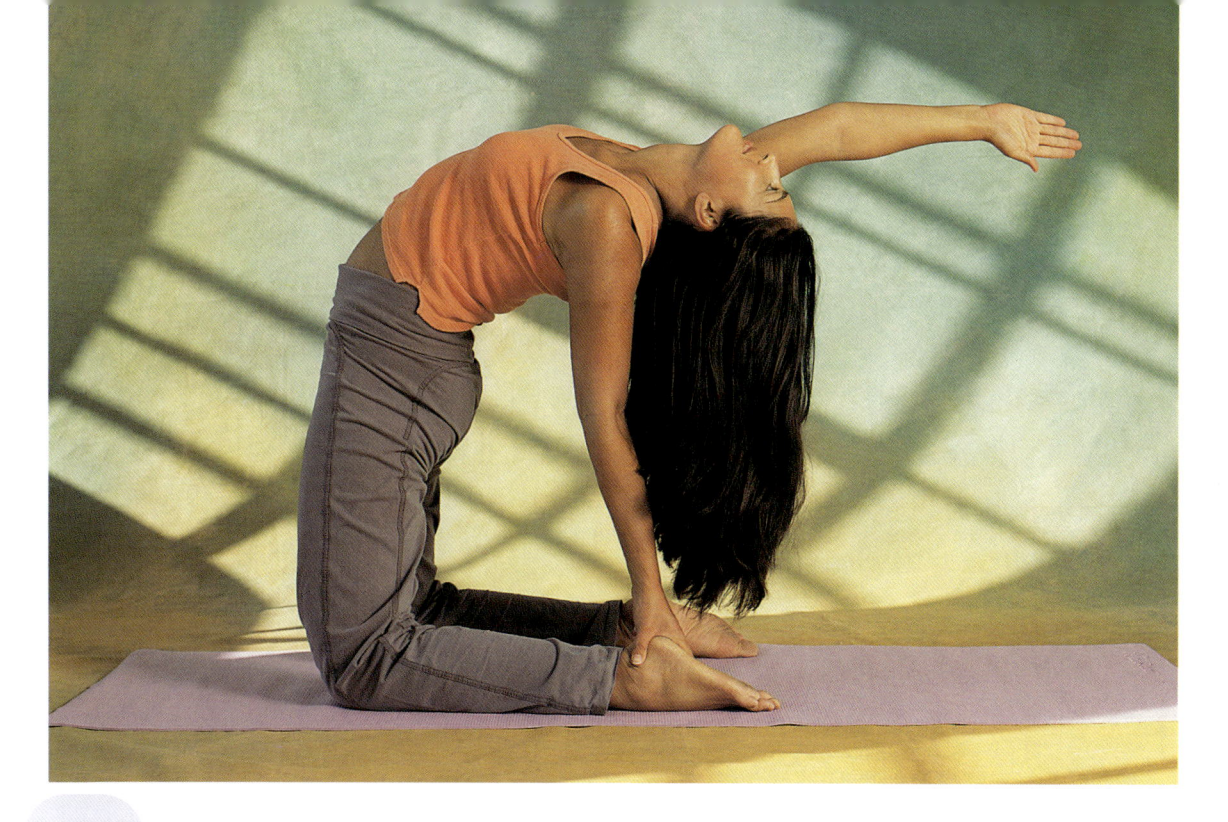

4 ステップ2の体勢に戻り、腰を持ち上げてラクダのポーズ（p.41を参照）の準備をします。腰は前の位置のまま、深く息を吸って胸を持ち上げます。息を吐き、背中をアーチ形にします。このとき左手で左の足首をつかみ、右手を空のほうに持ち上げます。首を曲げてはいけません。8回呼吸をしましょう。できれば、弧を描くように腕を頭の上に動かして、体の右側を開いてみましょう。息を吸い、体を立たせた状態でひざまずく姿勢に戻ります。息を吐き、体を折り曲げて、子どものポーズ（p.41を参照）あるいは下を向く犬のポーズ（p.40を参照）をとります。もう一方の側で繰り返します。

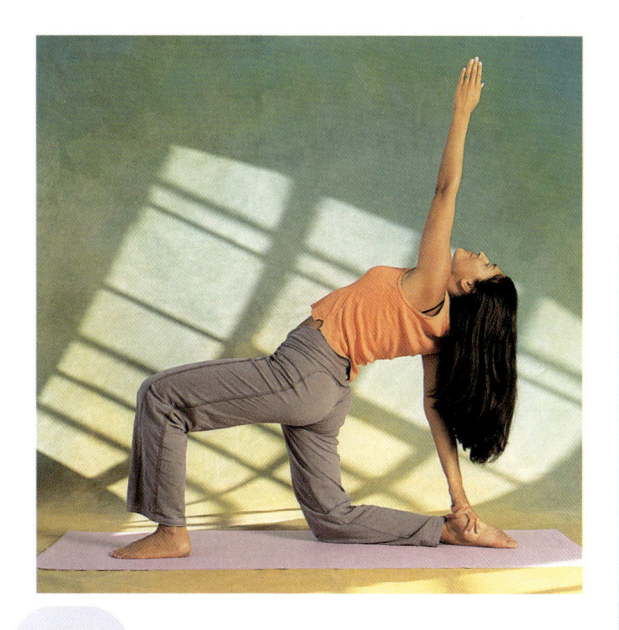

5 今度は左足を前に一歩踏み出し、英雄の突きのポーズをつくります。息を吐き、足を床にしっかりと立てます。息を吸います。左腕をできる限り高く空の方に垂直に伸ばし、右手を右足のかかとのうえにおきます。8回呼吸をしましょう。もう一方の側で繰り返します。子どものポーズあるいは下を向く犬のポーズで終わりにします。

ヴィンヤーサ――上級：
利点と効果

- 片腕を上げるのは、肋間筋――肋骨のあいだにある筋肉――や一方のウエストの横側を伸ばすことによって、腕を上げた側の肺へ呼吸を集中させるためです。
- 気管（気道）が収縮し、呼吸筋が気管支の中へ空気を吸い上げようとすると、粘液が除去されやすくなります。
- 一連のポーズは、胸腔内圧を最高にするために、胸での吸入と肺胞の血流が十分になるように組み立てられています。
- 胸を広げる練習をとおして、肺が高められます。
- このヴィンヤーサでは、腹部や内臓といった体の前面を開くことで、よどみを取り除きます。

カパーラバーティ呼吸

この練習には、「頭蓋骨を磨く」という意味の呼吸の練習(プラーナーヤーマ)と浄化の過程(クリヤー)が含まれています。脳の前頭部を浄化して、酸素を送り込みなおすのです。心臓疾患、高血圧、ヘルニア、胃潰瘍などを患っている方は、おこなわないでください。

1 背骨をまっすぐにのばして楽な姿勢で座ります。両手は膝のうえに置くか、あるいは膝のうえでカップの形にへこませます(右の写真を参照)。目を閉じて体全体をリラックスさせ、気持を呼吸に引きつけます。

2 両方の鼻孔から息を吸い、腹部を膨らませます。そして腹筋を背骨のほうに収縮させながら(楽器のコンサーティーナのように)、鼻孔から息を吐き出します。肺がいっぱいになり、さらに腹部が膨らむように息を吸います。無理をしてはいけません。

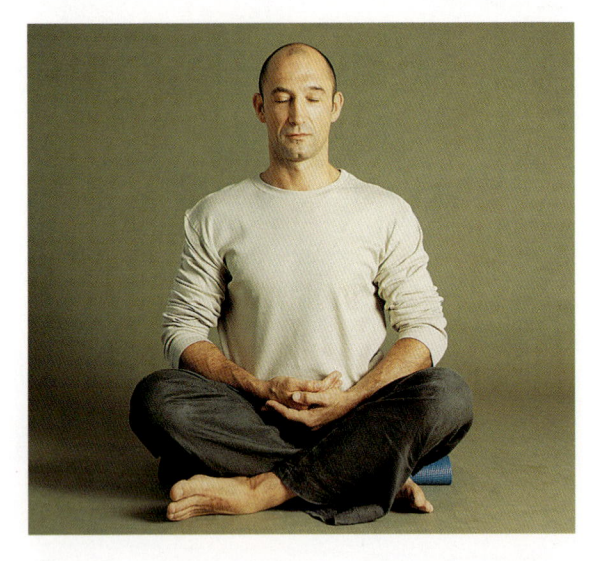

3 力強く、意識的に息を吐きつづけて、腹部の内側を収縮させます。10回呼吸を繰り返したら、深く息を吸って吐きます。これで1回です。3〜5回練習しましょう。

4 終わったら、眉間の凝視(p.122を参照)と脳の前頭部で瞑想します。

穏やかな腹式呼吸

「ハラ」呼吸、あるいは体の重心へ向けての呼吸は、不安やストレスを緩和することが理想です。胸郭上部だけを使って浅い呼吸をする傾向の、神経質で不安をかかえている人たち、とくに心臓病患者やぜんそく患者に適しています。腹式呼吸はアパーナ・ヴァユ、体の消去的傾向(p.12を参照)を発揮させるので、解毒やリラックス効果があります。西洋を訪れたスワミ・ラマ(1925―1996年)は、刺激的な胸式呼吸ではなく、腹式呼吸を教えました。なぜなら彼は、西洋人に必要なのはストレスを解消し、自分自身に集中させることだと気づいていたからです。

1 まず始めに、床に死体のポーズ(シャヴァーサナp.23を参照)で横になり、両腕を体の横におきます。息を下腹部に吸い込み、へそが盛り上がってウエストの横と背下部が膨らんでいるのを感じましょう。肺下葉だけに息を入れます。

2 今度は息を吐き、力を入れずに肺を空にして、へその位置が下がるのを観察しましょう。へそが上がったり下がったりすることを熟慮します。

座っておこなう背骨をねじるポーズ

背骨を「絞るように」ねじります。肺を広げるのに加えて、背中の痛みを取り除き、腹腔をマッサージします。この座っておこなう背骨のねじり——アルダ・マチェンドラーサナ(「魚の神」)——は、胸腔を含めた胴全体に滋養物を与えます。

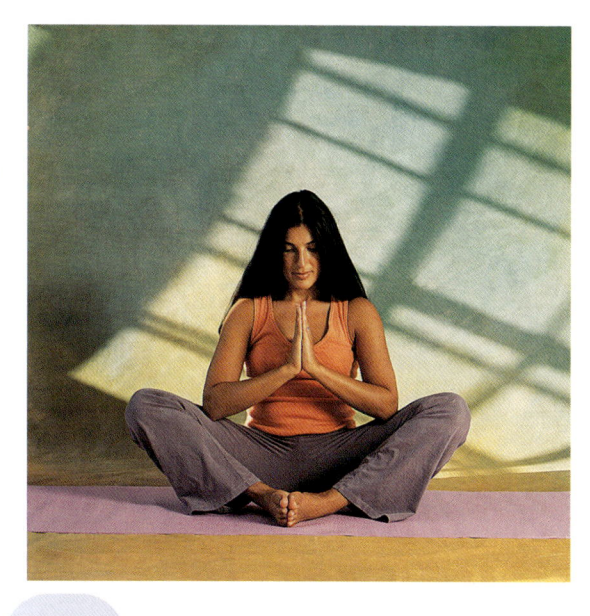

1 両足の裏を合わせて座り、手は祈りの位置(ナマステ)におきます。肘を太ももの付け根の方のあたりにのせて、深く10回呼吸をします。

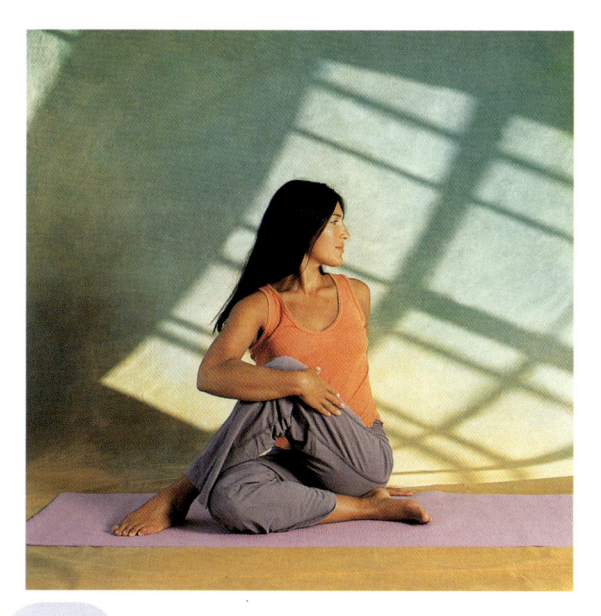

2 今度は左脚を右足の膝のうえに持ち上げて、左足を右の太ももの外側の床に平らに置きます。曲げた膝はまっすぐ上に向け、つま先は前方に向けます。右手を左足の膝の上においた状態で、胸を伸ばすように持ち上げながらゆっくりと胴体を左にねじります。頭を左に回転させて、左肩の向こうを見ます。無理をせずに、背骨を伸ばしてねじった状態で、大きくそして深く8〜20回呼吸をします。このとき左の肺に集中して息を吹き込みます。

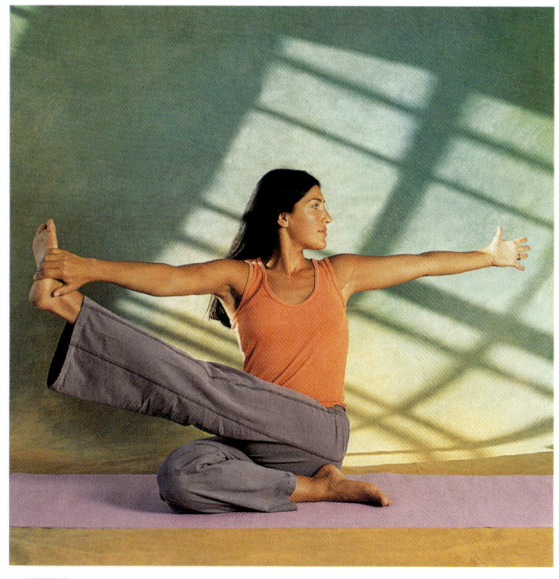

3 今度は左足を右手でつかみ、足を外側へまっすぐに伸ばします。同時に左腕を反対の方向に伸ばして胸を全開にします。そのままの体勢で8回深呼吸をします。反対側も同様におこないます(アパーナーサナの状態に背中を丸めるか、体を丸くして宇宙の卵のポーズになって、バランスが取れている状態に戻ります。(p.22,80を参照) 肩甲骨を背中の下のほうにしっかりと固定し、肩を耳からはなしやすくします。

プラーナ・ムドラー

それぞれのステップを通じた呼吸の流れを頭に描きながら、なめらかにひと息を吸って、ステップ5までのすべてのポーズをおこなうことを習得しましょう。息を吸いきったら、息をそのままにしておき（クンバカ）、入ってくるエネルギーを黙想します。息を吐くときは、自分の根にふたたびつなぎながら、腕の動きを通してへそを起点とした呼吸の流れを図にしてみましょう。

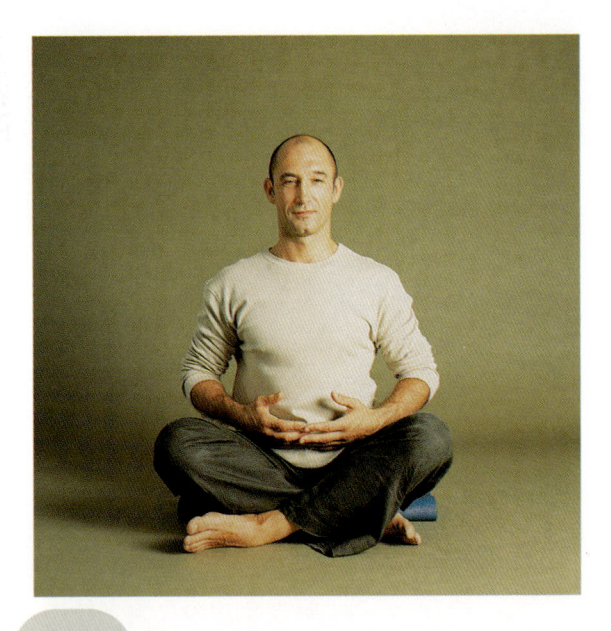

1 静かな場所で、背骨をまっすぐにして座ります。呼吸と背骨に注意を引きつけて意識を自分のものにします。肩を広げたまま、顔をリラックスさせて目線を鼻端に落とすか、目を閉じます。下腹部に手のひらを上に向けてカップの形にした手をおき、無理をせずに胸を持ち上げながら深く息を吸います。息を吐き、注意をムーラ・バンダ（根のしめつけ――p.16を参照）に向けます。肺を空にしていきながら、腹筋を徐々に収縮させます。

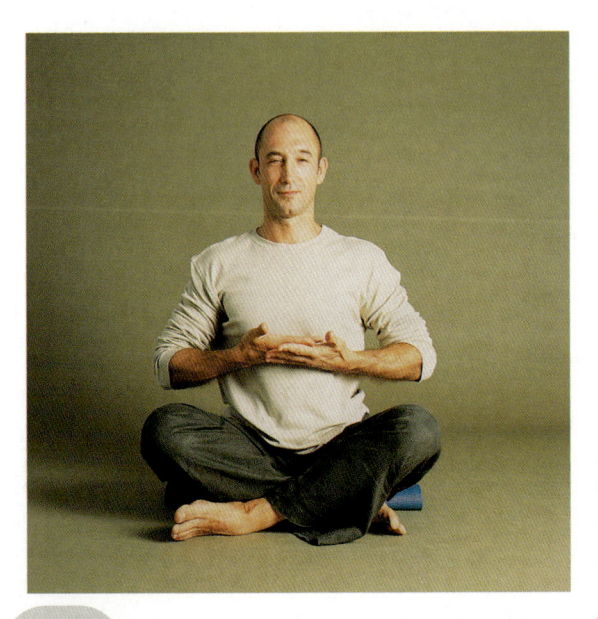

2 腹部の段階：息を吐き、腹部をリラックスさせて手を胃のあたりまで持ち上げます。肺下葉に到達して腹部を満たすような呼吸の流れを決めます。

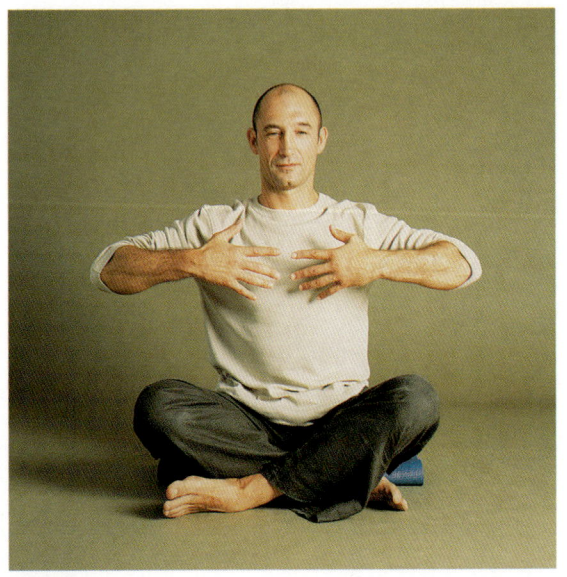

3 胸郭の段階：吸い込んだ息の流れを集結させるように手を鎖骨の方へ持ち上げながら、息を吸いつづけます。

プラーナ・ムドラー / 33

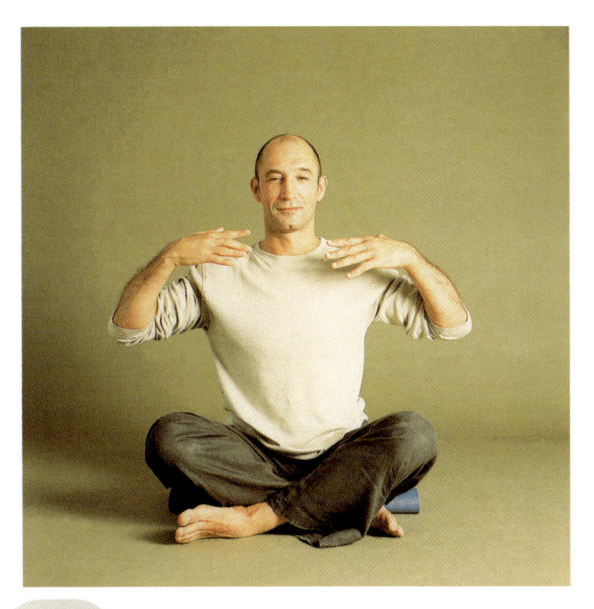

4 鎖骨の段階：息をほとんどいっぱいに吸い込んだら、胸を広げやすいように（プラーナ・ヴァーユ）、肘を広げて肩と一直線にし、指がのどの前にくるようにします。顔をリラックスさせながら、顔のまえに手を渡し、穏やかな表情で自分の内をじっと見ます。

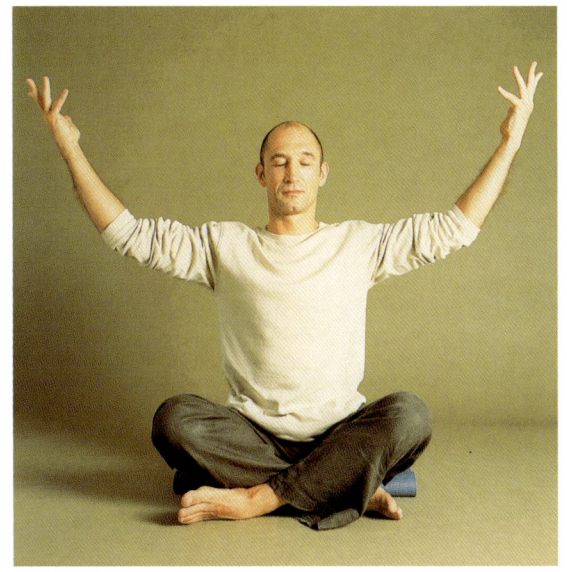

5 呼吸が頂点に達したら、開ける身ぶりをして、両腕と手を空に向かって開きます。息は吸って止めたままにしておき、治癒力が頭頂部から入ってきて、背骨に注がれ、体のあらゆる細胞に浸透する様子を心に描きます。息を吐き、肺が空になっていくのにしたがって、ゆっくりと手を最初の膝のあたりに戻します。そして、繰り返します。

呼吸：
利点と効果

- プラーナ・ムドラーは、完全で、拘束のない呼吸での瞑想であり、大きく息を吸い込むことは、深く息を吐くこととバランスが取れています。
- 手の身ぶりは、呼吸の行路を示しており、体のなかの閉ざされた部分にプラーナ（エネルギー）を送り込んで、より卓越した呼吸の意識を可能にします。
- 腹式呼吸は、心拍を落とし、副交感神経系の反応を促進し、過呼吸やパニック、ぜんそくの発作などを軽減します。

プラーナーヤーマの練習

アーサナの練習が終わったら、10分間ほどシャヴァーサナでリラックスしてから、10～15分ほどおだやかな呼吸の練習を取り入れるのがよいでしょう。腹式呼吸とカパーラバーティ呼吸（p.30を参照）を練習したら、ウジャーイ呼吸（p.120を参照）の練習をしましょう。ぜんそく、不安、過呼吸の方は、ナーディ・ショーダナと蜂の呼吸（p.120-1を参照）がよい練習になります。

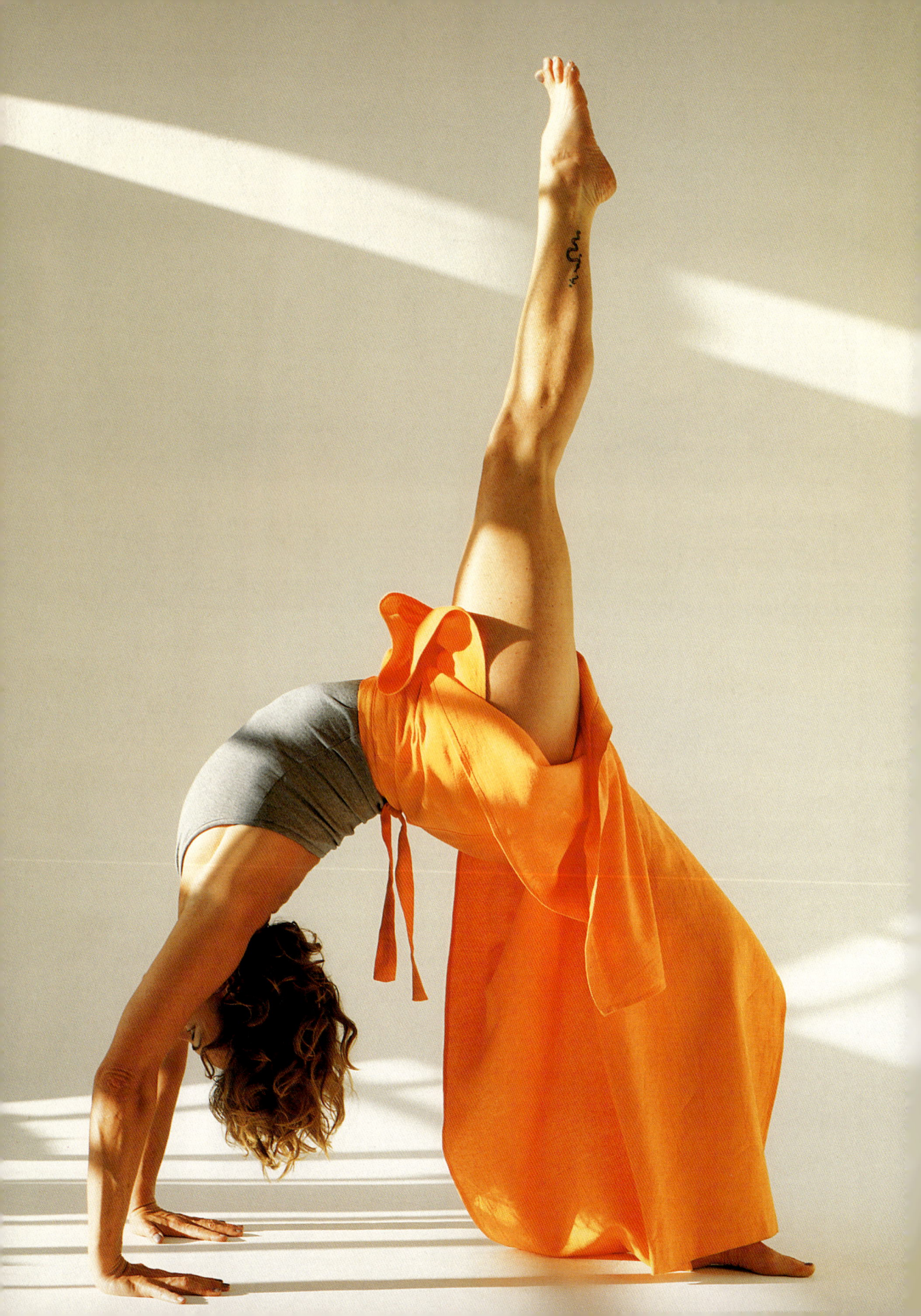

神経内分泌系複合体：
体の送信装置

　神経系は、分泌腺や感覚器官、筋肉などがもつ感覚器受容体からの情報を中枢神経系へと伝達する神経細胞（ニューロン）の複雑な回路から成っています。ここで処理された情報は、統合されて記憶されます。それから行動を起こすために、体のなかの適切な器官に運動インパルスが伝達されます。神経系は、体のおもだったあらゆるシステムからの情報をまとめて作動させます。そして安定した体内環境――恒常性（ホメオスタシス）として知られる心理状態――を維持します。さらにこの状態を得るために、内分泌系と密接に連動しています。

　交感神経の覚醒（「逃走・闘争」反応として知られています）が不適切に活性化してしまったことにより人間の生理機能に与えられた影響は、広範囲に及びました。もっとも重大な根本的原因となってもたらされたのが、現代病なのです。原始的な生活では、交感神経の覚醒によって、生命の存続があやぶまれたために、たいていは短命でした。今日では、交感神経の覚醒によってひき起こされるのは、仕事の苦悩や、金銭的、感情的な問題に覆いかぶさる不安（プレッシャー）、そして「ストレス」として注意を向けるようになった要因などです。たいていの心配事は、直ちに行動しても解決できることではないので、たとえそれがわずかな交感神経の覚醒の軽い活性化であったとしても、異常に長い間、その要因として残ってしまいます。ヨーガは、副交感神経の反応を促すことで、ストレスのレベルを低くし、そして神経系を落ちつかせてくれます。

自律神経内分泌系

自律神経系は、（脳と脊髄の中にある）中枢神経系からのインパルスを、内臓の平滑筋や内部器官、気管支と肺、血管、心臓、分泌腺、皮膚などに送ります。2つの枝に分かれており、感情の状態と迅速な環境に対応して機能します。また、視床下部や脳幹核といった脳の中心となるものによって管理されています。

副交感神経の部門は、休息時や回復時に働き、その目的は、体内に血流を導くことでエネルギーを貯めて回復させることです。これは神経系における治療部門であり、ヨーガ療法では、この手法を促進させることを目指しています。交感神経系からのインパルスが優先しない場合は、副交感神経が優勢になって、日々の消化機能や代謝機能が遂行されます。自律神経系の交感神経の部門は、しばしば「逃走・闘争」反応と呼ばれ、特別なエネルギーが必要な場合には程度を変えて活動します。

機能上、神経系と関係がある内分泌系は、恒常性(ホメオスタシス)を維持するために共に働きます。本書では内分泌系についても取り上げているので、ストレスに対する体の総合的な反応がよりよく理解できるようになっています。神経系では、神経細胞(ニューロン)に沿って電気インパルスが働いています。そして内分泌系では、化学的なメッセンジャー（ホルモン）が働いています。このように、内分泌系には、よりゆっくりと、けれども持続的に役割を果たしていく傾向があります。

ストレスの現象と生理機能

ストレスが続くと、体の追跡反応が刺激を受け、とくに内分泌系や副腎を巻き添えにします。副腎皮質は、2種類のホルモンを分泌することによって持続的なストレスに対処します。電解質コルチコイドは、血液が喪失した場合にナトリウムを留めることにより血液容量を増やします。これによって血圧が上がり、高血圧症を作り出すことになります。グルココルチコイド（糖質コルチコイド）は、内臓が栄養素を吸収する能力を衰退させますが、さらには、持続的筋収縮を見越して、骨からカルシウムを放出させてしまいます。カルシウムは、神経と筋肉の伝道や収縮に利用されます。この状態が長引くと、この代謝障害によって、骨がスカスカになってもろくなる骨粗鬆症を引き起こす可能性があります。

グルココルチコイド（主にコルチゾール）は、筋肉を破壊し、血中脂質とブドウ糖（グルコース）のなかに増加していくエネルギーのための脂肪を蓄えます。コレステロール（VLDL）の一種である中性脂肪(トリグリセライド)のような、キャリアとして循環する脂質が継続して増えることで、アテローム性動脈硬化症（動脈がつまる）を引き起こすことになり、冠動脈疾患の危険性が増えます。

長期にわたるストレスもまた、甲状腺を活発にします。甲状腺は、心拍の強さと割合を高め、糖源（グリコーゲン）の破壊と脂肪の蓄積を増加させます。さらに血糖を上げることによって、一般的な新陳代謝と、臓器の代謝作用の両方に影響をあたえながらコントロールします。血糖値が上昇すると（高血糖症）、場合によっては脳に損傷を受けるので、血糖値を正常な値に戻すために膵臓がインスリンを作り出します。この働きに責任のある細胞は最終的には尽きてしまうので、永続的な糖尿病が起こり得る結果となります。

変化（「ストレス」）に耐えたり、順応したりしようとするのは、間違いなく進化によって後押しされた偉大なる力のひとつであり、人類として生き残れるのは、ある程度は無数のストレスに対処していく能力のおかげでもあります。現代の状況においてでさえ、一定量のストレスは行動を駆り立てるものであり、人生行路におけるさまざまな難関に立ち向かう手助けとなります。したがって、まったく否定的に考えるべきではないのです。

一般的な神経内分泌障害

骨粗鬆症(オステオポロシス)は、骨量が減少するもので、中年、とくにエストロゲンの量が急激に減る閉経後の女性に多くみられます。潜在的原因は、更年期障害、喫煙、アルコールの摂取、身体組成（体脂肪はエストロゲンの高い原因であり、骨量の減少（骨粗鬆）を阻止します）、カルシウム不足、長期にわたるステロイド（脂肪溶解性化学物）や甲状腺製剤の投与、大量の利尿薬、体重がかかる運動、そしてストレスです。

長期にわたるストレスと骨粗鬆症との関係は、見落とされがちです。ストレスに対して内分泌系は、恒常性や副腎皮質の活量を増やす反応をし、その結果、甲状腺ホルモンの一種であるチロキシンとコレステロールのレベルを上げてしまいます。高いレベルが長い間つづくと、血液のエストロゲンのレベルが低くなり、骨粗鬆症となるのです。

甲状腺機能亢進症は、甲状腺の活動のしすぎによるものです。神経系の働きの度合いに見合った代謝速度を維持しようと試みる甲状腺ですが、感情的に張りつめた状態が長引いたことに体が反応するときに発現します。心拍数の増加、紅潮した肌、高熱不耐性、体重の減少といった症状があります。潜在的原因としてはストレス、人工刺激物、糖分の多い食事などが挙げられます。

甲状腺機能低下症、あるいは甲状腺の機能の低下は、甲状腺が活動しすぎたあとによく起こる障害で、分泌腺が摩滅している兆候です。症状としては、顔のむくみ、心拍の沈滞、体温の低下、衰弱、体重の増加などがあります。原因は甲状腺機能亢進症と同じです。

真性糖尿病は、2つの特徴をもって発現します。1つ目の型は若年発症型糖尿病で、インスリンを分泌するインスリン産生細胞の欠乏や際立った減少が特徴です。血流へのインスリンの投与が必要です。もう1つは成人発病型糖尿病で、およそ90パーセントのケースがこちらの型で、40代に発病する傾向があります。徴候としては、血糖値が上がることと、尿にブドウ糖が出ることです。腎臓が正常に機能しないため、水分の再吸収が乏しく、結果、体液消失を補おうとしてのどの渇きが増加します。どちらのタイプも潜在的原因としては、そのまま、あるいは精製された炭水化物（糖質）による糖分の多い食事、長期にわたるストレス、感情的に張りつめた状態など、血糖値を上げる結果となるものです。

月経前緊張症候群（PMS）には、ひとつないし多くの特徴があります。ふさぎこみ、興奮性、腹部膨満、胸の腫れ・圧痛、大食症、皮膚発疹、腰の痛みなどが、月経の1週間前くらいから始まります。潜在的原因としては、必要不可欠な脂肪酸不足の食事、長期にわたる過度のストレス、ホルモンの失調、腰仙椎の機能障害などです。

多発性硬化症（MS）は、進行性の病気です。中枢神経系の神経のミエリン鞘、髄鞘にともなって生じます。事実上「短絡」神経伝導、硬化症として知られる瘢痕のさまざまな場所に発現します。症状は、視覚障害、筋肉衰弱、調整の低下などです。潜在的原因には、ウィルスに感染したあとに自己免疫反応が促進したときや、体が自分自身の細胞に攻撃されたとき（p.107-109免疫システムも参照）などがあります。

うつという言葉は、悲しみから無力感や自殺の考えなど、幅広いマイナスの感情に当てはまります。セロトニンやエンドルフィンの減少と結びついていると考えられており、喜怒哀楽や生理機能が表裏一体であることの実例です。潜在的原因には、肉体的な病気やホルモンの変化から、調合薬や気晴らしのための麻薬の副作用、社会問題までに及ぶと考えられています。

不眠症は、通常ストレスや不安、憂鬱などと結びついていますが、高血圧症のためのβブロッカー（遮断薬）や、甲状腺機能亢進症のためのチロキシンのような、調合薬の副作用も関係があるかもしれません。その他の原因としては、カフェインやアルコール、タバコなどの摂取が挙げられます。

頭痛には多くの種類がありますが、もっとも一般的なのは緊張性頭痛と片頭痛の2つです。いつまでも良くならず、持続性で再発性の頭痛は、医学的な検査を受けるべきです。緊張性頭痛は、ふつう首や頭、顔、あごなど部分的な筋肉の緊張によるものです。関連痛のパターンによって起こる場合もあります。片頭痛は、ふつう血管が起点となり、一般的にはカフェイン、チーズ、赤ワイン、真昼の輝く陽光などが「引き金」となって突如として起こるものです。ストレスも見落とされがちな要因です。機械的要因もまた含まれています。よく一般的に頭痛の原因として無視されてしまうのが、脱水症です。腎臓の機能には限界があるので、治療には48時間必要となることもあり得る状態です。

治療と療法

骨粗鬆症にはホルモン補充療法（HRT）、甲状腺機能低下症にはチロキシン、甲状腺機能亢進症には放射性ヨウ素治療や外科処置、緊張性頭痛には鎮痛薬や抗炎症薬、片頭痛には血管収縮薬、多発性硬化症には免疫抑制療法（グルココルチコイド）、糖尿病には食事と運動の管理（あるいは重度の場合はインスリン）、生理不順には鎮痛薬、抗うつ剤、ホルモン療法（通常は経口避妊薬を使用）、うつには抗うつ剤などの治療が挙げられます。

役に立つ生活習慣のアドバイスとしては、ストレスを減らすことです。砂糖分の多い食物を食べると、アドレナリンの生成が最高4時間まで増やされ、ストレス反応を引き起こすので、砂糖を多く含んだ食べ物は避けましょう。これは砂糖そのものだけではなく、白小麦粉製品などのような精製された炭水化物、あるいはカフェイン飲料にも当てはまります。驚かれるかもしれませんが、砂糖そのものを過度に摂ったことによる高血糖値は、中性脂肪（トリグリセリド）を含む飽和脂肪酸を増やすだけです。低脂肪食品を購入する場合は、発がん性の「甘味料」を使用していないかだけでなく糖度についてもラベルを見て確認すべきです。喫煙も止め、ストレス反応を刺激しないようにしましょう。

ホルモン因子の影響によるところが大きい婦人生態学的な疾患に対するヨーガ療法は、性尿器の項（p.84-93を参照）で取り上げています。次ページからのヨーガの練習に加えて、リハビリテーション用の運動（p.56-59を参照）やチャクラにも注目しましょう。またプラーナーヤーマは、とくにクンバカでのバンダ収縮や息を吐き続けること（p.120-121ナーディ・ショーダナとウジャーイ呼吸を参照）で、神経内分泌系に役立ちます。

チャクラ呼吸瞑想

　スカーサナ、シッダーサナ、蓮華座などの楽な瞑想の姿勢で座り、精神的な呼吸のウジャーイ・プラーナーヤマ（p.120を参照）を練習しましょう。背骨の元の部分に意識をもっていき、心のなかで背骨を蓮の茎（背骨の一番上に近づきながら）にみたてます。そして茎のまわりには、見事な花と美しい葉の姿を想像しましょう。葉の上には真珠のような一滴のしずくが見えます。ゆするとビーズのように砕けます。チャクラの関連している色とシンボルを自覚しましょう。それらを自分の体のなかにおいて、自分に響きわたる方法ではっきりと心に思い描きます。要素やエネルギーそして感情的な意味合いについて、自分自身にとっての特質を探りながら、それぞれに集中します。

チャクラ：

ムーラダーラ：会陰と頸部に位置する。心に描くのは、4枚の花びらがついたえんじ色のハスの花。象徴しているのは「土」——基礎。

スヴァディシュターナ：背骨の末端部分に位置する。心に描くのは、6枚の花びらがついた朱色のハスの花。象徴しているのは、譲歩の概念。

マニプーラ：へその後ろに位置する。心に描くのは、10枚の花びらがついた黄色いハスの花。象徴しているのは、結合。

アナーハタ：心臓の後ろに位置する。心に描くのは、12枚の花びらがついた緑色のハスの花。象徴しているのは、洞察力。

ヴィシュッダ：のどの後ろに位置する。心に描くのは、16枚の花びらがついた青色のハスの花。象徴しているのは、知覚。

アージュニヤー：眉間の後ろに位置する。心に描くのは、2つの灰色の花びらがついたくすんだ灰色のハスの花。象徴しているのは、直感。

サハスラーラ：頭頂部に位置する。心に描くのは、1000枚の花びら放射状に広がる鮮やかな紫色のハスの花。

チャクラ・アーサナの練習

　次に続く練習では、脊髄神経を刺激し、神秘体を浄化するために、根元から頂上へと順番に上昇していきながら、チャクラを深めることに焦点を合わせています。チャクラの詳述については、関連した呼吸の練習とともに、43ページを参照してください。「土」（背骨の末端部分）から始めて、上に向かうことがもっとも重要です。ちょうど蓮が泥沼のなかに深い根を送るように、人生のぬかるみのなかに精神性をしっかりと固定しましょう。

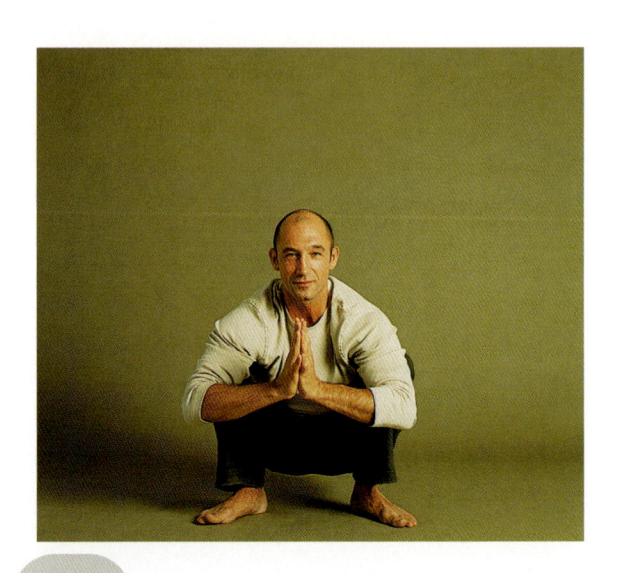

1 足を腰の幅に広げ、深くしゃがんで体を低くします。「インドの肘掛け椅子」、自然の椅子です。大地に根を下ろしているエネルギーを心に描き、そのまま10回呼吸をします。両手を祈りの位置（ナマステ）にしてから、胸を持ち上げます。

チャクラ・アーサナ/39

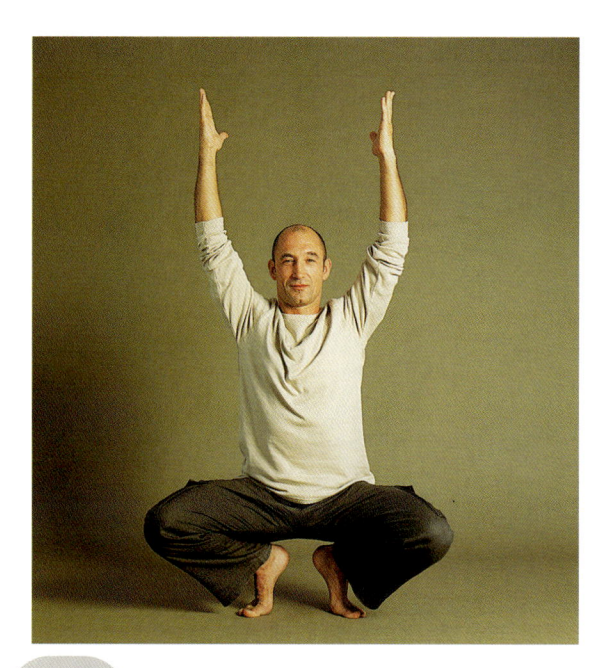

2 息を吐いてから、手のひらを内側に向かせて、両腕をまっすぐ持ち上げます。腰を開き、下腹部と股間を伸ばします。足の親指の付け根にあるふくらみ（母指球）でバランスを取ります。骨盤部分に息を10回吹き込みながら、心のなかに海を描きます。

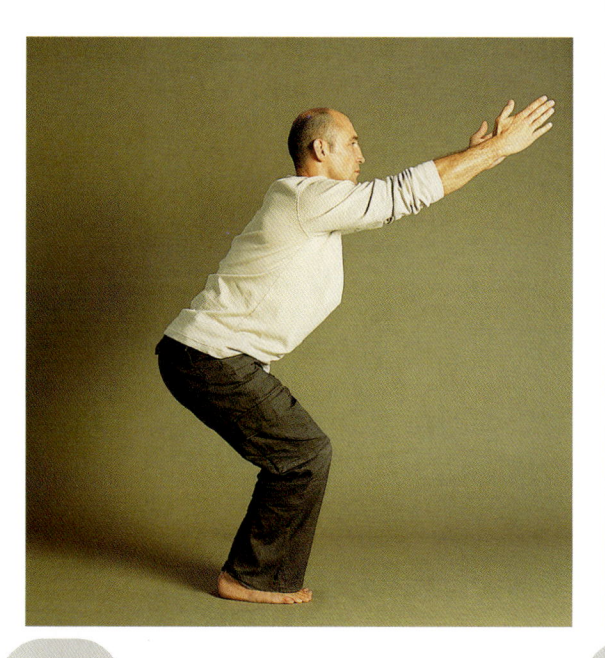

3 息を吸い、両脚をそろえて膝を曲げながら、椅子のポーズ（ウトゥカターサナ）まで立ち上がります。そろえた脚の内側をきつくぴったりとつけて、両腕を前方にサッと出します。膝は曲げたまま、かかとを床に下ろして、尾骨をしっかりと固定します。

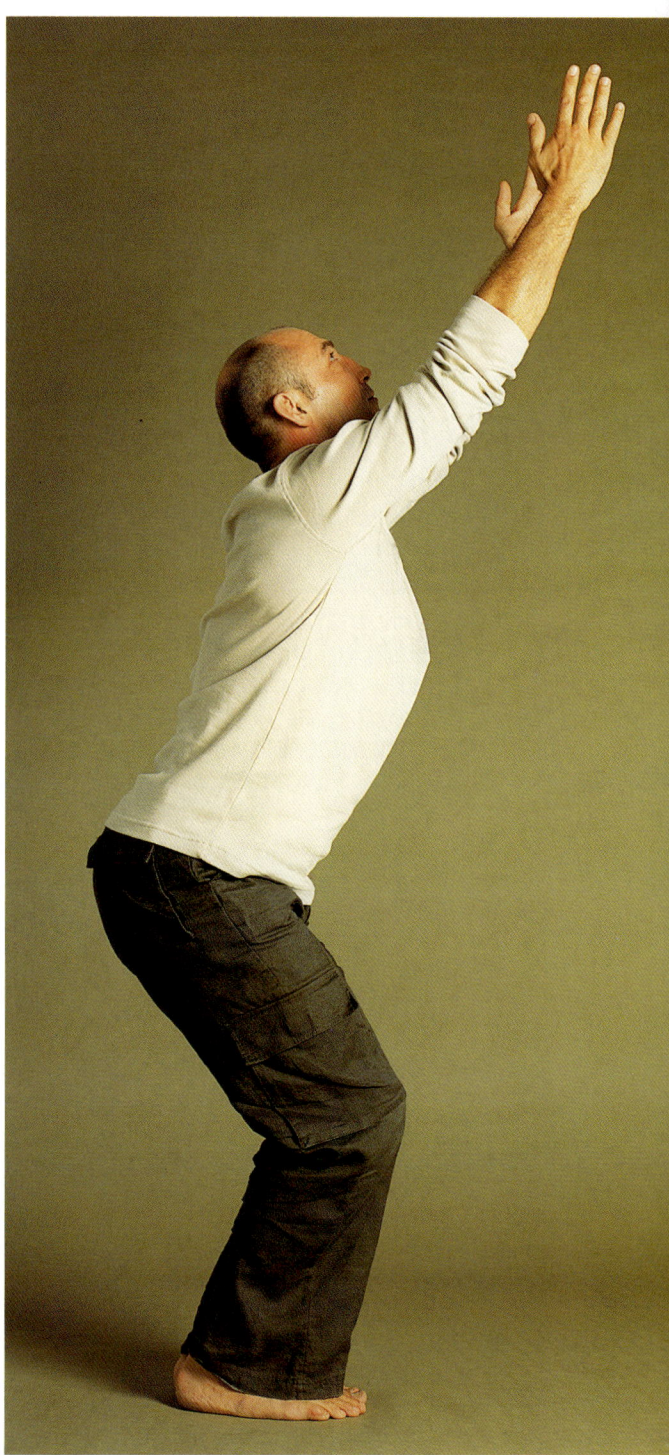

4 腹腔を伸ばすために、脇と体幹を上方向に上げます。太陽神経叢にある消化力のある火を表わしながら、太陽を心に描きます。同時に呼吸を10回しましょう。

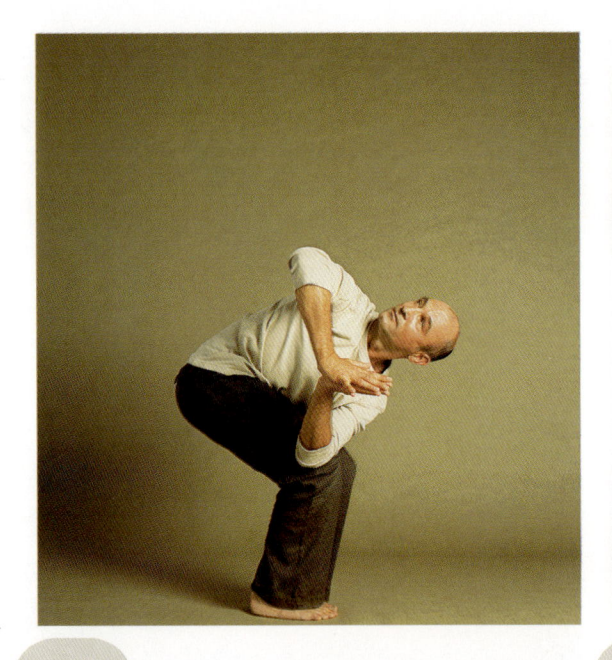

5 今度は、息を吸って、両手を心臓のところにもっていきます。息を吐き、体を右にねじって、左上腕部を右の太ももの外側にしっかりと固定します。上を見て、両肘を引き離します。右の肘で空に穴を開けるようにしましょう。首にストレスを感じたら、下を向いてください。

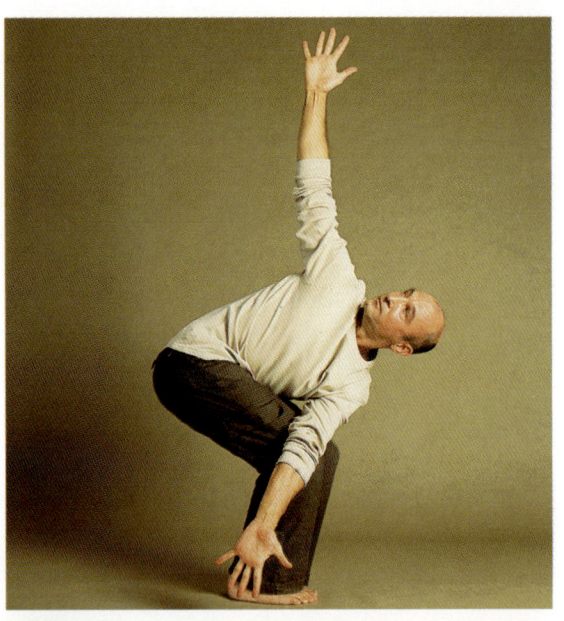

6 息を吸い、両腕を垂直に開いて胸を広げ、右腕を上に伸ばして左腕が下に引っ張られるのを感じます。心臓のあたりの肺をマッサージする様子を心に描き、10回呼吸をします。ステップ4とステップ5をもう一方の側で繰り返します。連続したポーズがつらい場合には、ここで静かに呼吸をして山のポーズ（ターダーサナ）で終わりにします（p.52を参照）。

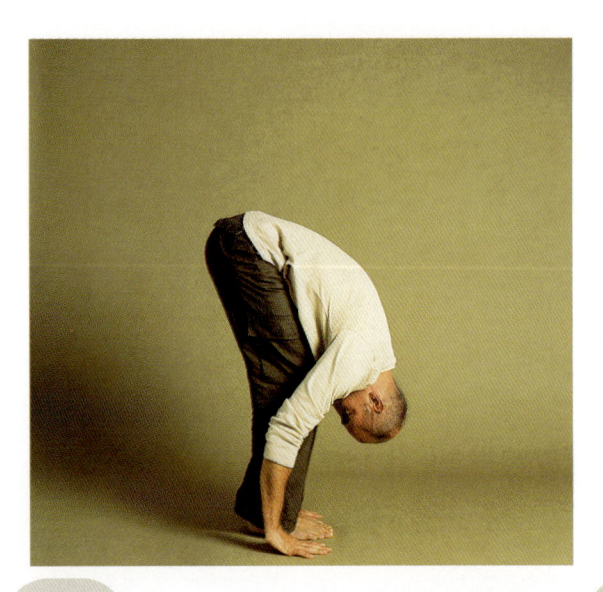

7 足と手のひらを床に平らにつけて前屈をしながら息を吐き、ハムストリング筋（膝腱）と背下部を伸ばします。膝を曲げて、息を吐くごとに下腹部を大腿部の上に押しつけ、くぼませていきます。

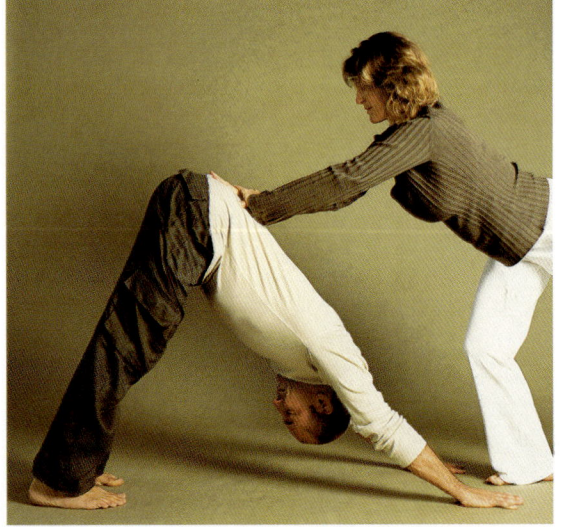

8 両手を前方に動かして、下を向く犬のポーズ（アドムカシュヴァナーサナ）に入ります。つま先を上げ、両脚をまっすぐにし、腰を空のほうに持ち上げます。頭が両腕のあいだで自由になっていることを確認してください。膝は固定せずに、かかとは床につけます。

チャクラ・アーサナ / 41

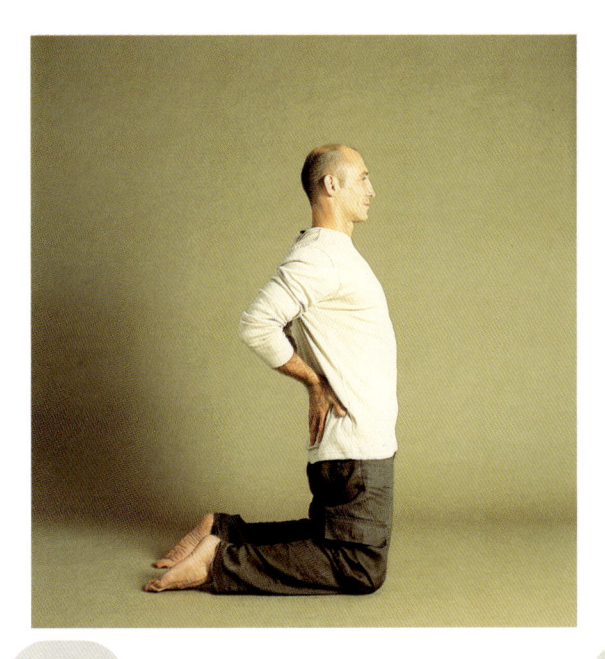

9 下を向く犬のポーズから、ラクダのポーズにうつる準備をします。腰を持ち上げ、指先を下に向けた手で背下部を支えながら、膝をつき、腰椎のあたりに空間をつくるために下向きに圧迫します。肘をできるだけ後ろに引っ張って、前を見ます。息を吸って胸を持ち上げます。

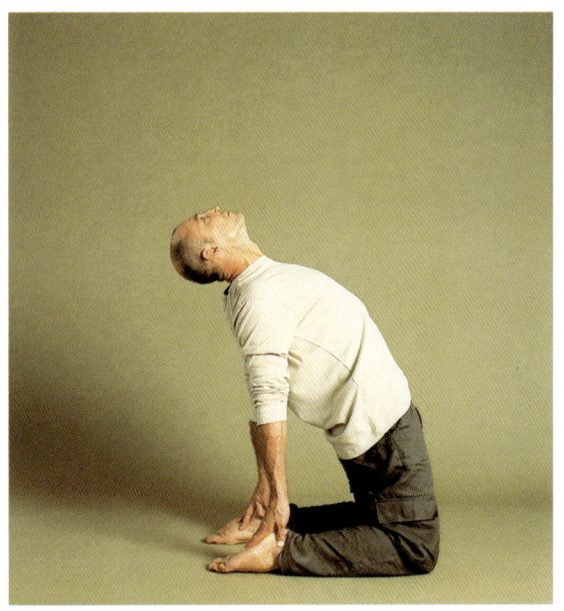

10 息を吸い、胸を持ち上げて腰を前方に出しておきます。息を吐き、両手を足首のところにおき、ラクダのポーズ（ウシュトラーサナ）で背骨をアーチ形にします。口を閉じ、歯をわずかに離して、頭を後ろに引きます。肩をクッションにして首を保護しましょう。背骨を通ってアーチを描く虹を心に思い浮かべます。呼吸を10回します。

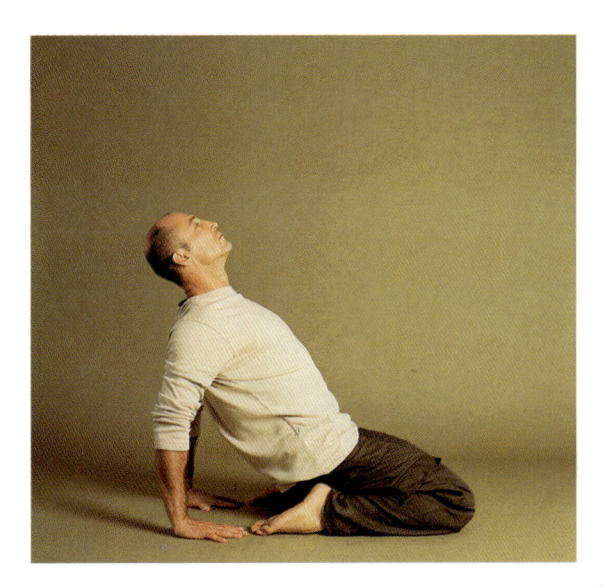

変形：ステップ9で完全なラクダのポーズをするのがむずかしい場合は、ステップ8から英雄のポーズ（ヴィーラーサナ）に移ってください。かかとの上に深く座り、背をそらせます。両手を後ろにおいて、肘を少し曲げます。

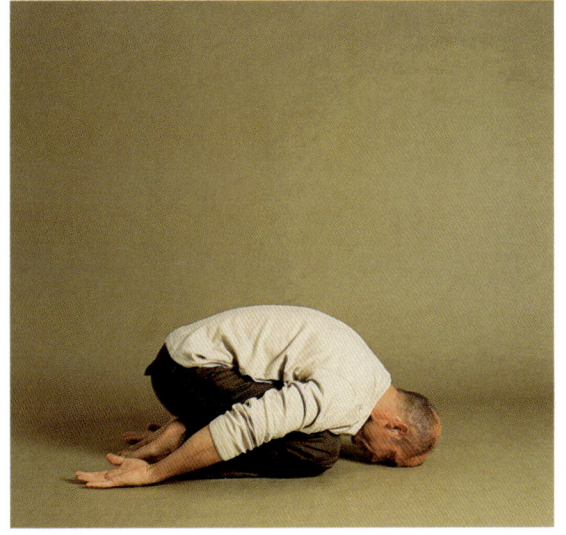

11 体を前に折り曲げて、対のポーズの子どものポーズをとりながら深く10回呼吸をして（p.45を参照）休息します。腹部が大腿部にぶつかったり離れたりするのを感じながら、肩は石のように落とし、息を肺の後ろに吹き込みます。

42 / 神経内分泌系複合体

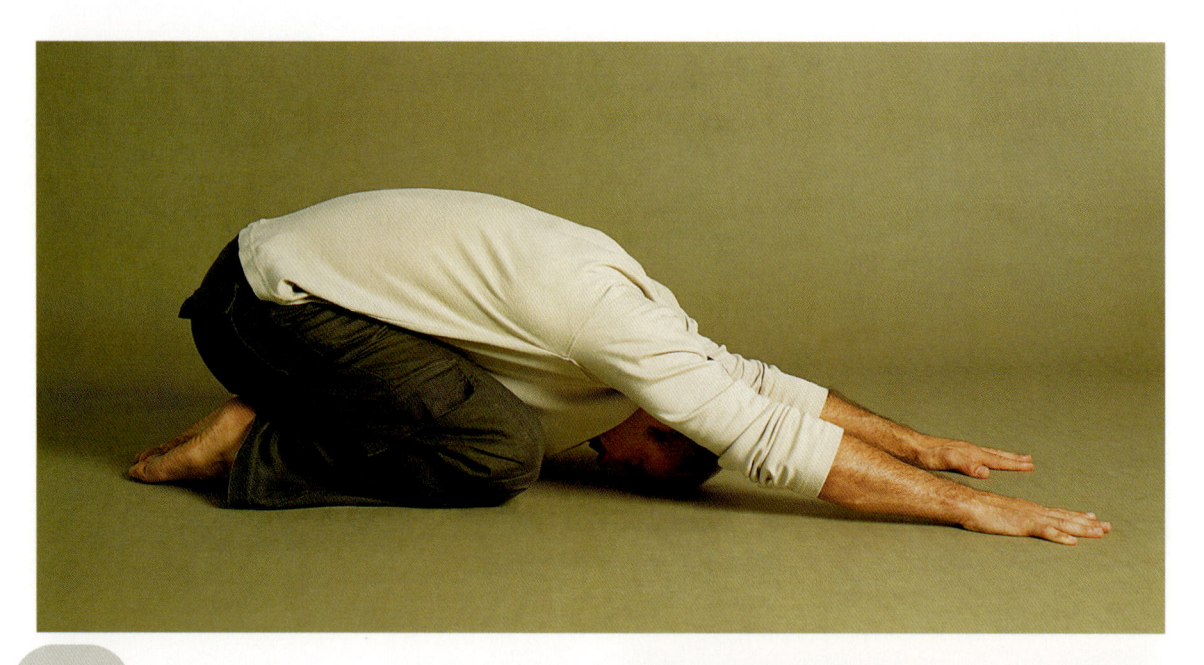

12 両腕を体の前に伸ばして、上半身を伸ばします。肋骨の横側に深く息を吹き込み、肺と頭と心臓をすっきりさせます。連続したポーズがつらい場合には、ここで子どものポーズ（p.45を参照）をおこなって終わりにします。

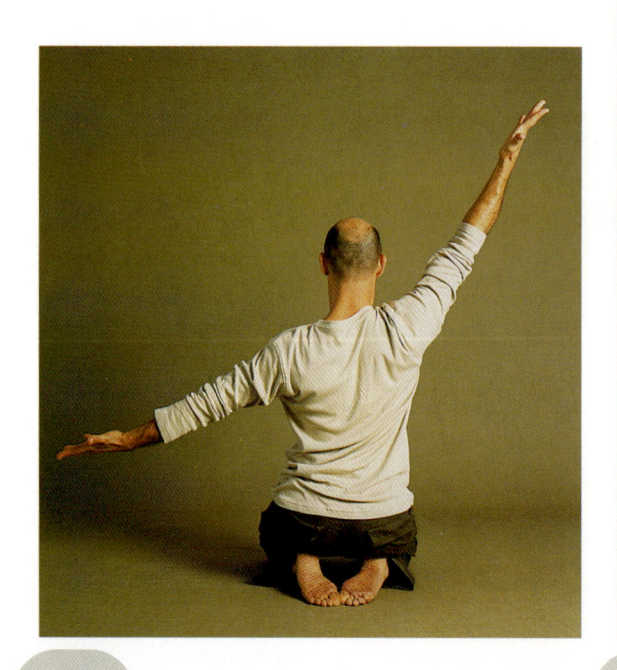

13 今度は神聖な牛のポーズ（ゴムカハーサナ）に入ります。背骨をまっすぐにして座禅を組んだ状態で座り、両手は大腿部の上に静かにおきます。右腕を空に向けて上げ、左腕は床の方に下げます。そして両腕が斜めに引っ張られるのを感じながら、胸を開きます。

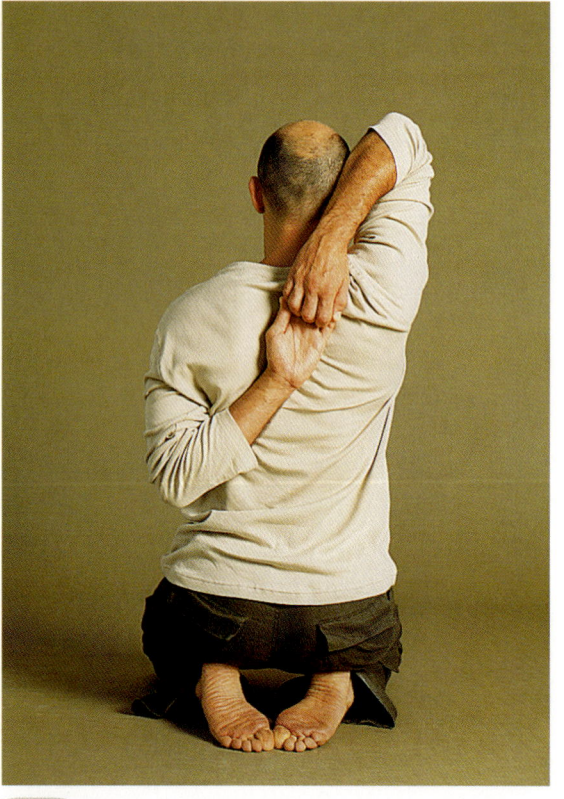

14 肘を曲げて頭を背中の後ろに引き寄せ、指をしっかり握ります。そのままの体勢で5〜10回呼吸をしてから解放します。首を伸ばし、尾骨をゆっくりと下に固定します。骨盤を安定させてから、意識して呼吸をします。

15 左腕を空に向けて上げ、右腕は床の方に下げます。ステップ12と13を体の反対側で繰り返します。

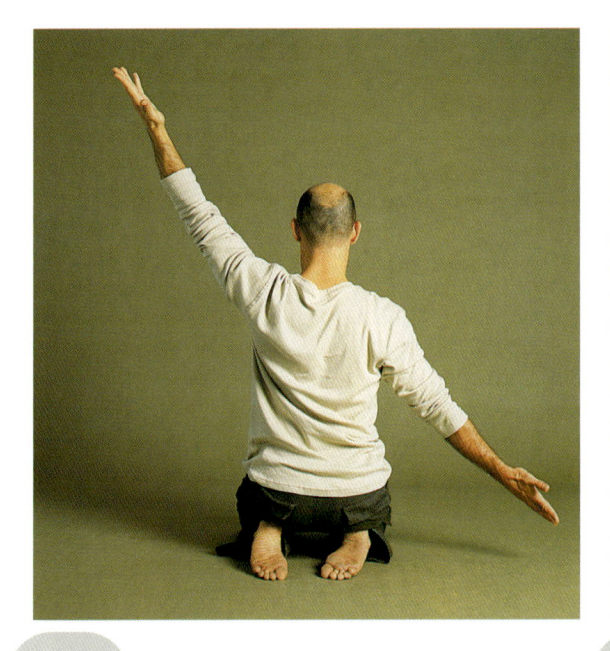

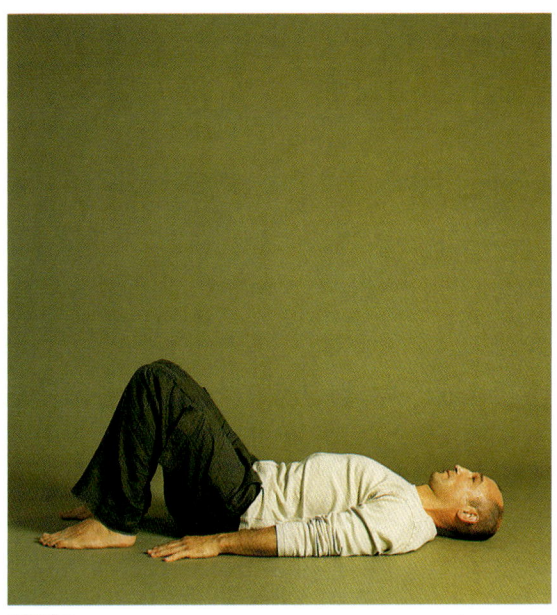

16 今度は寝返りを打ってセツ・バンダ──骨盤の持ち上げ──の準備をします。膝を立て、両腕を体の側面においてあおむけに横になります。

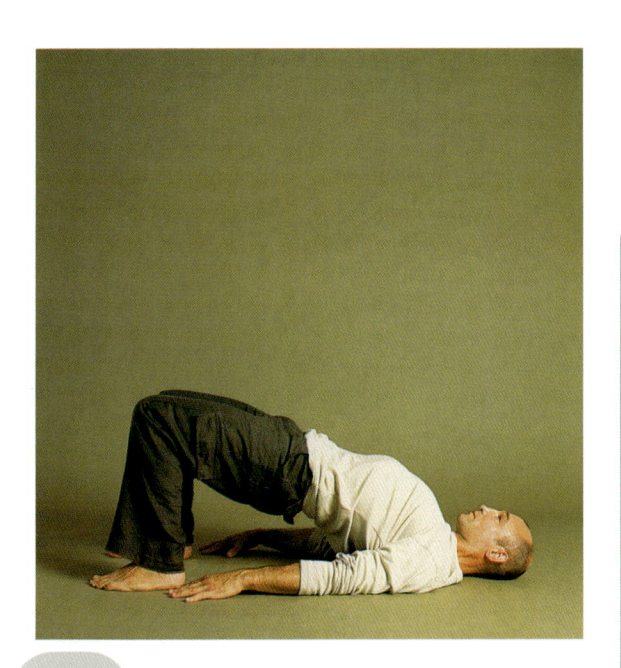

17 息を吸いながら、骨盤の持ち上げで下半身を持ち上げ、その状態のまま10回呼吸をします。下半身を下げて、また繰り返します。これは輪のポーズあるいは頂点のポーズ（p.44を参照）をおこなうまえのよい準備でもあり、これ自体完成したポーズでもあります。アパーナーサナ（p.22を参照）でカウンターポーズをおこないます。

チャクラ・アーサナ：
利点と効果

- ステップ1でしゃがむ動きは、骨盤内器官に対して抵抗力が凝集されるのを維持するために、重力で下がっている骨盤底の筋肉に挑むものです。
- ステップ2での腰の角度を広げることで、より低い2つのチャクラと、それに対応する骨盤内器官（p.14-15を参照）を助長するためのプラーナに空間を作ることができます。
- ステップ3と4のウトゥカターサナでは、太陽神経叢と胃のあたりを広げて、消化の火であるアグニを刺激し、そしてねじる動きでそのあたりをさらにマッサージします。
- ラクダのポーズや輪のポーズ（ステップ9と16、次ページを参照）などの後屈は、アナーハタ・チャクラに関係のある心臓に空間をつくります。
- ステップ6と7にあるような倒置は、酸素を豊富に含んだ血液で脳が洗われるため、松果体や脳下垂体が助長されます。

44／神経内分泌系複合体

輪のポーズ

チャクラ・アーサナ（p.43を参照）のステップ16から展開させることができます。ゴムカハーサナで肩を回転させる準備をして、この体全体を伸ばすポーズに備えます。そして後屈は、神経内分泌系のバランスを取って調子を整えます。

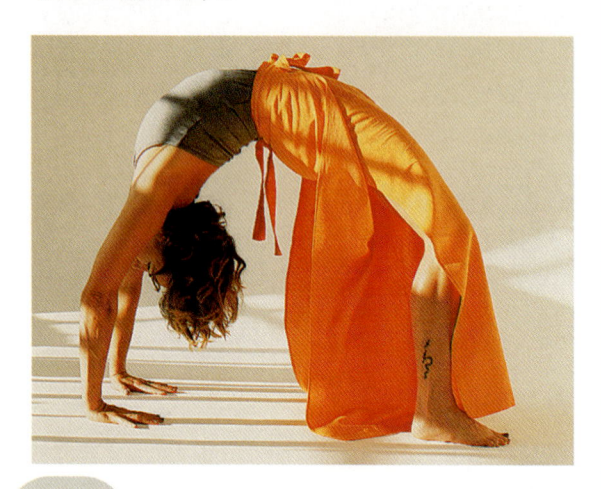

1 半分あおむけになった状態で膝を曲げて横になります。肘を空に向けて曲げ、手首の内側を耳の横において、指先が肩の真下にくるようにします。息を吸い、両腕をまっすぐに伸ばしながら、胸と胴をマットから持ち上げます。首はリラックスさせたまま、体の前面がすべて伸びていることを感じましょう。そのままの体勢で10回ほど呼吸をし、背骨全体を均等に働かせて伸ばしきりましょう。

倒置：
利点と効果

- ラクダのポーズや輪のポーズといった後屈は、元気を回復させ、活力を与え、体の前面を開きます。
- 腕、ウエスト、脚、足首などを強化し、生活、そして背骨の活力や緩和を促します。
- 内分泌系のバランスを取ることに加えて、倒置は背骨の下部の圧力を減らしたり、背骨の血液の循環を活性化するのに役立ちます。
- この練習は、すべてのチャクラのエネルギーを徐々に一体化させるのを目的としているので、根のチャクラから始めて、背骨に沿って上に進んでいきましょう。

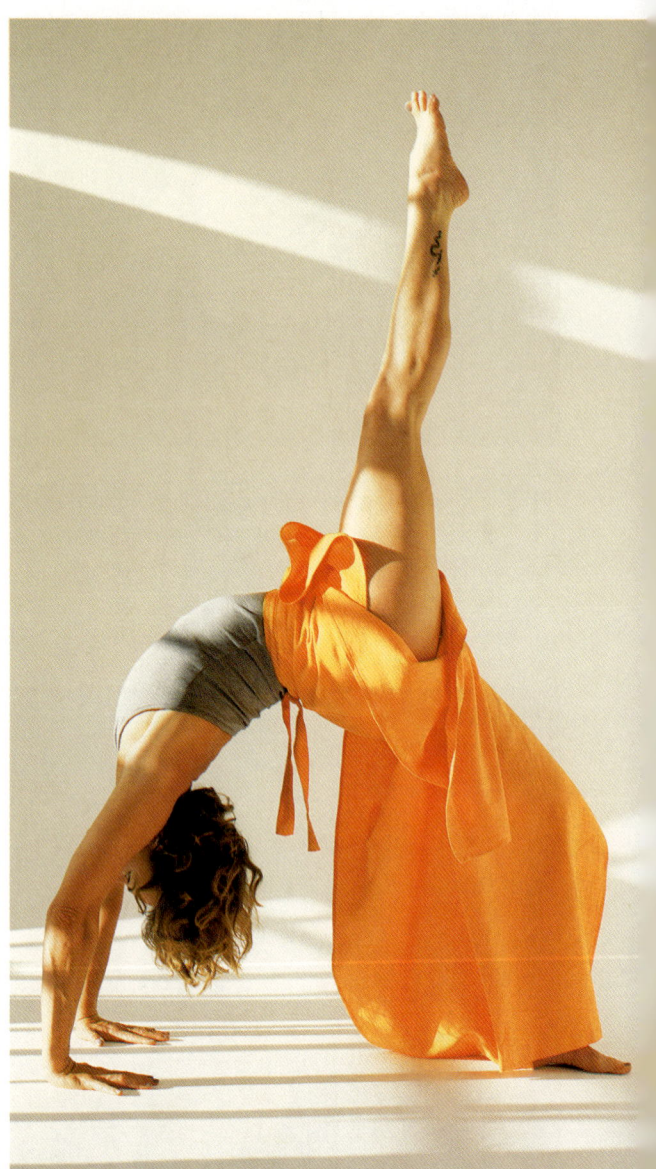

2 次に、可能であれば、左足を床にぴったりとつけたまま、右脚を空の方に持ち上げます。このとき膝は足首の真上にあり、持ち上げたつま先の方を向いています。のどにいたるまでチャクラの輪をマッサージしながら、滑らかにアーチを描いている背骨の弧を虹であると思い描きましょう。息を吐き、右脚を下ろして今度は左脚を上げます。ポーズを終わりにして、対のポーズのアパーナーサナ（p.22を参照）でリラックスします。息を深く吐きましょう。

子どものポーズ（バーラーサナ）

元気を回復させるこのポーズは、より難易度の高いポーズのあいだにおこなう修復のポーズとして使うことができます。バーラーサナはまた後屈の対のポーズとして不可欠なものです。そして精神的な再結合をおこないながら、ストレスや疲れを軽減するのに役立ち、さらには背下部や首の痛みを和らげます。

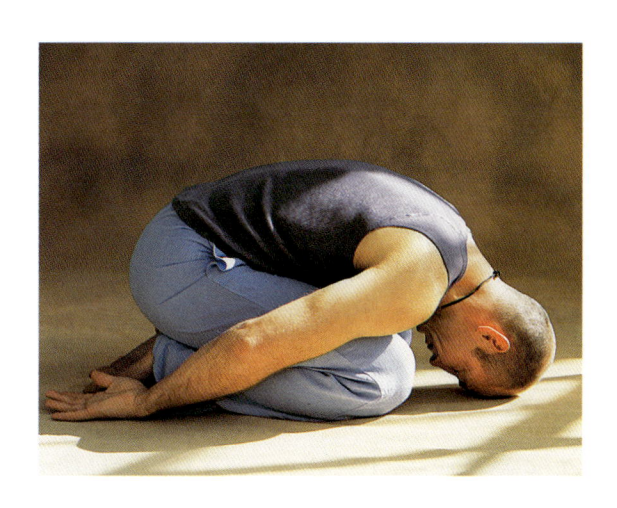

1 床に膝をつき、かかとの上に座って両足の親指同士をくっつけます。息を吐き、上半身を大腿部の上に低くしていきながら、額を前の床にのせます。両腕は体の横におき、手は手のひらを上に向けて足の近くにおきます。肩はリラックスさせましょう。

2 肩甲骨を離して、背骨を前方にゆっくりと曲げていきます。しっかりと落ち着くまでその体勢で休息します。上半身を持ち上げる前にゆっくりと楽な呼吸をしてから、膝をついた状態に戻します。

胴を上げた子どものポーズ

完全な三角倒立の姿勢を支える強さやバランスがないと感じている人は、準備として胴を上げた子どものポーズに挑戦してみましょう。これは完全な倒立と同じ利点を多く得るための、安全な方法です。そして上半身に酸素を豊富に含んだ血液をたくさん送り込みます。

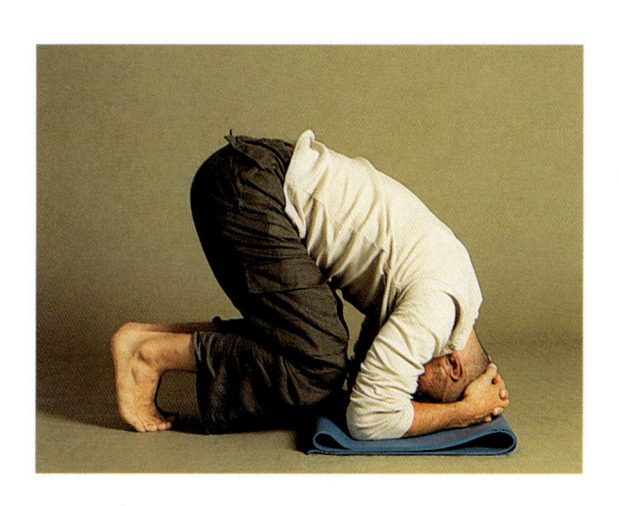

1 パッドの入った敷物を準備し、その手前に膝をつきます。肘を曲げ、頭頂部を手で覆って指をからめます。次に、頭をパッドの入った敷物の上にのせます（これは完全な三角倒立の準備です）。

2 息を吸い、頭頂部でバランスを取りながら胴体を持ち上げます。首のあたりに空間を思い描きながら、呼吸をします。さらに、手を頭の裏側でしっかりと握り、両腕を垂直に引き上げます。

3 両腕を横から背後にもっていき、子どものポーズに戻ります。呼吸を観察しましょう。

頭立ちのポーズ

アーサナの王と呼ばれるこの三角倒立のポーズは、シールシャーサナといい、神経内分泌系にエネルギーを与えるためにおこなわれる、完全なバランス倒置であり、「頭頂部」のチャクラ（p.38を参照）に関連しています。完全な三角倒立を練習するのがむずかしい場合は、指導者にポーズを導いてもらうまで、ステップ1の胴を上げた子どものポーズだけをおこないましょう。

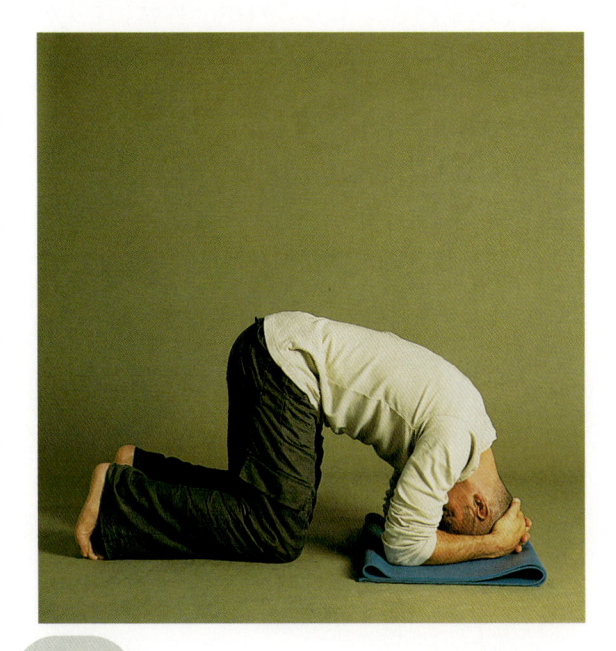

1 三角倒立のために、パッドの入った敷物を準備します。その手前で膝をつき、肘を曲げて、頭頂部を手で覆って指をからめます。そうして前腕で三角形をつくります。頭をパッドの入った敷物のうえにのせて、頭の裏側を抱きしめます。

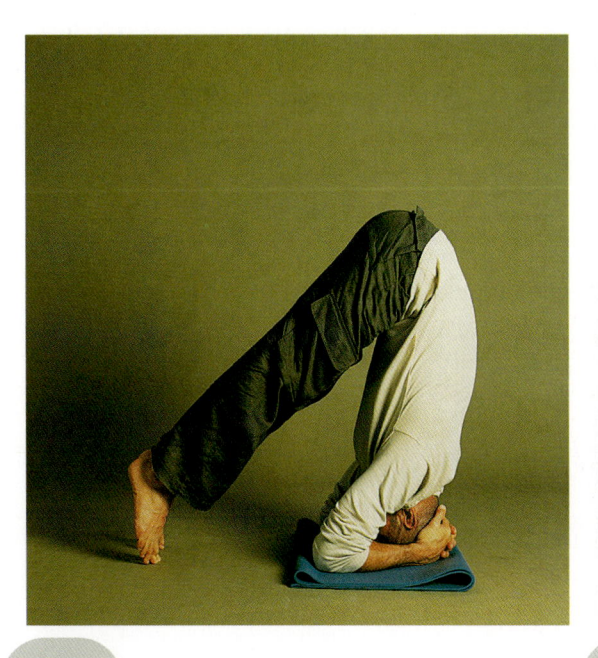

2 首を長くしたまま、耳から肩をうえに持ち上げます。両脚はまっすぐにのばします。体のなかで背伸びをしていきます。

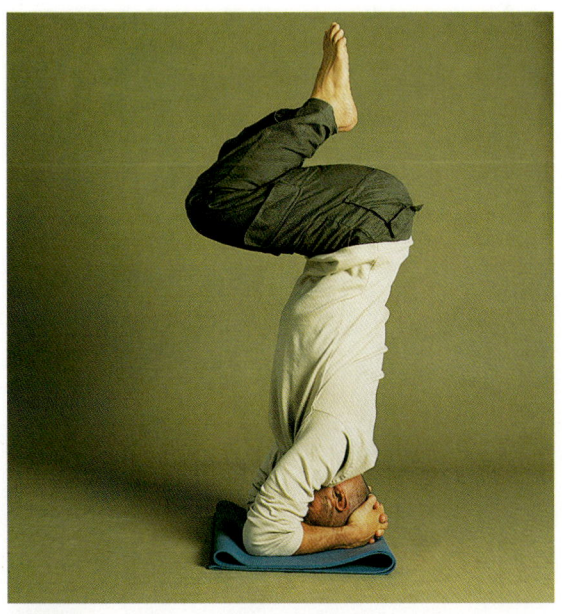

3 息を吸い、膝を曲げたまま脚を持ち上げて、肩の上で注意深く骨盤のバランスを取ります。

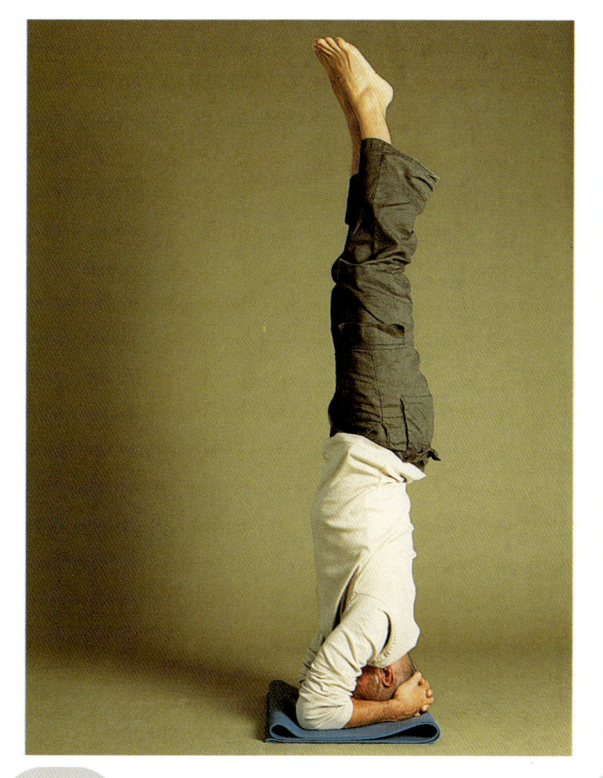

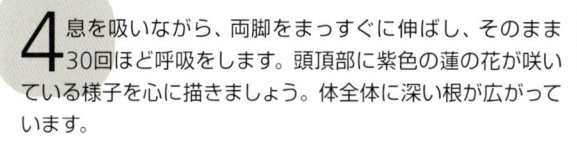

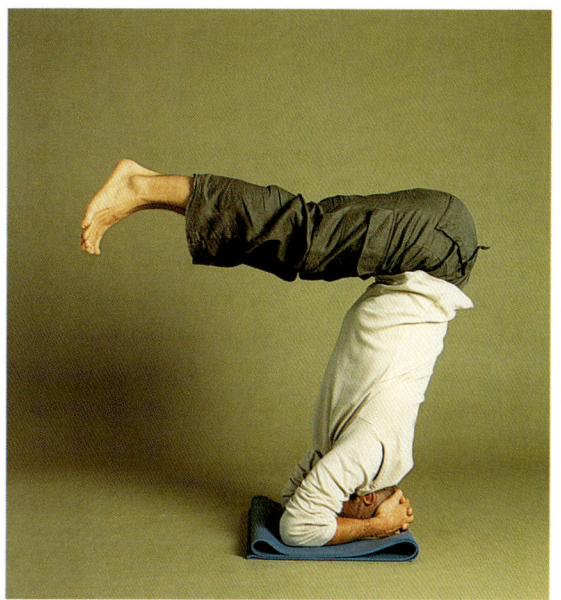

4 息を吸いながら、両脚をまっすぐに伸ばし、そのまま30回ほど呼吸をします。頭頂部に紫色の蓮の花が咲いている様子を心に描きましょう。体全体に深い根が広がっています。

5 今度は、できれば、床と平行になるまで脚を低くしていき、その状態で3〜10回呼吸をします。これはウッディヤーナ・バンダを高めて、腹部にある「金」をテストするものです。骨盤を動きの支点としてみましょう。

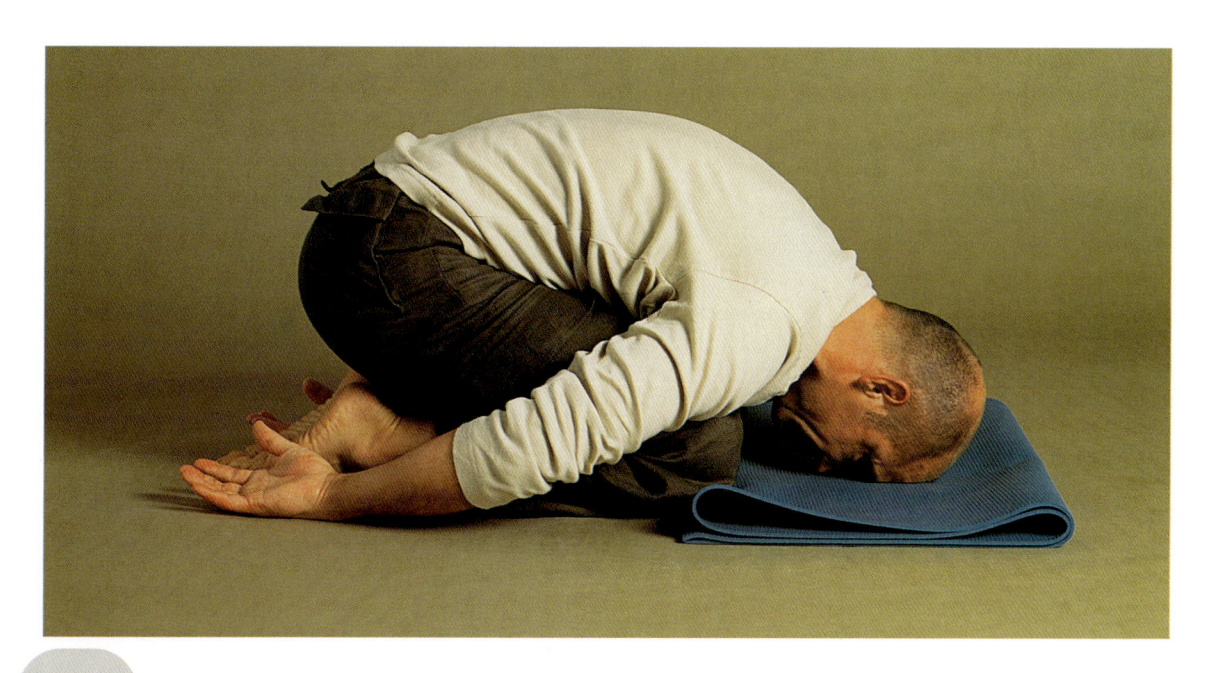

6 息を吐きながら、ステップ2と同じようにバンダを使ってコントロールしながら、足を床に下げていきます。そして対のポーズの子どものポーズ（p.45を参照）で休息し、回復させます。

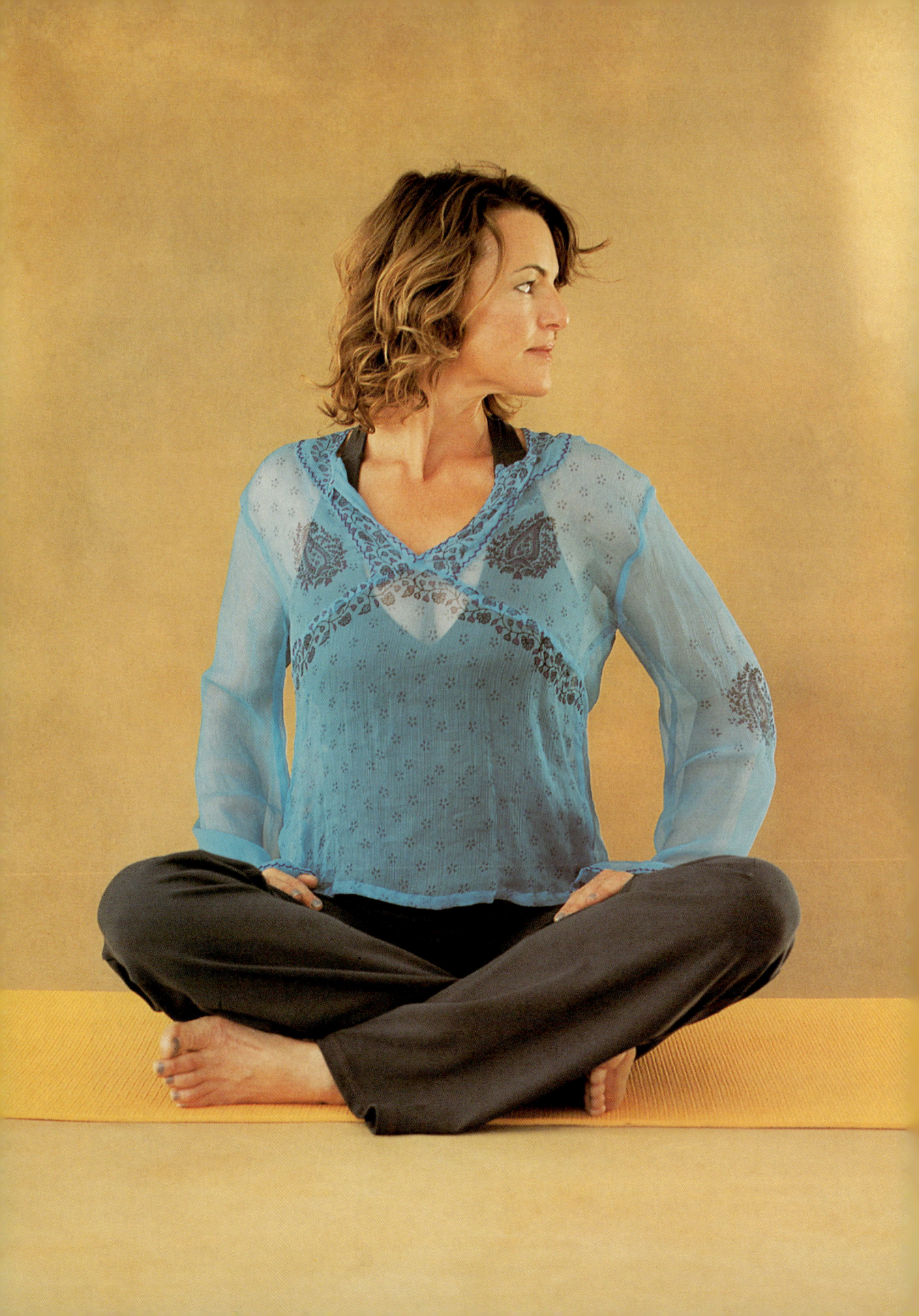

循環器系：
神から授かった光

　ヨーガ行者たちは、意識の中枢が心臓の後側のくぼみに存在するとし、それを「ジョーティ」、永遠の炎、あるいは「神から授かった光」と名づけました。ヨーガ行者たちは、頭ではなく心臓を意識の中枢と考えたのです。ヨーガの練習では、水に浮かぶ蓮の花のように心を呼吸のなかに漂わせ、そして呼吸を糸のようにつなぐことで心を心臓に引き入れていきます。

　循環系は、心臓、血液、そして数えきれないほどの血管で構成された、体内の輸送システムです。筋肉の発達した、小室のあるポンプの心臓は、血管を通して血液循環に動力を供給します。血管も心臓と同じように、（血液を循環させて再利用する方法の）密閉式の血管組織網を形成して、全身に血液を送っています（酸素を豊富に含んだ血液を細胞組織へ運ぶのが動脈で、非酸素化血液を心臓へ送り返すのが静脈です）。血液のもっとも重要な役割は、体内の何百万という細胞へと酸素と栄養素を運び、そこから老廃物と二酸化炭素を取り除くことです。血液はどこへでも分配されます。健康体では、このような機能がおこなわれているのです。

心臓

　筋肉でできた中空器官である心臓は、1日に100,000回以上も鼓動しています。拍出される血液の量は7,000リットル。それが100,000キロメートルにもおよぶ血管で運ばれるのです。心臓は、心膜と呼ばれる二層性の囊で覆われていて、それらが肺のあいだにはいって衝撃を和らげてくれます。心膜の外側の層は、前部は胸郭(胸骨)、下部は横隔膜でしっかりと固定されています。心膜には体液によって満たされた空洞があるので、そのおかげで心臓は収縮のたびに膨らむことができ、その一方では体壁との摩擦が最小限になるのです。心臓の筋肉(心筋)は、医学においては無意識のものと考えられています。けれども、熟達したヨーガ行者は、心拍をコントロールするために心筋を思いのままに使うことができることを証明しています。

　心臓には4つの室があります。2つは血液を受けとる心房で、もう2つは血液を排出する心室です。右房は非酸素化した静脈血を受けとり、そして静脈血を再酸素化するために右心室を通って肺へ排出します。そのあと左房は、肺から酸素化された血液を受けとり、循環させるために左心室を通って動脈へと排出します。心臓には4つの弁(弁膜)があり、心房と心室のあいだや心室の噴出点などで、血液が逆流するのを防ぎます。

血液とその働き

　血液は、血漿と呼ばれる液体中のたくさんの溶質や細胞から成っています。血漿の90パーセントは水ですが、免疫システムにおいて重要な役割を担うたんぱく質も含まれています。また、ホルモンや酵素のような調整物質、アミノ酸や呼吸ガスのような副栄養素も含まれています。赤血球には、ヘモグロビンと呼ばれる鉄色素が含まれており、酸素を運ぶ血液の能力に責任があります。白血球は炎症や感染と戦い、血小板は血液を凝固させ、血液が多量に失われないよう、けがなどに対応する極めて重要な責任があります。血液は、体のさまざまな器官やシステムがコミュニケーションを取り合うための根本的な手段なのです。血液の役目には次のようなものがあります。

- **運搬**　酸素を肺から細胞に運び、細胞から二酸化炭素を肺へと持ち去ります。栄養素を内臓から細胞に送り、細胞から老廃物を運び去ります。そのあいだ、ホルモンが内分泌腺から細胞へ移動し、代謝熱は細胞から運び去られます。
- **調節**　水分の含有量によって体温を調節し、ナトリウムやカリウムを通じて細胞の含水量を調節します。またpHレベル(酸とアルカリのバランス)を安定させます。
- **防御**　白血球と分化したタンパク質は、免疫システムを手助けして、病原性生物などが侵入するのを防ぎます。血小板は、凝固というメカニズムを用いて血液が失われるのを防ぎます。

循環システム

　体循環と呼ばれるシステムによって、酸素を豊富に含んだ血液は、心臓の左心室から大動脈を通って運ばれ、次に筋肉の発達した壁のある中動脈やもう少し細い動脈へ分かれていき、最終的に細動脈と呼ばれるさらに細い血管へと運ばれます。動脈は、それから毛細血管と呼ばれる顕微鏡でしか見えないほど細かい血管へと分かれます。細胞膜が相互作用する毛細血管床と細胞膜が相互作用を及ぼす界面では、おびただしい数の物質が血液と体細胞とのあいだで交換されます。双方の液体流圧(静水圧)と溶質濃度(浸透圧)が異なるためです。このとき毛細血管同士は、合併して小静脈と呼ばれる細い静脈を形成し、すぐさま非酸素化血液と細胞の老廃物を運びます。これらの小静脈は、次々とひとつにまとまってより大きな静脈を形成し、血液の逆流を防ぐ重要な弁(弁膜)として注目に値します。静脈系は、それから最終的に心臓の右心房へと繋がっていきます。

　おもな体循環は2つあり、1つは心筋を刺激する冠循環で、もう1つは、内臓(腸)、胃、膵臓、肝臓へつながる脾臓から静脈血を導く肝門脈循環です。肺循環は、肺の空気囊で酸素化された静脈血を心臓へ送りかえすために、なくてはならない経路です。

血圧

　心拍数と心拍力の影響を直接的に受ける血圧は、血管壁に働きつづけていた圧力の結果として生じるものです。血管の内部空間(ルーメン)の大きさと血管壁の弾力性もまた、大きな要因です。臨床的には、血圧は動脈系で計測されます。なぜなら静脈で測るよりも高いので、健康の指針としてはより適切であるからです。血圧は、収縮期血圧／拡張期血圧と証します。若々しく健康な大人の平均値は、120/80mmHg(マーキュリー)です。

　血圧は、ある種の薬品や感情、運動などによってすぐに改善する可能性もありますが、不健康な食事を継続することで長い時間をかけて変化していくことも考えられます。血圧の変動を極めて狭い範囲に抑えるために、自然が進化させたのが、神経系と循環系の両方のシステム内にある精密な装置です。

　血圧が低すぎると立ちくらみが生じ、高すぎると脳出血の危険があります。血圧は、脳幹の中心部と、頸動脈、大動脈、右心房にある受容器官でコントロールされます。ヨーガのアーサナに関連づけると、もっとも関係があるのは、頸動脈洞反射と右心房反射です。心臓を頭よりも高くする倒置のポーズでは、首の動脈圧が増えるので、頸動脈洞反射によって血圧と心拍数が下がります。このことが逆に働くのが、寝ていたあとに立ち上がったときなど、首の動脈圧が落ちたときです。太陽礼拝(p.52-55を参照)では、この頸動脈洞反射がどちらにも作動するので、血圧のバランスを取るのに役立ちま

す。中～高血圧、もしくは心臓障害や心発作のリハビリ中の場合は、完全な倒置のポーズは禁止しています。

一般的な心臓血管疾患

以下に挙げたもの以外にも、重度のちがいはありますが、通常これらの疾患の根本的な原因となる、より一般的な病気もあります。急性型の場合は、医学的な緊急事態（内科的救急疾患）であり、相応の治療がおこなわれるべきです。けれども、回復中のリハビリ段階においては、医師の許可を得ながら、ヨーガ療法を慎重に取り入れることができます。

脳梗塞は、脳に血液を供給する血管の障害によって生じ、頭脳組織が破壊される結果となります。普通は体の片側に影響が及び、手足の機能が失われたり、ろれつが回らなかったり、体の機能の協調性に問題が生じたりといった症状がでます。

心筋梗塞症は、一般的に心臓発作と言われていますが、心臓への動脈血の供給が途絶されて、心臓の筋肉の細胞が死んでしまったときに起こります。症状には、激しい胸痛などがあり、ときには片方、あるいは両方の腕にまで痛みが広がることもあります。

冠動脈疾患は、動脈からの血液が心臓の筋肉へ十分に供給されなくなった状態です。胸痛といった特徴があり、睡眠中、あるいは激しく活動をしているときに、起こります。狭心症の場合は、胸痛だけでなく、ふつう左腕や肩の痛みも付随します。

動脈硬化症は、脂肪質の物質が動脈の壁に堆積することで発します。高血圧症、脳梗塞、冠状動脈性心臓病の原因となる、血管痙攣をひき起こす可能性があります。

高血圧症は、通常、ストレスやナトリウムを多く含んだ食生活が原因です。心臓発作や脳梗塞になる可能性が増え、ゆくゆくは目や腎臓にも損傷を与えてしまう可能性があります。症状としては、心拍力が増したり、一時的な目まいが起きたりします。

低血圧症は、立ちくらみといった特徴があり、その原因は遺伝で受け継いだ可能性があります。

深部静脈血栓症が生じるのは、静脈に血の塊が表われたときで、ほとんどの場合は、脚の深部静脈に表われます。ズキズキする痛みや熱さといった症状をともない、原因としては、高血圧症、動脈硬化症、外傷性傷害、長距離飛行や手術後のベッドでの長期療養などが挙げられます。

静脈瘤には、静脈血の鬱血による腫れ（隆起）あるいは静脈の膨張といった特徴があります。遺伝による素因とあわせて、長時間立ちっぱなしの状態が続いたときや運動不足、妊娠などは、すべて可能性のある原因です。

治療と療法

高血圧症の正統な治療には、心拍を落とすベータブロッカーや、血漿量、ひいては血液量を減らす利尿薬などがあります。さらに、どちらの薬剤も血圧を低くするのにも使われますが、睡眠パターンを乱したり、新陳代謝率が減ったりといった副作用があります。その他の疾患には、人工の血管拡張神経薬（血管壁を広げるための薬剤）や、抗凝血剤（血液の抗凝結薬）、抗コレステロール剤などで治療をします。

役に立つ生活習慣のアドバイス：
- 病気に対して適度な激しさでのウォーキングやジョギング、水泳といった、大量の有酸素運動を、少なくとも週に3回は実施する
- 交感神経系を誘発し、その結果、血圧を上昇させる可能性のある刺激を避ける。おもな原因となるカフェイン、砂糖、煙草などだけでなく、食事では塩分を最小限にとどめる
- 血中脂質量を減らす可能性があり、動脈硬化症の危険性を低くしてくれる、ニンニクや、脂肪分の多い魚、植物の種などに含まれるオメガ3脂肪酸（EFAs）を摂取する

ヨーガの役割は、精神物理的な運動を通じて、精神的、生理的な能力を上げ、心臓にかかるストレスに抵抗することです。サトヴィック――バランスの取れた生活習慣――は、自然と結びついているので、その結果として、生活に瞑想や息抜きが取り入れられるのです。本章で紹介するアーサナを、毎日朝晩20分～1時間ほどおこなってみてください。自然な心拍のリズムを取り戻すために、プラーナーヤーマ（p.120-1を参照）からはじめましょう。ヨーガ・ニドラ（p.123を参照）をおこなうことで、心臓を落ち着かせて安定させてくれる深いリラクゼーションを得ることができ、病気の引き金となる不安やストレスを取り除いてくれます。

太陽礼拝（スーリヤ・ナマスカーラ）

太陽礼拝は、個人個人の目的に対応させることができるので、誰でも練習することができますが、中～高血圧の人は含まれません。もともとは、他のポーズをおこなう前の、肉体的な祈りとして早朝に練習された太陽礼拝ですが、標準的な動きが連続して構成されているので、年齢を問わず取り組みやすいポーズです。

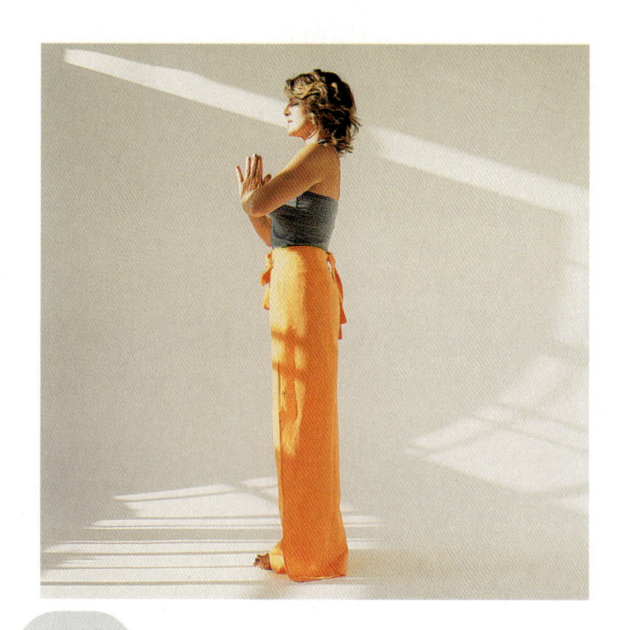

1 足をそろえて背骨をまっすぐにし、山のポーズ（ターダーサナ）で立ちます。深く呼吸をします。息を吐いてから手を祈りの位置（ナマステ）におきます。

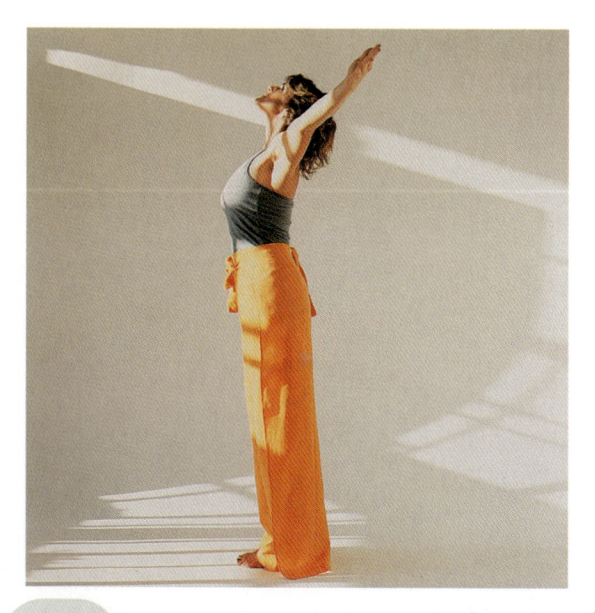

2 息を吸い、両腕を伸ばして頭上にもっていきます。背骨を長く伸ばして上を見ましょう。両腕を胸からしっかりと伸ばして開きます。

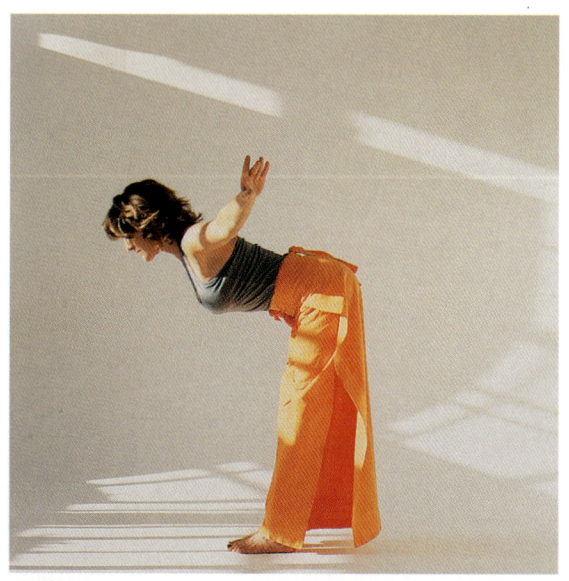

3 息を吐きながら、前屈の中間まで体を折り曲げます。背骨は床と平行にしておきます。

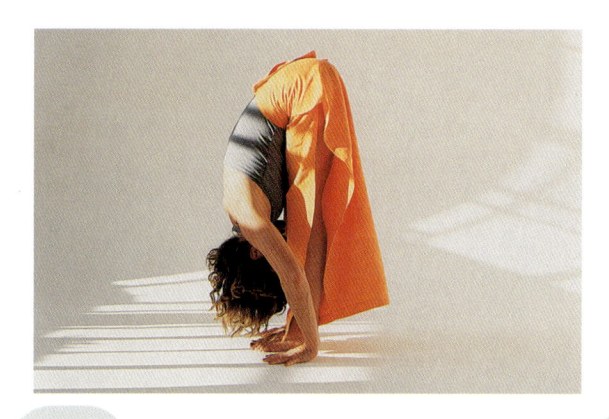

4 息を吐ききったら、体を完全に折り曲げて、手のひらを足の横の床にぴったりとおきます。腰やハムストリング筋（膝腱）がピンと張りすぎていると感じたら、膝を曲げましょう。

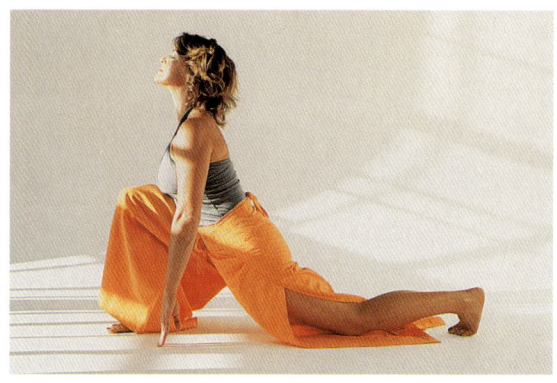

5 息を吸い、左脚を後ろに突き出します。このとき左の膝を床につきます。上を向いて、両手の指を右足の横の床に触れさせます。

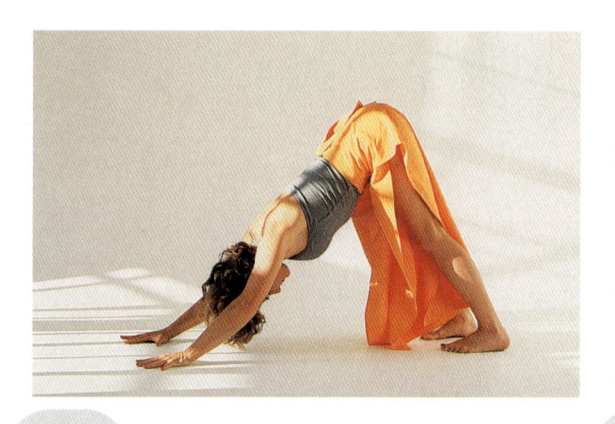

6 息を吐きながら、手のひらで床を押して右脚を後ろにもっていき、下を向く犬のポーズ（p.40を参照）に入ります。腰は空に向けて伸ばします。

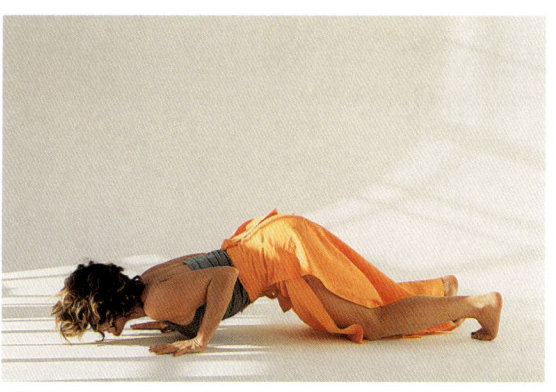

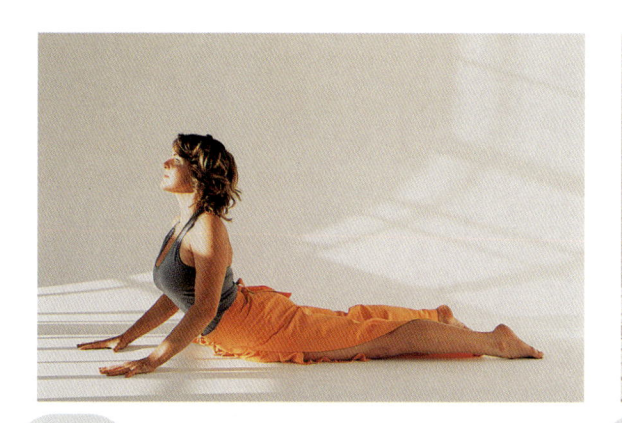

7 息を吐いて膝を床に落とし、胸をゆっくりと手のあいだの床に向けて下げていきます。あごか額を床につけます。

8 息を吸って体を上前方に滑らせ、背骨をアーチ形にしてコブラのポーズに入ります。胃を伸ばして胸を開き、脚は床につけたまま上を向きます（手のひらは目の前の床にぴったりと置き、指はヒトデのように広げます）。

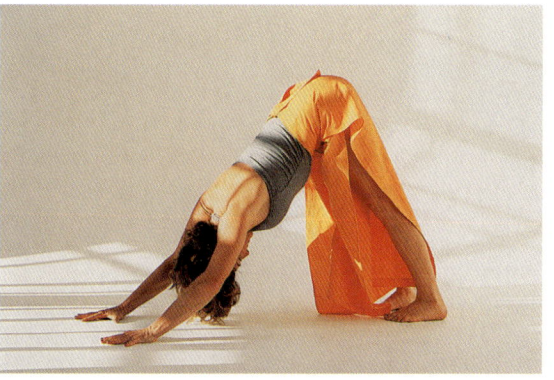

9 息を吐き、腰を後ろに押して下を向く犬のポーズに戻ります。頭は両腕のあいだに落とし、かかとで床を押します。

54/循環器系

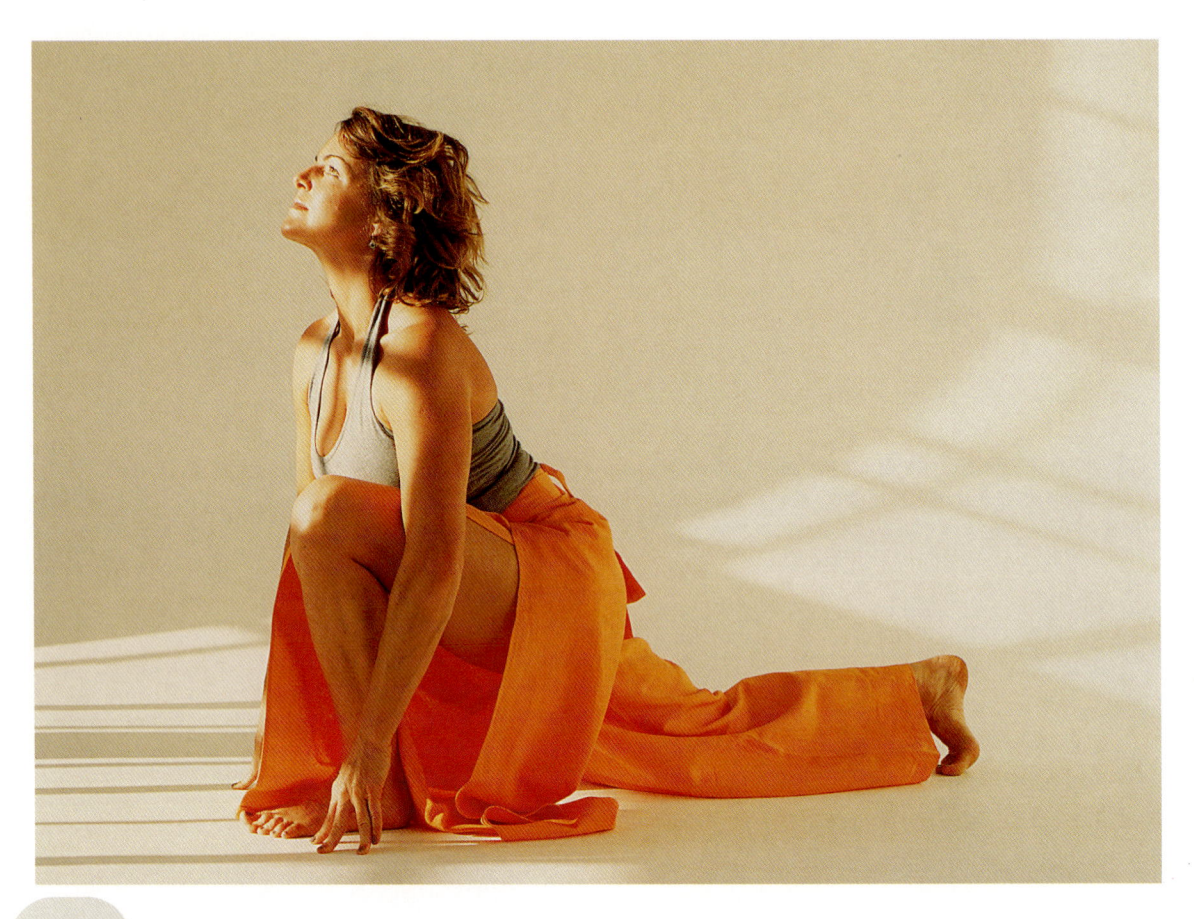

10 息を吸い、左足を前方においた手のあいだにもってきて、右膝を床に落とします。顔を上げましょう。

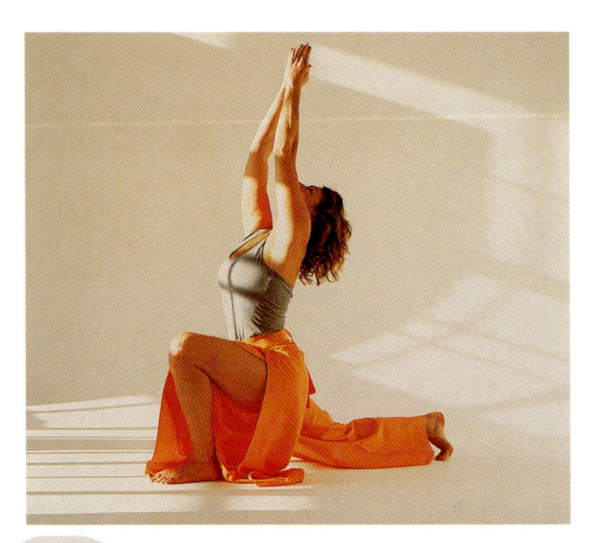

11 頭を両腕といっしょに上げながら、手のひらが合わさるまで、両腕を長く伸ばし、手を空に向かって高く上げます。

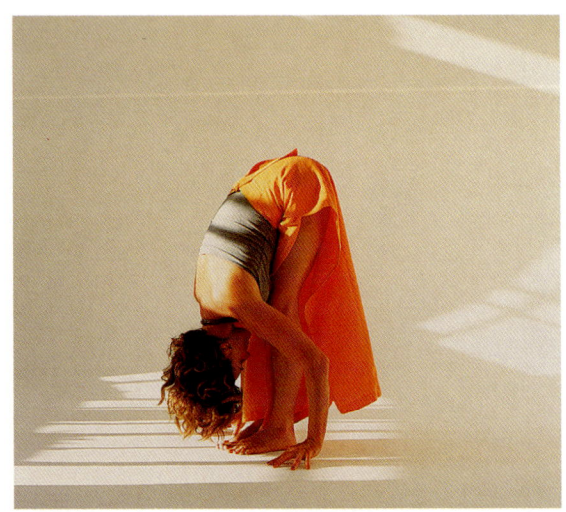

12 息を吐き、右足を一歩前に出して、左足の脇におきます。立っておこなう前屈で、頭を膝につけるように体を折り曲げます。

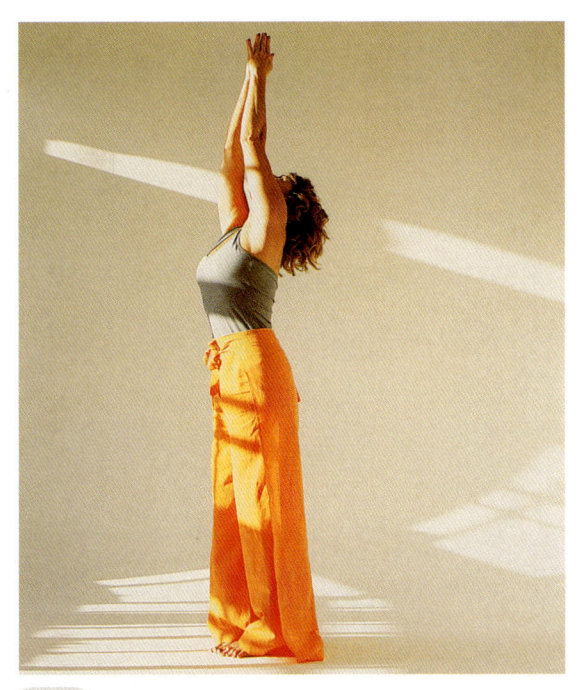

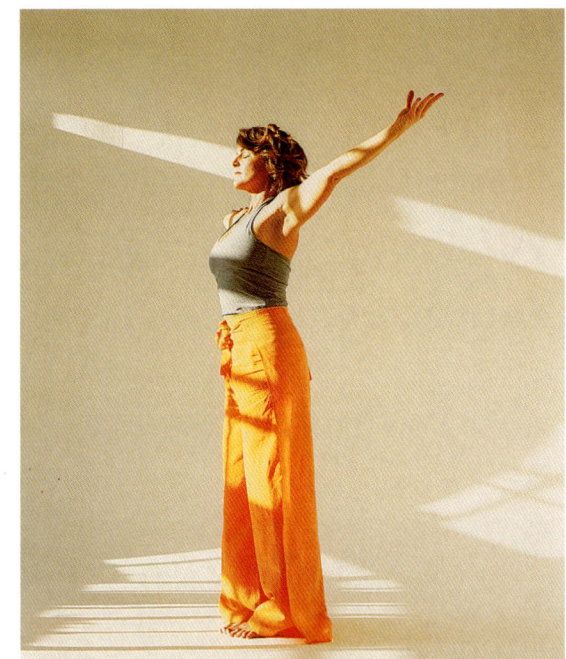

13 息を吸って、両腕を頭上にもっていきながら、上半身を空に向けて長く伸ばします。顔を上げ、背骨を長く伸ばします。

14 大きな弧を描きながら両腕を体の横に下ろして、胸を開きます。

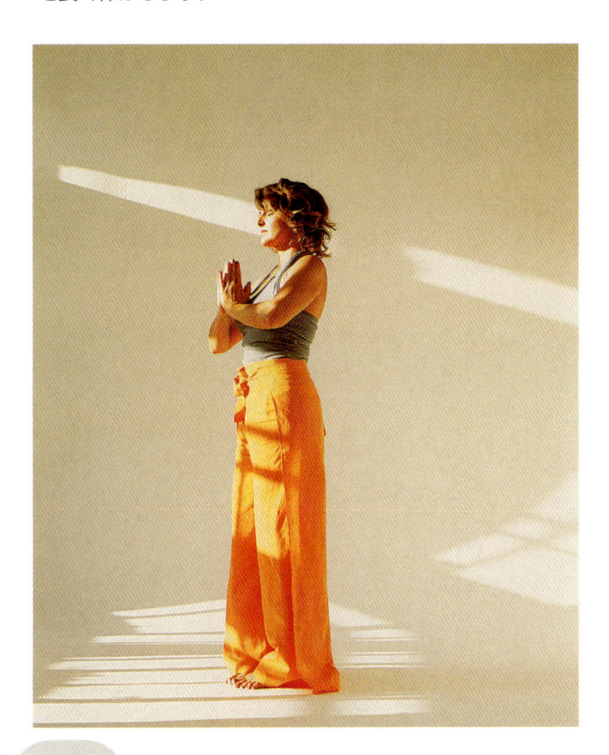

15 息を吐き、両腕を下ろしてから祈りの位置（ナマステ）に戻します。

太陽礼拝：
利点と効果

- 太陽礼拝は、心臓を活性化して、体全体の血液循環を良くします。
- 血圧を正常にし、体の機能の協調性と呼吸機能を改善するのに優れた練習です。
- 頭や心臓、脚を交互に正しい位置におくことで、心血管系の反射が、とくに頭の中での血圧の変動に適応しようとします。
- 低血圧症は、最適な動脈圧を維持することで効果的に改善されます。
- 体のおもだった筋肉の束を、四方八方に伸ばしましょう。徐々に体全体まで伸ばしていって、活力を取り戻しましょう。
- 太陽礼拝は、「ブッディ」——汚点のない、きらめく知性とより高貴な精神——の象徴として太陽を出迎えるためにおこなう、体に対する祈りです。
- 内にある本質と安定——基礎を据えた状態——を作りだしましょう。

リハビリテーション用の運動

ゆったりとした、簡単でリズミカルな運動を呼吸と組み合わせると、精神物理的な結びつきが統合され、病院のベッドや座った状態でのリハビリに利用することができます。けれども急性の場合には薦められません。心臓発作、脳梗塞、外科手術などからの回復期に適していることに加えて、感染症や、進行性の気腫のようなひどい無力状態の手助けになります。

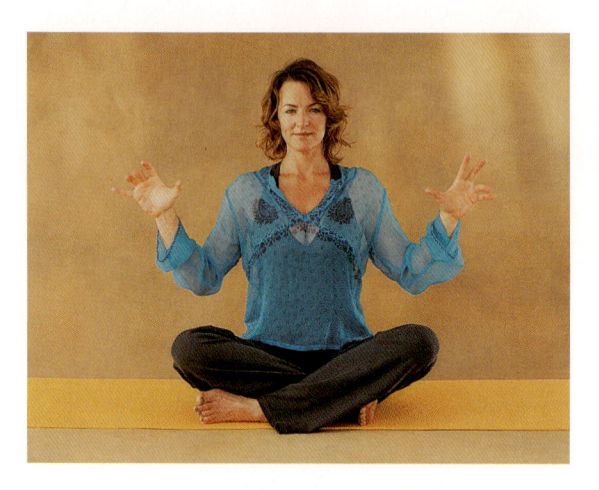

指のストレッチ：両手の指にクモのような動きをさせます。呼吸を10回しながら、ピアノを弾いているように動かします。

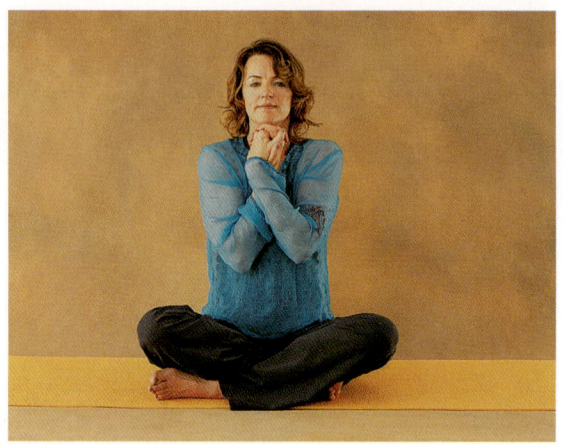

手首のストレッチ1：手首を曲げたり、伸ばしたり、回したりします。それから、右手首の上に左手首を交差させて手をしっかりと握り、あごの下で両腕を折り曲げます。

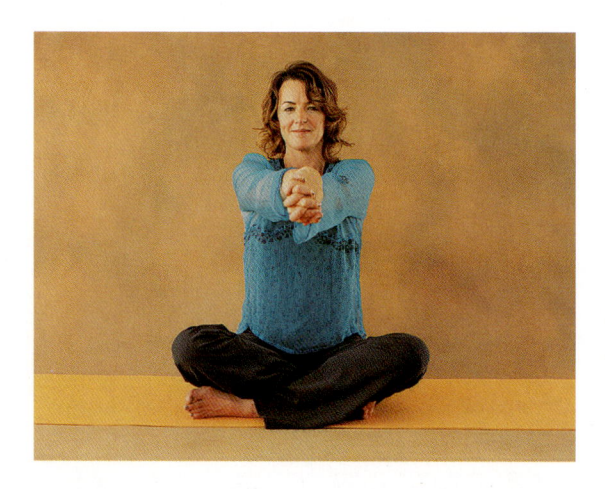

手首のストレッチ2：手首はしっかりと巻きつけたまま、両腕を体の前に伸ばします。両腕の関節を柔軟にします。

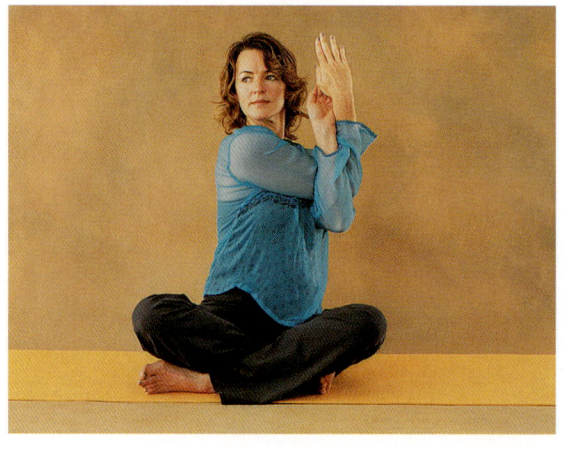

手首のストレッチ3：右の肘を左の肘うえでかぎ状に曲げます。両腕を左側に引き寄せ、右側を見つめます。左側も繰り返しおこないます。

リハビリテーション用の運動 / 57

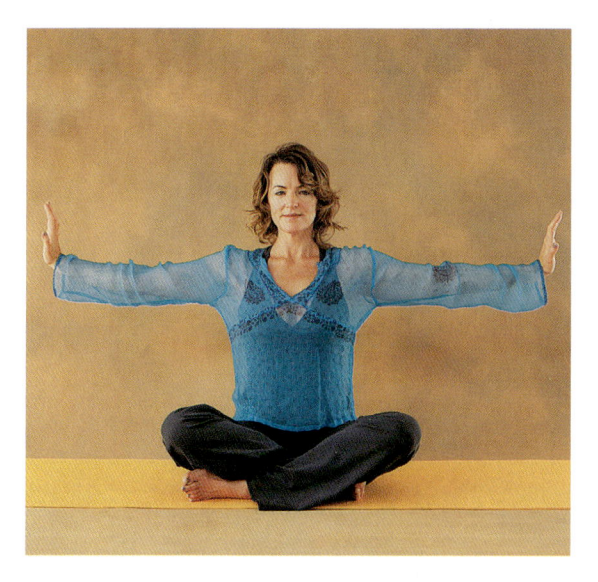

手首の屈曲：手のひらを床に向けた状態で、両腕を横に伸ばします。息を吸い、手を曲げて、手のひらが体の外に向くようにします。息を吐くときに、指を下に向けます。そのまま5回呼吸を続けます。

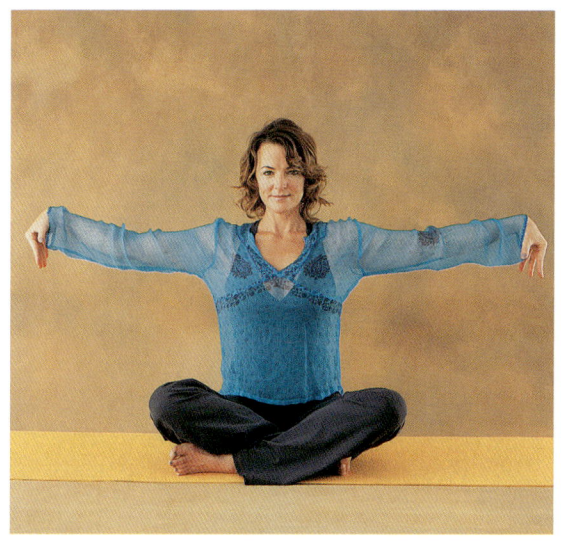

手首の回転：両腕を横に出したまま、手を回して、手首を回転させます。手首を軸にして両方向に5回転させましょう（腕をいっぱいに伸ばさないでおこなっても問題ありません）。

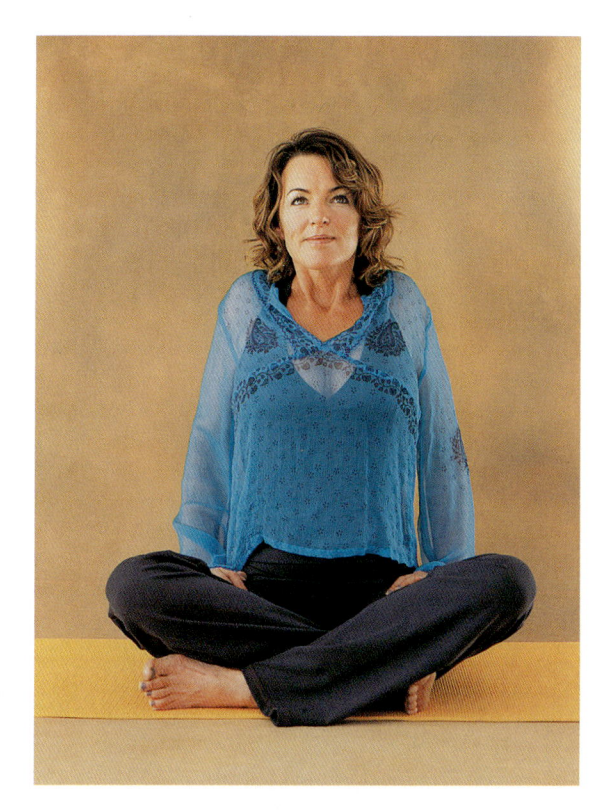

肩の解放：まっすぐに前を見ます。手をリラックスさせて、両手のひらを太ももの内側にしっかりと押しつけます。息を吸い、肩を耳の高さまで回します。それから息を吐いて、肩をゆっくりと引き下ろします。

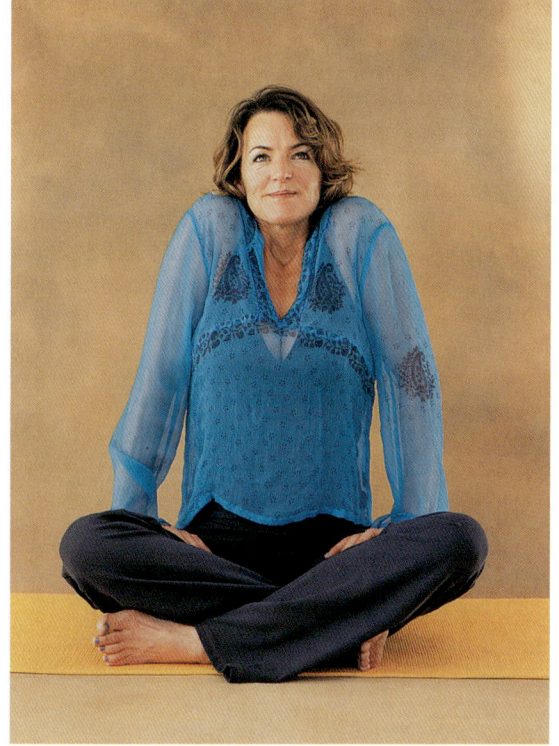

そのとき肩甲骨を背中の下の方に滑らせます。両方向に5回繰り返します。肩を耳に向けて持ち上げるときに、両腕はまっすぐにしてください。そのためには、太ももを押します。

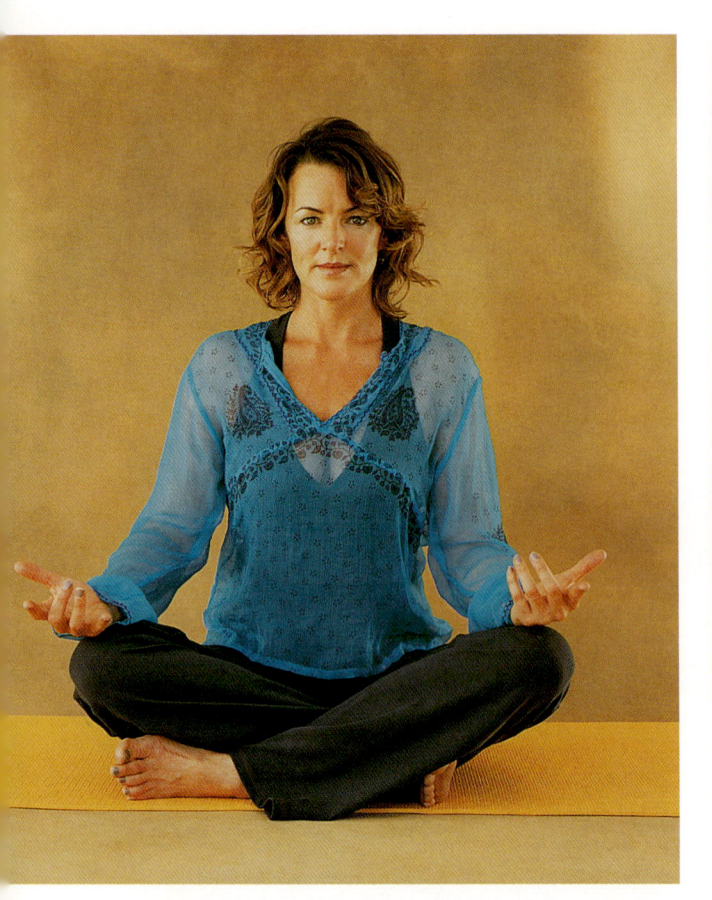

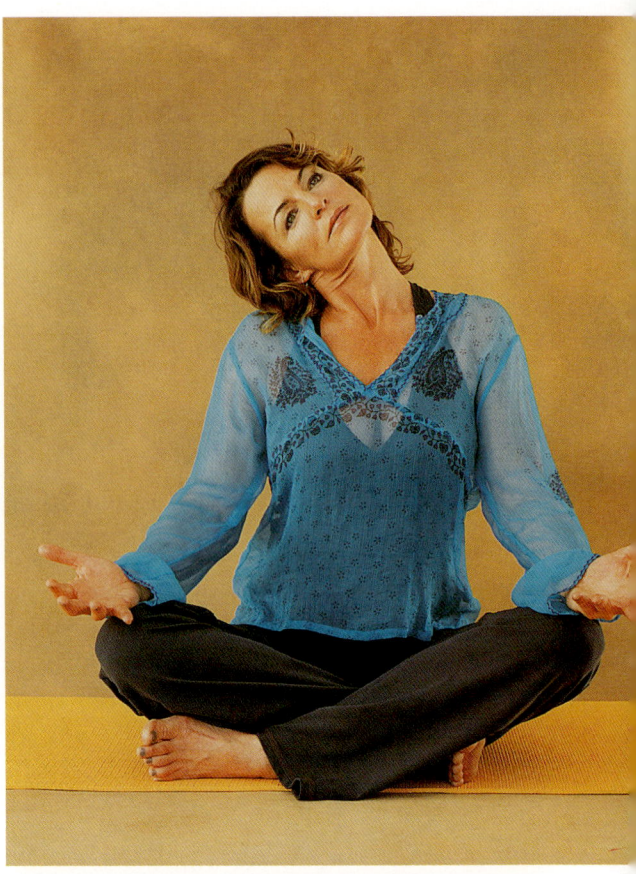

首の解放：まっすぐに前を見て、首をリラックスさせます（上の写真参照）。息を吐き、右の耳を肩の方に落とします。中央に戻ったら、今度は左耳を肩の方に落とします（右上の写真参照）。3回繰り返します。息を吐いて左側を向き、息を吸って中心に戻り、そして右を向きます（右下の写真を参照）。3回繰り返します。

リハビリテーション：
利点と効果

- あらゆる病気、とくに循環系や神経系の疾患に対応します。
- 脳を活性化し、末梢循環を刺激して、脱力感を取り除きます。
- 手足、顔の動きは、脳の運動皮質の大多数を刺激します。
- 目の運動は、脳の統合的な経路を刺激して、集中力をおこします。
- 眉間を凝視（シャンブハビ・ムドラー）することで、左右の脳半球のバランスを取ります。
- ライオンのポーズで舌を伸ばすと、咽頭と舌が浄化され、さわやかな気分になります。
- 肩を動かすと、蓄積された緊張が取り除かれます。

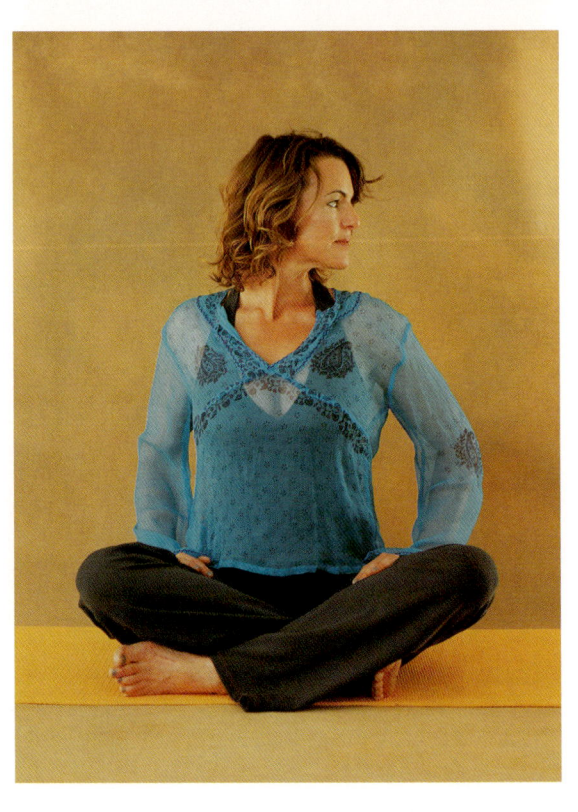

リハビリテーション用の運動/59

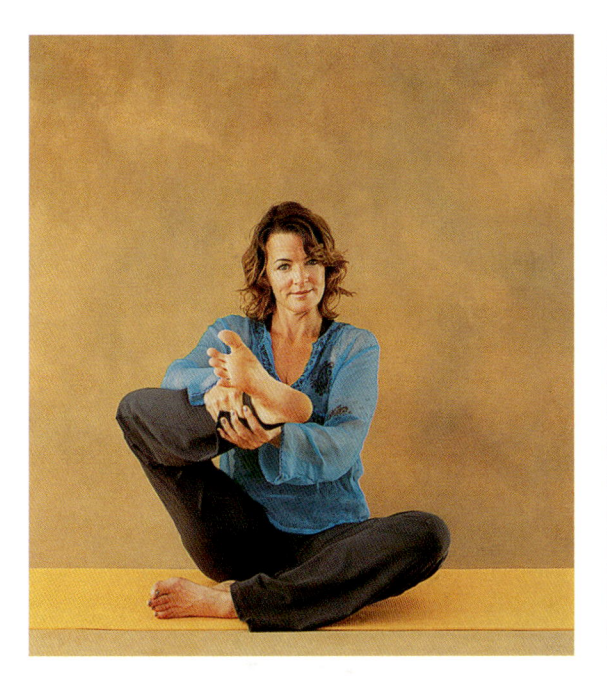

足のストレッチ：両足の指を5回ほど曲げたり広げたりします。次に足を5回曲げたり伸ばしたりしてから、足首を両方向に回します。もう一方の足でも5回ずつ繰り返します。

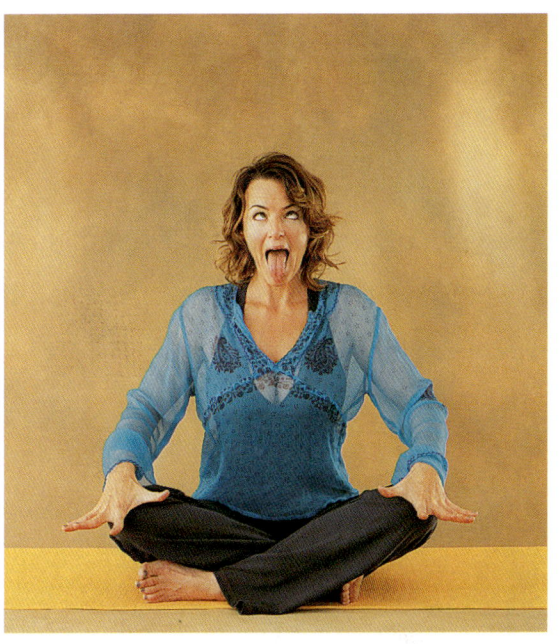

ライオンのポーズ：息を深く吸います。息を吐き、舌を突き出して顔を伸ばして、目を上げます。指はライオンの爪のように伸ばします。ちょっとのあいだそのままの状態を保ってから、ムーラ・バンダとウッディアーナ・バンダで収縮させます（p.16-17を参照）。

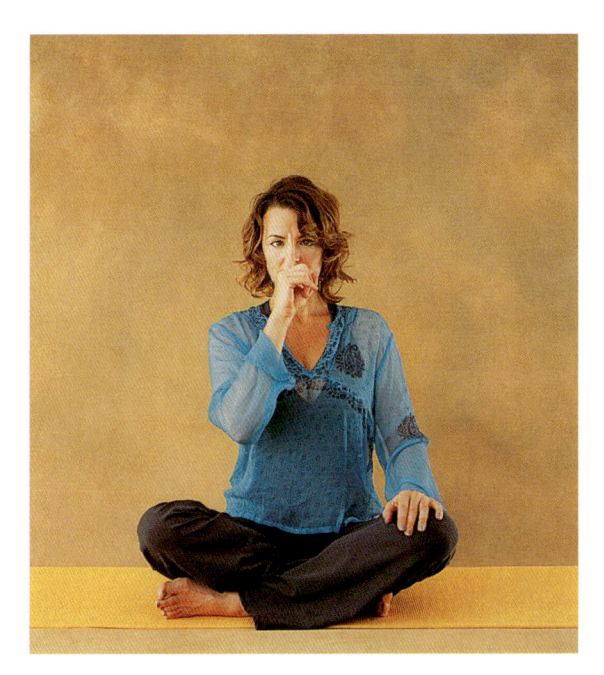

目の運動：頭を固定したまま、上下、左右に目を動かします。3回繰り返しましょう。指を顔から少し離して鼻の前にもってきて、もう一方の手は太もものうえにおきます。指を鼻筋の方に引き寄せたり、もう一度離していきながら、指を目で追います。5回繰り返しましょう。今度は、手を左の膝におき、右手の指を目で追います。指を体の前で対角線上に動かしながら、右腕を目いっぱい伸ばして、一番右上まで指をもっていきます。手を変えて、反対側で繰り返しましょう。

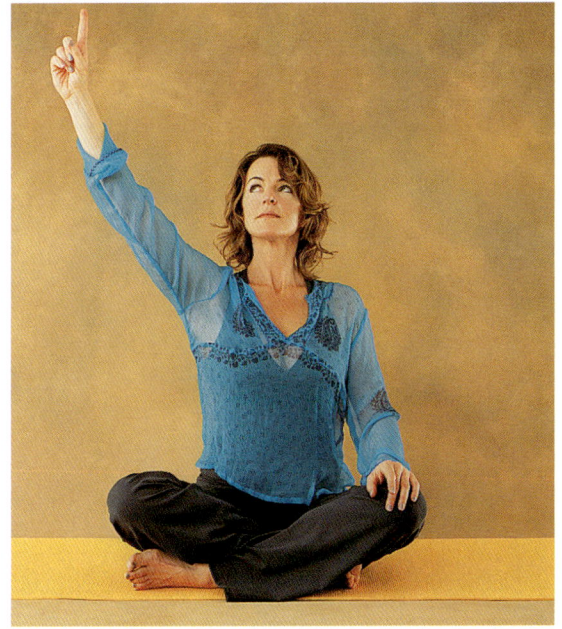

あおむけになっておこなうヴィンヤーサ
──基礎

これは初心者のためのポーズですが、心臓病や脳梗塞のリハビリにとくに適しています。呼吸を動きに合わせながら、おのおのの動きをていねいに、1歩1歩着実に練習してください。強引に動かしてはいけません。

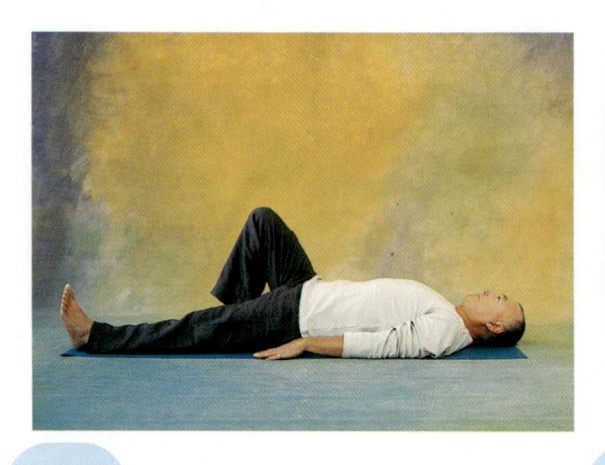

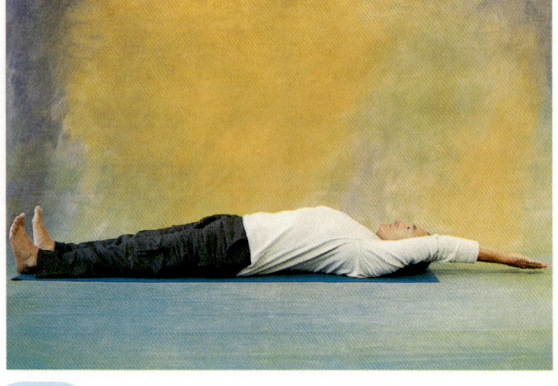

1 死体のポーズ（シャヴァーサナ、p.122を参照）の姿勢をとります。床に横になり、両腕を体と平行に置きます。肩は耳から離してリラックスさせます。呼吸を観察しましょう。息を吐き、右足の膝を曲げて足の裏を床につけます。

2 息を吸い、右脚をまっすぐにして左腕を頭の上にもっていきます。右脚と左腕を交互に5回おこないます。

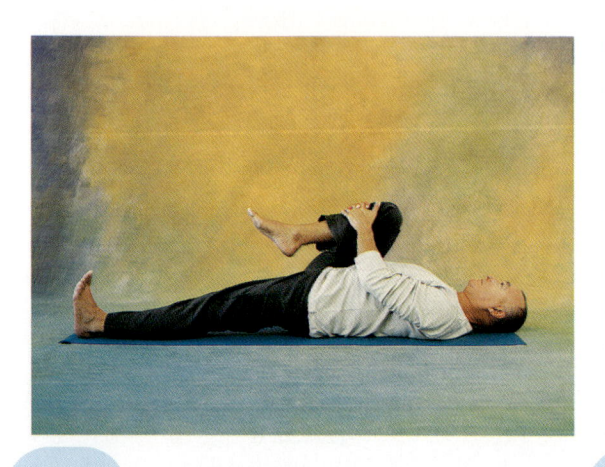

3 息を吐き、右膝を左腕でささえて曲げます。息を吐ききったら、太ももを腹部のほうに強く引き寄せます。今度は、左脚と右腕で繰り返します。

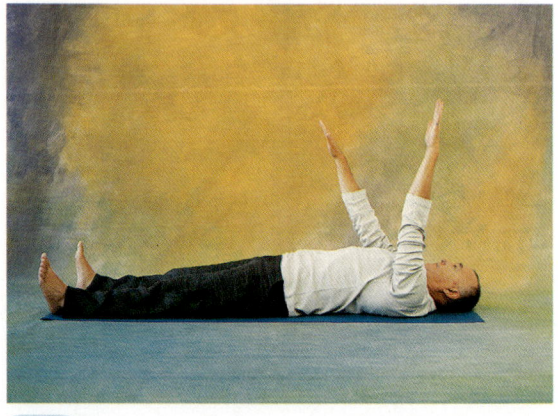

4 息を吸い、右腕に負担がかからないように、頭のうえに上げます。そして息を吐き、元に戻します。左腕でも同じようにおこないます。次に腕を代えて、片方は上に、もう片方は下に、同時に動かしましょう。息を吸ったら両腕を頭の上に持ち上げ、息を吐くときに両腕を体の横に戻します。5回繰り返します。

あおむけになっておこなうヴィンヤーサ——中級

「あおむけの状態でおこなうヴィンヤーサ基礎」にすこし変化を加えました。これらのポーズもまた、体の血液循環が徐々に改善されるので、心臓病や脳梗塞のリハビリに適しています。

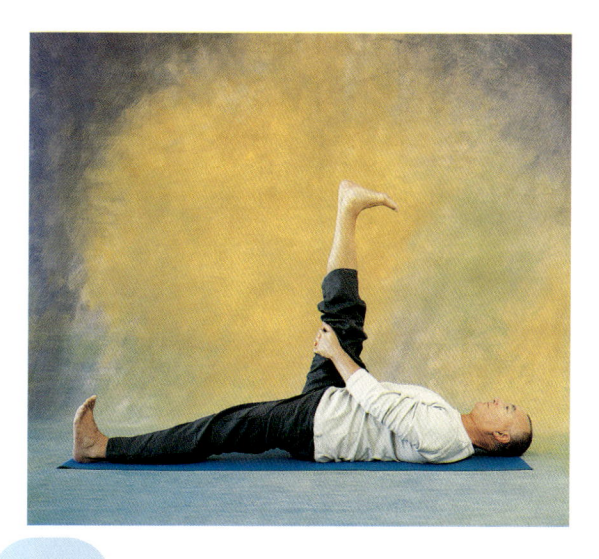

1 「あおむけの状態でおこなうヴィンヤーサ基礎」（p.60を参照）のステップ1～3を繰り返します。息を吸い、両手を使って右足の太ももの裏側のあたりを支えます。右脚を空に向けてまっすぐに伸ばすようにしてください。

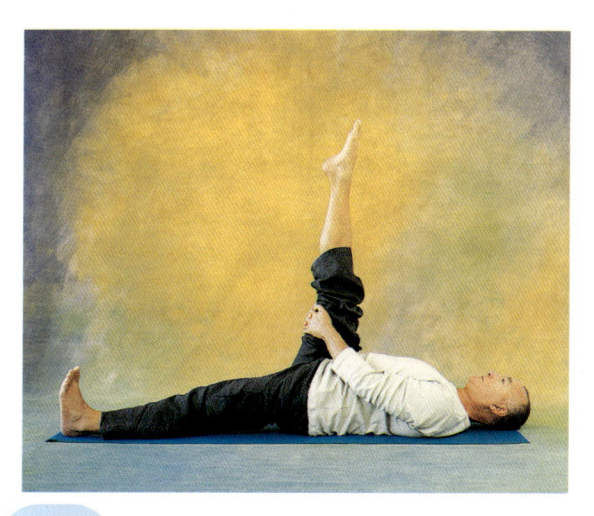

2 息を吸いながら、5回ほど右足を動かしたり、つま先を伸ばしたりしてください。

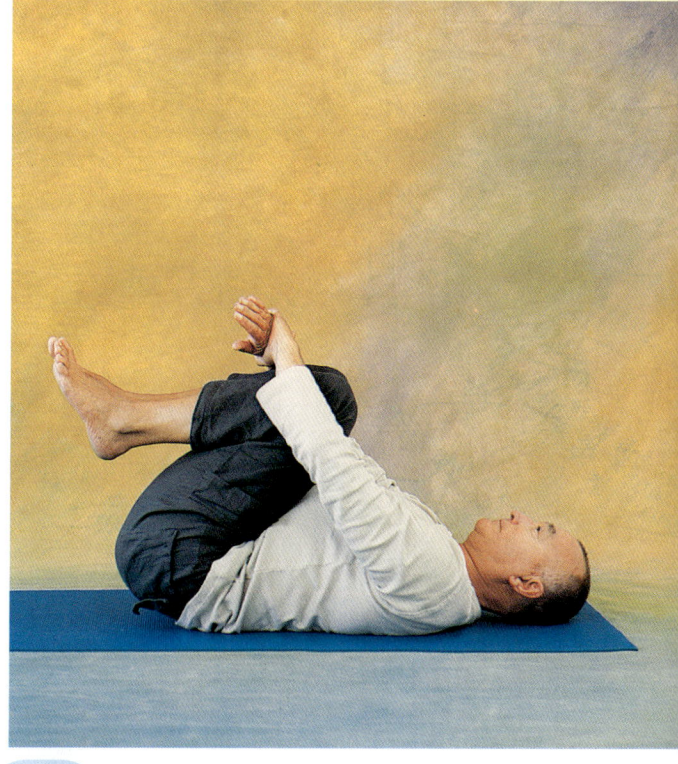

3 息を吐き、膝を曲げて太ももを腹部のほうに強く引き寄せます。脚を代えて、左脚でも同じようにおこないます。それぞれの脚で5回ずつ続けましょう。呼吸周期が不規則になったら、止めてください。死体のポーズ（シャヴァーサナ、p.122を参照）に戻ります。

あおむけになっておこなうヴィンヤーサ──上級

心の過度の緊張やアンギナ（口狭炎などの、心疾患以外でけいれん性の激しい痛みを伴う病気）、狭心症に適しています。けれども、中〜高血圧症や、最近、心臓病や脳梗塞から回復したばかりの場合は、このポーズは避けてください。頭の圧力が上昇したり不快感を感じた経験などがある場合は、枕を使って頭を高くしておこなってください。胸痛や呼吸困難が生じたら、ただちに止めましょう。

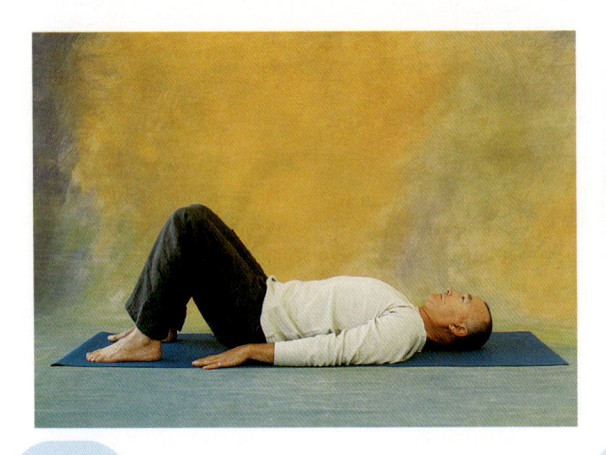

1 死体のポーズ（シャヴァーサナ、p.122を参照）で休み、呼吸を観察します。半分あおむけの姿勢をとりましょう。膝を曲げ、両足は腰の幅に広げて、両腕は手のひらを下に向けて体の横におきます。リラックスして腹部で息を吸います。

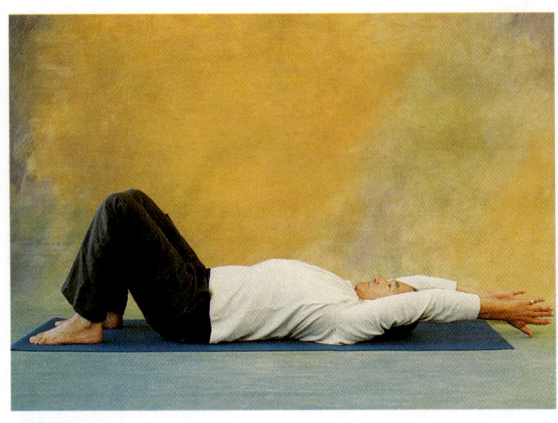

2 息を吸い、両腕を頭のうえに上げます。

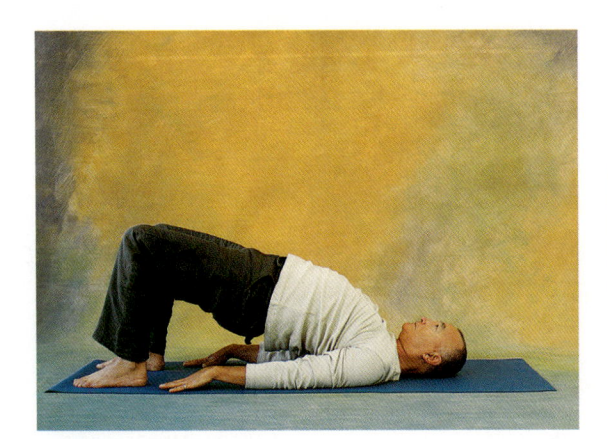

3 息を吐きます。両手を体の横の下の方に持っていきながら、同時に骨盤を持ち上げます。息を吸い、両腕を頭のうえに上げながら腰を下げていきます。できれば5回繰り返します。半分あおむけの姿勢に戻って休みます。

あおむけになっておこなうヴィンヤーサ：利点と効果

- 脚を強く引き寄せると、腹圧が増して、腹部の血液の貯蔵器からの静脈還流が増します。
- 垂直に脚を持ち上げると、心臓に負担をかけ過ぎることなく静脈還流がさらに増します。
- 足首を交互に曲げたり伸ばしたりすることで、ふくらはぎの筋肉（腓筋）のポンプのような働きが活発になり、体に向かう静脈血が圧搾しやすくなります。これは静脈瘤にとても効果的です。
- ステップ3（左の写真）での横隔膜の動きは、血液成分を管理するのに重要な内臓器官である肝臓や脾臓を上下に運動させます。

心臓を休める
（支えを使っておこなうシャヴァーサナ）

シャヴァーサナの意味は死体、つまり抵抗力が落ちた状態を意味します。機能的な不動の状態ゆえに、自己回復作用や自己を受け入れるという意味があります。神経は和らぎ、不安が減り、血圧も低くなって、気分が高揚します。この支えを使っておこなう方法によって、心臓が休まり、心仕事量が増します。そして、ベッドで練習することもできます。頭と脚を枕で高くしておこなうと、頭痛や目まいがすることなく、脚から心臓へと静脈血が戻りやすくなります。また妊娠にも適しています。アーサナを練習したあと、少なくとも10分間は、この降服の状態でリラックスして体を楽にしましょう。

視覚化：

心臓の治療の視覚化は、血管を新しくして、血液をふたたび満たすために治癒力（プラーナ、前向きな思考力、生物燃料から得られるエネルギーなど）を導くことを目的におこなわれます。へその中心に意識を集中することから始めて、そこに息を吹き込みます。へその中心のマニプーラ・チャクラ（p.38を参照）から金色の光の池が広がっている様子を想像してください。そして息を吸いながら、金色の光を追っていく彗星のように、へそから心臓へと意識を移動させます。この暖かなエネルギーを心臓の内側にためましょう。そして、この光が血管を満たし、筋肉や細胞に浸透していきながら、金色の静脈のなかで体全体に広がっていく様子を心に描きましょう。まるで自分が金色の繭に鎮座しているかのようです。血液が満たされ、呼吸をする毎に浄化され、そして体全体に注ぎ込まれ——体全体が浄化されていくのを感じてください。

床に横になり、頭と足を枕で少し高くします。足はわずかに離して、自然に外側へ向かせておきます。閉じた目を頭蓋骨の裏側の方に下ろし、意識（体の前側）から無意識（体の裏側）へと意識を落としていきます。今度は上記の心臓の治癒の視覚化の練習を利用して、ヨーガ・ニドラ（p.123を参照）を習得しましょう。

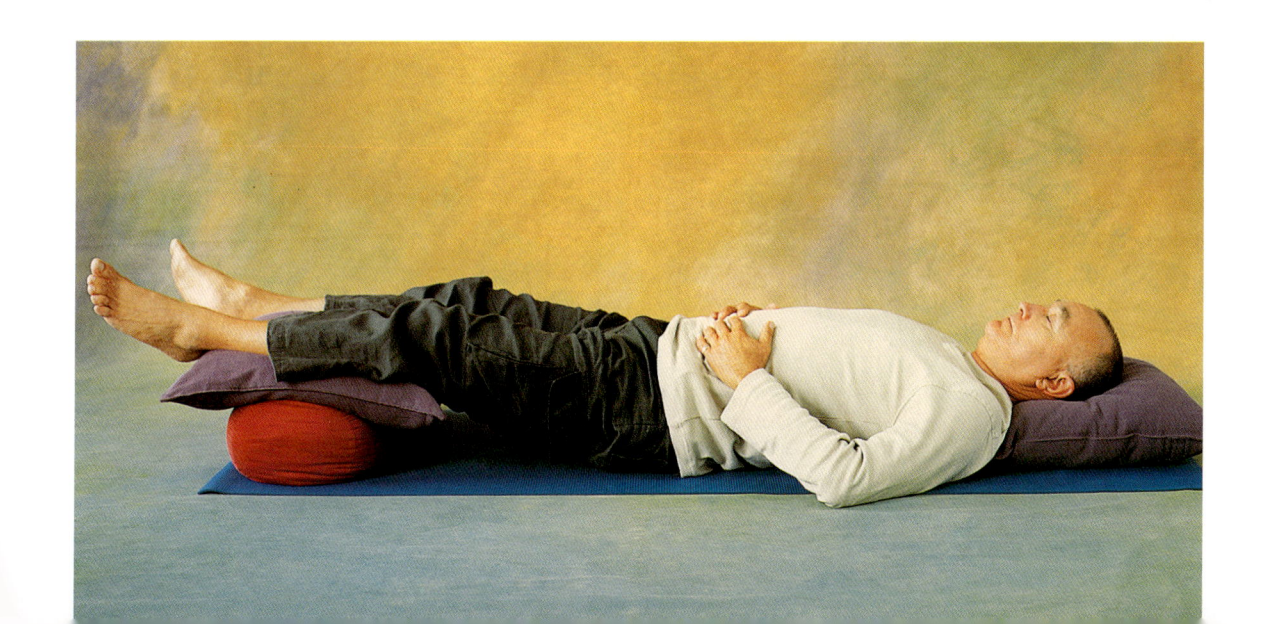

脚を上げた鋤のポーズ——上級

鋤のポーズ（ハラーサナ）と脚を交互に上げる動きを組み合わせることで、一度に片脚から静脈血が流れ、その結果、心臓に負担をかけ過ぎることなく、心臓に戻る血流を改善させることができます。より楽に練習するには、練習のあいだ膝を曲げたまま、腰の低いところを両手で支えておくのがよい方法です。体に負担をかけないように、ゆっくりと少しずつ脚を持ち上げましょう。

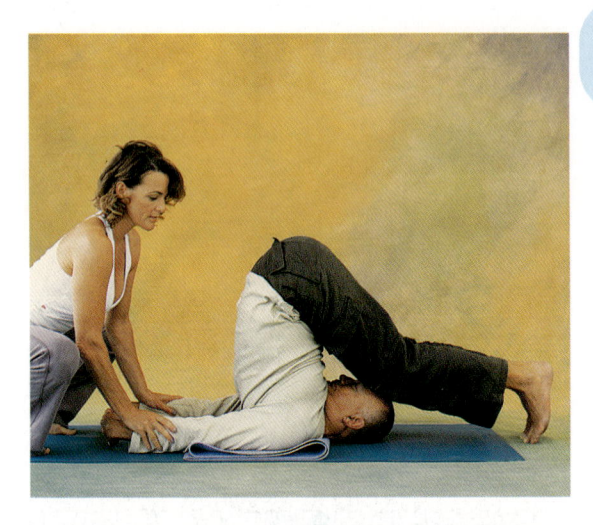

1 パッド入りの敷き物の上にあおむけに横になります。首の頸部の自然なカーブに沿って、肩と背中の上部を頭よりも高く上げます。頸部の自然なカーブによってできた空間はそのままにしておきます。息を吸い、足を床から持ち上げましょう。息を吐き、ゆっくりと脚を頭の上に動かして、鋤のポーズ（p.75を参照）に入ります。肩と肘が一直線になるように、背中を両手で支えてください。あるいは、両腕を伸ばして、手をしっかりと握ります。パートナーは、肩のちょうど上に腰がきて、背骨がまっすぐになるように手助けします。

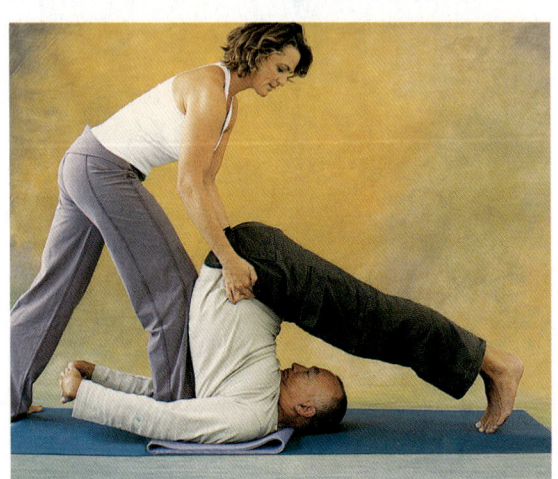

2 息を吸い、背骨をまっすぐにして胸を開きます。両脚をまっすぐにして、つま先でマットを押します。同時に恥骨を持ち上げて、腹骨盤を伸ばすよう胸骨から離していきます。

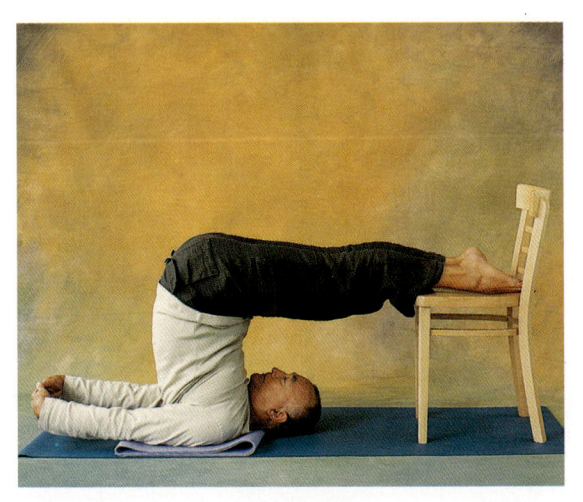

変形：代わりの方法として、脚を椅子に下ろすやり方で鋤のポーズをおこないましょう。写真のように、両手は背下部を支えるか、後ろでしっかりと握ります。この方法ならば、背中にはほとんど負担はかかりません。首は解放されて、あごが固定されていないことを確認しましょう。

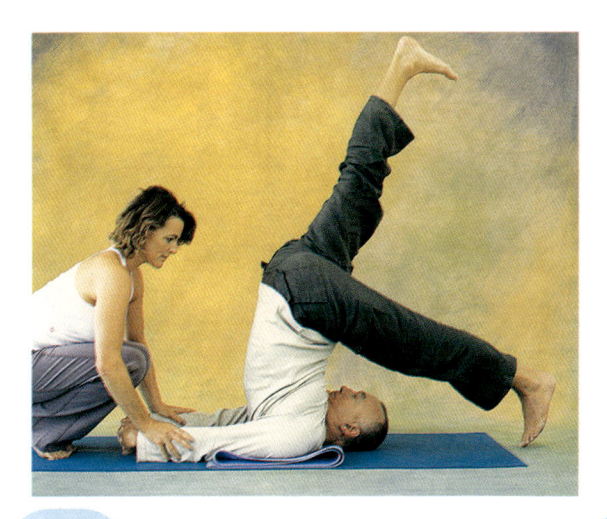

3 息を吸い、左脚を垂直に持ち上げます。息を吐き、鋤のポーズに戻ります。右脚でも繰り返し、交互に3回おこないます。

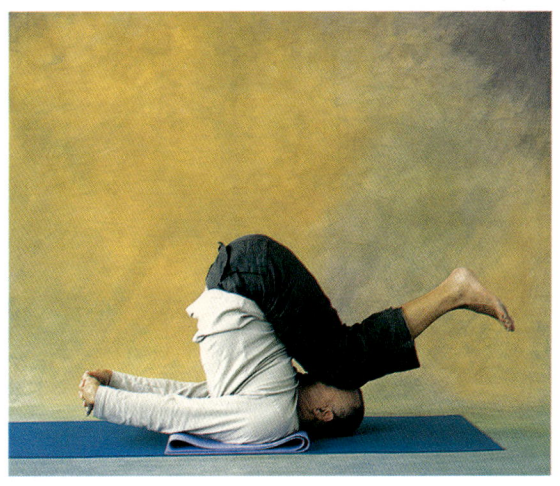

4 両膝を頭のほうに曲げながら、ゆっくりと体を真っすぐにしていきます。

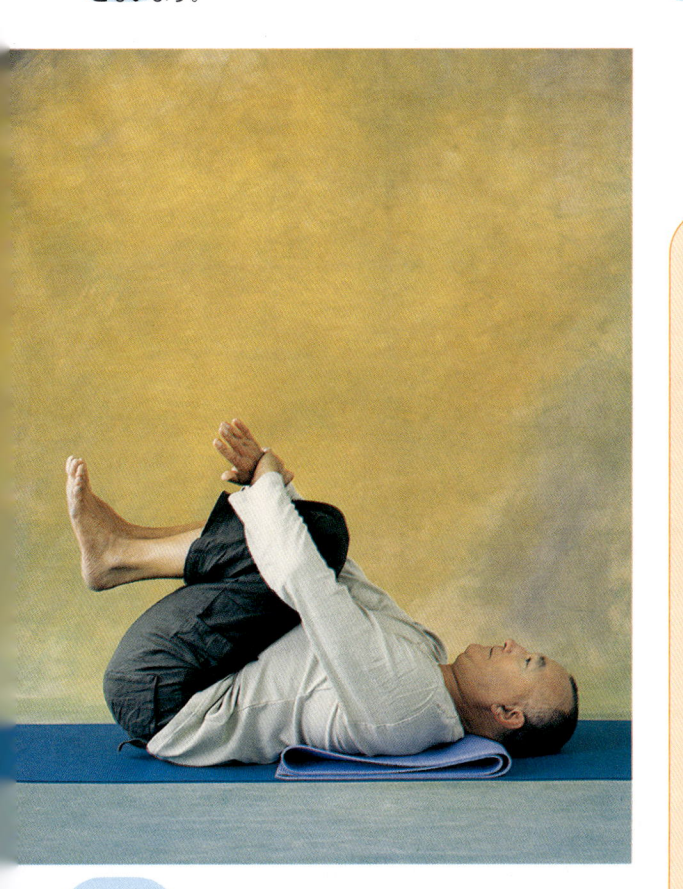

5 膝を腹部にかかえ込んでアパーナーサナの姿勢をとり、休息しながら呼吸をします。

鋤のポーズ
——上級：
利点と効果

- 心臓血管系が倒置によって優れた効果を発揮するのは、まっすぐに立った姿勢で循環動態に与える効果と正反対のものです。ここで紹介した鋤のポーズに加えて、肩立ちのポーズ（サルヴァーンガーサナ、p.74を参照）と頭立ちのポーズ（シールシャーサナ、p.46-47を参照）も、低血圧や静脈瘤を矯正するのに参考にしてください。
- 脚の静脈排出路や腹骨盤臓器官が大いに強化されます。
- 腹部（肝臓、脾臓、下大静脈）の血液の貯蔵器から血液が排出されるので、心臓への静脈還流が急激に増加し、そして心房性心臓反射を刺激して、肺循環を活性化します。
- 最初、心拍数が増えます。そのことも、中〜高血圧症の場合は倒置を禁止するというひとつの理由です。
- 完全な倒置をおこなうと、頭蓋内の動脈圧が著しく高くなります。健康な体には効果的でも、高血圧症の場合には、危険な可能性があります。
- 頸動脈洞反射が活性化するので、心拍数や血圧が下がり始めます。

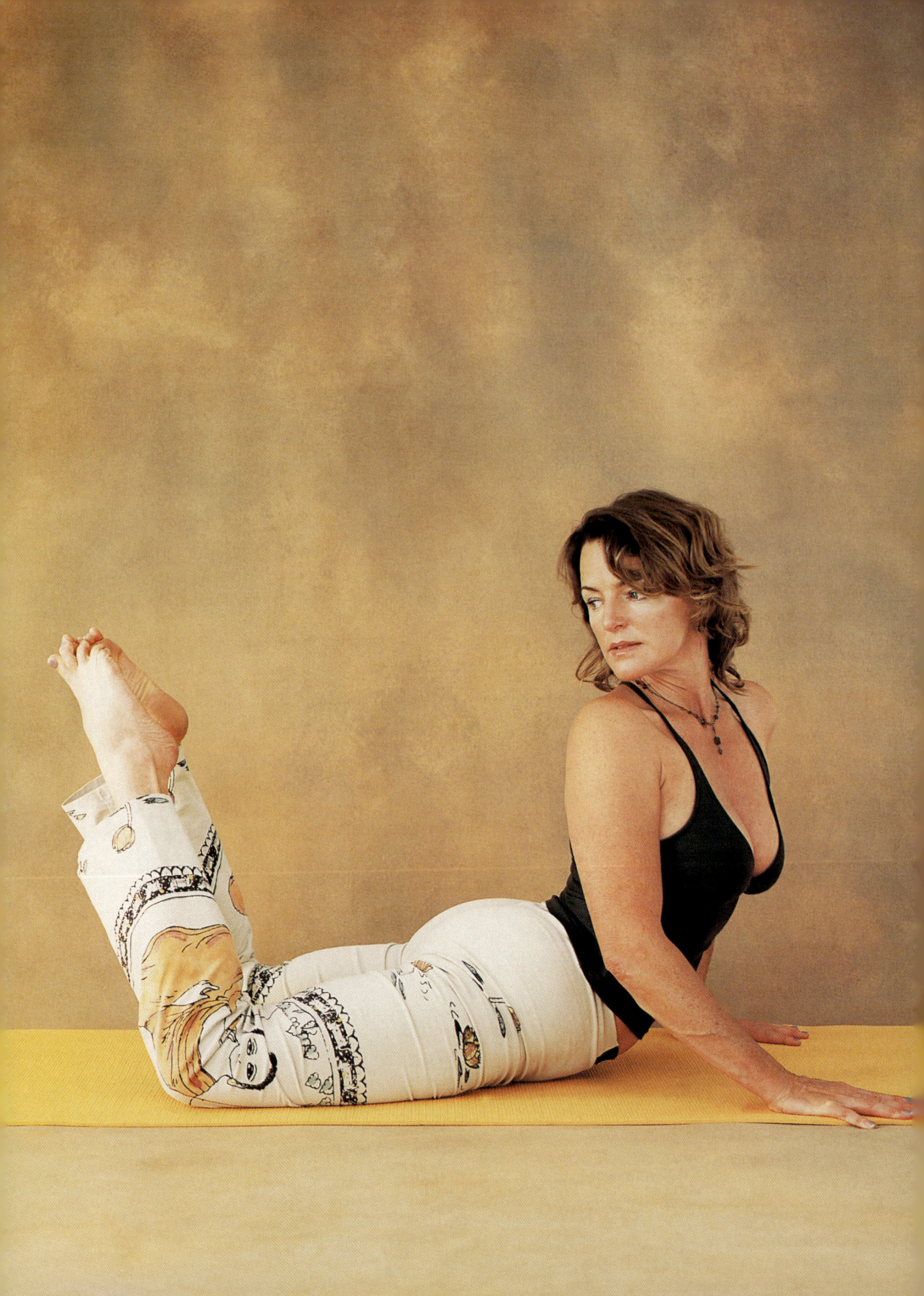

消化器系：
内なる火

　力強く消化力のある火は、良好な健康状態のためには絶対不可欠であると考えられています。バランスが取れていないせいで、アグニと呼ばれるその火が正常に機能しないと、体の新陳代謝（代謝作用）が影響を受けます。未消化の食物（アーマ）は大腸に充満して、さまざまな病気をもたらす可能性のある毒素を作り出します。アーユルヴェーダでは、病気の根源はアーマの蓄積のせいであり、腸からそういったよどみを取り除くことが、健康維持に極めて重要であると提言しています。ヨーガにおける消化器系の浄化の方法は、ナウリ（ウッディアーナ・バンダが進化したもの──p.17を参照）と呼ばれ、ヨーガのアーサナの組み合わせ、とくにねじるポーズと後屈のポーズを組み合わせると、アーマが浄化し、腸を活性化する手助けになります。そしてその結果、体が歌いはじめるでしょう！

　ほとんどの場合、消化不良は緊張や不安、欲求不満などによってひき起こされます。したがって、感情的、肉体的、精神的に消化すること──つまり食べるときにもっと時間をかけてリラックスすることも重要です。食べることでもサーダナ（ヨーガの行路）をつくりましょう。私たちは少なくとも日に2度それに向かわなければならないのですから。

消化システムと消化器官

　本来、消化とは体の細胞に到達できるよう作られている食べ物からのエネルギーです。消化は、異化代謝と呼ばれるプロセスを通じて起こります。その過程で、複合分子は分解され、十分小さくなった分子が、細胞膜の向こう側に運ばれていきます。このプロセスで役割を果たす器官が消化器系を構成しているのです。それらは消化管（胃腸管）と「副」器官の2つのグループに分かれています。

　消化管は、口から肛門まで続く管です。その構造に付随しているのは、口、咽頭、食道、胃、小腸と大腸です。腸管の内面は、栄養素を吸収する粘液層と、機械的な消化の動きをおこなう平滑筋の外層からできています。腹膜は、腹腔の2層の内膜で、腹部器官の大部分を取り囲み、血管や神経伝播を割り当てて、脚の感染や出血を抑えてくれます。

　消化器系の副器官には、歯、舌、唾液腺、肝臓、胆嚢、膵臓などが含まれ、それらすべてが消化の過程でおのおのの役割を持っています。

口は、機械的な消化をおこなうために、頬、舌、歯、顎の動きを組み合わせてはたらき、その一方では、唾液が酵素を利用して化学的な消化をおこないます。

食道は、口から胃までを結ぶ筋肉の発達した管であり、筋肉の収縮蠕動運動を利用して食べ物を胃の方へと後押しします。

胃は、撹拌という波のような動きを用いながら、その内容物に塩酸やペプシンのような胃液を浴びせ、そしてタンパク質をより小さなペプトンへと分解していきます。胃を離れた食べ物は、糜粥と呼ばれる液状のものになります。

小腸は、3つの部分、十二指腸、空腸、回腸に分かれています。小腸の内側の粘膜は、消化に非常に適しており、ほとんどすべての栄養素の吸収がここでおこなわれます。その分泌腺からは、有益な酵素と粘液が作り出されています。そして、小腸のひだと微絨毛に加えて、小腸の全長も表面積が大きいために最適な条件であるので、吸収がおこなわれます。小腸では、分割と蠕動運動といった機械的な消化がおこなわれます。分割とは、小腸の接弦の収縮の遠まわしな言い方です。蠕動運動は、食道の蠕動運動よりもかなり弱いながらも、糜粥を前方へ進ませます。

糜粥は、栄養素を吸収する時間を与えるために、平均して3〜5時間は小さな束のまま残っています。化学的消化には、食べ物の種類によって異なった酵素が使用されます。

- 炭水化物（糖質）は、単一の糖類に分解され、血糖として吸収されたり利用されたりします。
- ペプトンは、ポリペプチドに分解され、最終的には単一のアミノ酸になって吸収されます。
- 脂肪は、低級脂肪酸や長鎖脂肪酸、モノグリセリドに分解されます。低級脂肪酸は、血流を経て吸収されます。一方、長鎖脂肪酸とモノグリセリドは、再合成されて中性脂肪（トリグリセリド）になり、リンパ系に運ばれます。そして最終的に血流を通って肝臓へ到達します。

大腸は、盲腸、結腸、直腸、肛門管に細分されます。食べ物は、まず上行結腸を通って上へ移動し、それから横行結腸を越え、次に下行結腸を通って下に向かい、最終的にS状結腸に繋がります。そのS状結腸は、直腸へと続いています。一般的に閉塞が起こる3つの場所は、回盲弁と右側の肝臓の屈曲部（曲がり）、左の脾臓の屈曲部、それからS状結腸です。

結腸ヒモは、袋状の外観（膨起）をした結腸全体にわたる筋肉の縦束です。膨起の撹拌、蠕動運動、集団蠕動などの機械的な消化をおこないます。集団蠕動は、排便と結びついており、最終的に便として取り除かれるのは、水、無機塩類、上皮細胞、未消化の食物（たいていは食物繊維）、そしてバクテリアです。

肝臓は、体の右側、横隔膜の下に位置しています。肝臓には2つの葉があります。これらの葉は、（肝管を経て）総胆管のなかへ胆汁塩を分泌すると、総胆管のなかで、胆嚢からの胆汁と混ざります。また葉は脾臓の管で結ばれているので、十二指腸に放たれる前に、胆汁塩が膵液と混ざりあいます。おもな機能には、炭水化物（糖質）、タンパク質、脂質の代謝や、消化のための胆汁塩の合成、ビタミン（A、B12、D、E、K）、ミネラル（鉄と胴）、糖源（グリコーゲン）の貯蔵、体の要求に応じたアミノ酸の変換、それから尿として排出される尿素へのアンモニアの変換（タンパク異化の副生成物）などがあります。さらに、薬物やアルコール、ホルモンを取り除き、ビタミンDを稼動させます。

胆嚢は、肝臓の側面にある長細いナシのような形をした嚢です。ホルモンが刺激を受けると、胆嚢の（膀胱の）ごみに胆汁を噴出する平滑筋層が活性化されます。平滑筋層は、水分を吸収して胆汁を濃縮して貯蔵し、さらに胆汁に加える粘液を分泌して、胆汁を十二指腸へと排出します。

膵臓は、肝臓の下にある分泌腺です。（インスリンを分泌する細胞群の1つである）ランゲルハンス島（膵臓の細胞の1パーセントを占める）が、内分泌腺を形成し、インスリンとグルカゴ

ンを血流へと分泌して血糖値をコントロールします。腺房細胞（脾臓の細胞の99パーセントを占める）は、外分泌腺を形成し、消化のための膵液を分泌します。この膵液には、水分、塩分、酵素、重炭酸ナトリウムが含まれており、胃から分泌されるペプシンの酸性の効力を中和します。

一般的な消化系障害

潰瘍は、胃液が胃酸過多への反作用をおこなった結果、クレーターのような構造になってしまうことです。可能性としては、胃（胃潰瘍）、あるいは一般的には十二指腸（十二指腸潰瘍）のどちらかに起こります。潰瘍は、不安や緊張、交感神経系の長引く覚醒（喚起）による影響とかかわり合いをもっています。交感神経が覚醒していると、胃腸管の分泌腺からの粘液分泌――胃酸に対する保護粘膜層を形成する――が抑制され、胃と隣接臓器が損傷を受けやすくなるのです。その他の原因には、喫煙、コーヒーや揚げ物、香辛料の入った料理の過剰摂取、アスピリンのような抗炎症薬の乱用などがあります。潰瘍は、ふつう食べたあとにすぐ痛みだします。本当に危険なのは、出血やせん孔の恐れで、生命を脅かすほどの病気である腹膜炎（腹膜の炎症）をひき起こすこととなる、腹膜腔へのバクテリアや食べ物の栄養素の漏れの原因となります。

過敏性腸症候群（IBS）は、腸機能の一般的な混乱であり、おもに結腸に影響を及ぼします。便秘や下痢、あるいは両方の症状が交互に現れる場合もあります。もっとも深刻な原因は、消化のあいだ副交感神経系が効果的に機能しなくなってしまうストレスです。また食物不耐性がたびたび原因とされるのは、ガスが腸のなかに一時的に貯留してしまうからなのかもしれません。

炎症性腸疾患（IBD）を、IBS（過敏性腸症候群）と混同してはいけません。炎症性腸疾患（IBD）はずっと深刻な病気です。結腸クローン病と結腸炎といった2つの形で起こりますが、どちらも腸内出血を伴う可能性があります。結腸クローン病は、口から肛門までつづく胃腸管のどこかが炎症する病気です。もっともよく病気に冒される場所は、小腸の端、あるいは大腸の先と直腸です。潰瘍性結腸炎は、結腸しか冒されない病気です。

憩室炎は、結腸壁のわずかな袋状の突起が原因の病気です。一般的な食べすぎ、あるいは、動物性タンパク質が高い食べ物や、食物繊維が少ない食べ物を摂取しすぎたために起こると考えられています。原因ともなるストレスの多い時期にそれらを摂食すると、機械的な消化がおこなわれません。

消化不良は、体が十分な消化をおこなうことが困難な場合に起こり、もっとも高い頻度で経験するのは、食べたすぐあとです。基礎的な症状は、潰瘍と同じようなものかもしれません。けれども通常の原因は、食べ過ぎ、あるいは自分の消化器系に合わない食べ物を摂取することです。揚げ物や香辛料の入った料理など、大量の脂肪質を含んだ食べ物が一般的な原因となります。

治療と療法

消化系障害の正統な医学的治療には、抗炎症薬や制酸薬、あるいは重度のIBD（炎症性腸疾患）の場合にはステロイドさえも使用します。これから紹介するヨーガの練習を少しずつ取り入れることもまた、消化器系の機能を高めるのに役立ちます。けれども、処方薬を止める場合は、まず初めに医師に相談してください。

次のページで紹介するアーサナのなかでも、とくにねじるポーズと後屈のポーズは、ヴァーユ――プラーナ（吸気）、サマーナ（吸収）、アパーナ（排出）――を高めます（p.12を参照）。呼吸法の練習をすると（p.120-1を参照）、消化器系が一掃されて活性化され、軽くなります。つまりヨーガ・ニドラ（p.123を参照）によって脳が洗われると、体全体が楽になりやすくなるのです。

役に立つ生活習慣のアドバイス：
- 消化器系を一掃するために、24時間絶食をする。天然のジュースと果物だけを摂取すること。これを休日におこないましょう
- 確実にバランスの取れた食生活に改善する
- 浄化（クリヤー）と、塩水での洗浄をおこなう（p.21, 77-81を参照）
- ウッディアーナ・バンダ――腹部の「精神的な吸い込み」――とナウリ（p.77を参照）を練習する

食べることによる瞑想

草を噛んでいるウサギは、穏やかで、瞑想状態にあることがわかりました。頭蓋の骨質構造物には、噛むという動きが持つマッサージ効果があるからです。これと同じような効果を得るために、食べる前に5分間の小休止を取りましょう――こうすることで交感神経よりも、消化を左右する副交感神経系がまさるからです。牛が胃から食物を戻して噛みなおす食い戻しのように、ゆっくりと完全に食べ物を噛むことで、感情的、精神的、肉体的な消化の時間が与えられるのです。

あおむけになっておこなう ねじった蝶のポーズ
——基礎

前ページで挙げたあらゆる病気に適しており、初心者にも安全な、床でおこなうポーズです。この蝶のねじるポーズは、休みを入れない連続したポーズで流していくことにより、消化を促進させるプラーナの型に同化する「サマーナ」に、動く瞑想としてはたらきます。この連続したポーズをおこなうことで、サマーナ・ヴァーユ、プラーナ・ヴァーユ、アパーナ・ヴァーユ（消去、排出、解毒の形態）が高まります。ねじりのポーズは、大腿四頭筋、ハムストリング筋（膝腱）、腰筋、殿筋を伸ばし、体や腹部の中心をはしっている胃の経絡を刺激します。

あおむけになっておこなう ねじった蝶のポーズ ——基礎：
利点と効果

- アパーナーサナ（ステップ1）は、伝統的な消去のポーズであり、一般的なリラクゼーションと解毒作用に働きかけます。便秘や腸内の閉塞の治療に優れています。
- 腰や股間を蝶のように開くと、腹部器官や筋肉がゆるむ空間を作り出すことができます。
- 息を吐くと、腹部が開放されることで横隔膜が降下しやすくなり、腹部内臓（腹部器官）をマッサージすることになります。
- ねじる動きは、肝臓や右側の上行結腸（膝を左に曲げている場合）を圧迫したり、胃、脾臓、膵臓、左側の下行結腸（膝を右に曲げている場合）を圧迫します。その結果、横隔膜のピストンのような動きによって、これらの器官は呼吸と同調してリズミカルにマッサージされます。
- ねじる動きをおこなうと、その反対側の腹斜筋が伸び、腹壁の調子が改善されます。
- 外側に腕を伸ばすと、ヨーガの深い呼吸を楽におこなうことができ、消化を促進します。

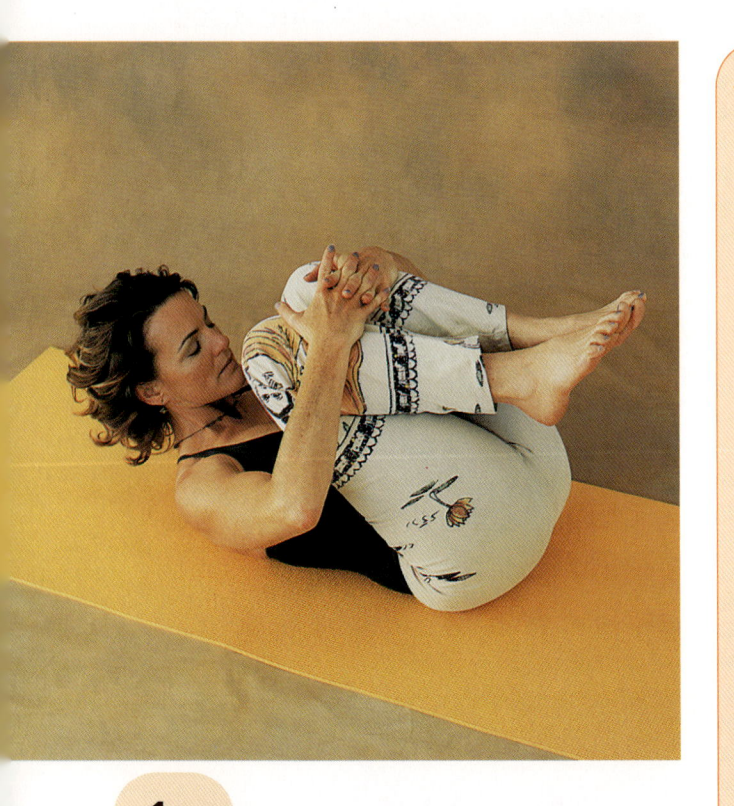

1 あおむけになって床に横になります——顔をうえに向けた姿勢です。太ももを腹部のほうにかかえ込んでアパーナーサナの姿勢をとります（p.22も参照）。そして深く息を吐いて締めつけます。息を吸いながら両脚を解放します。肩はリラックスさせていましょう。10回呼吸を繰り返します。ランガナ、息を長く吐くことに集中して、解毒させます。

ねじった蝶のポーズ/71

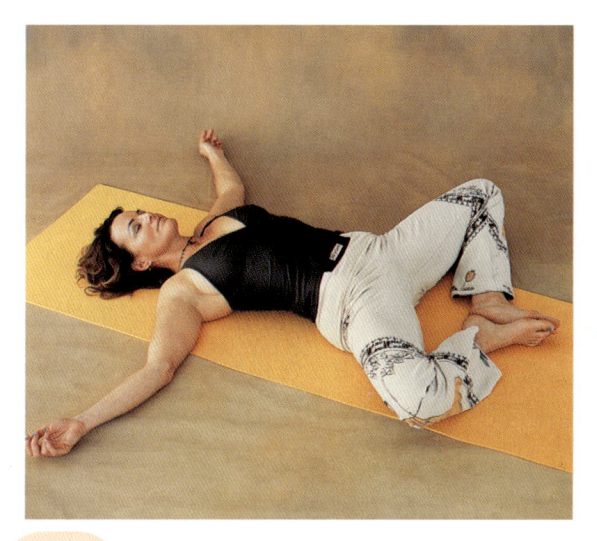

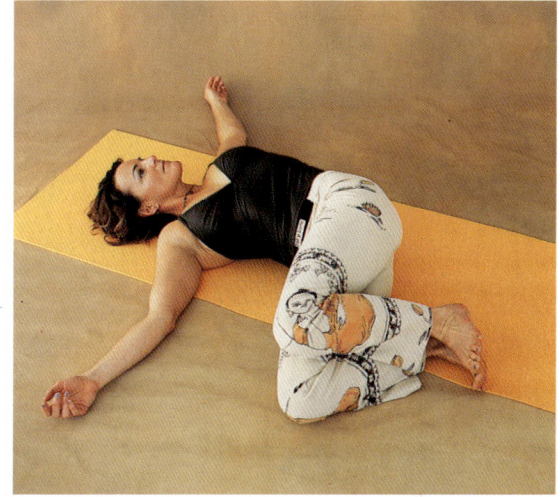

2 今度は、膝を曲げて脚を開き、蝶のポーズ（スプタ・バッダ・コナーサナ）にはいります。足の裏を合わせたまま、両腕を横に外に向けて伸ばします。呼吸を観察しながら、なんの制限もなく呼吸ができるように胸全体を開きます。息を吸い、ヨーガの呼吸を完成させます。息を吐き、肺を空にしてから、ウッディアーナ・バンダとムーラ・バンダで収縮させます。

3 息を吸い、左の膝を持ち上げます。息を吐き、右脚に触れるまで曲げたほうの左脚を下ろしていきます。あおむけの状態でおこなうねじりのポーズです。顔は左に向け、肩は床のほうに下ろし、胸は開き、両腕は外側へ伸ばした状態で、5回呼吸をします。ねじりを深くするには、膝を右の肘により近いところへねじ込んでいきます。

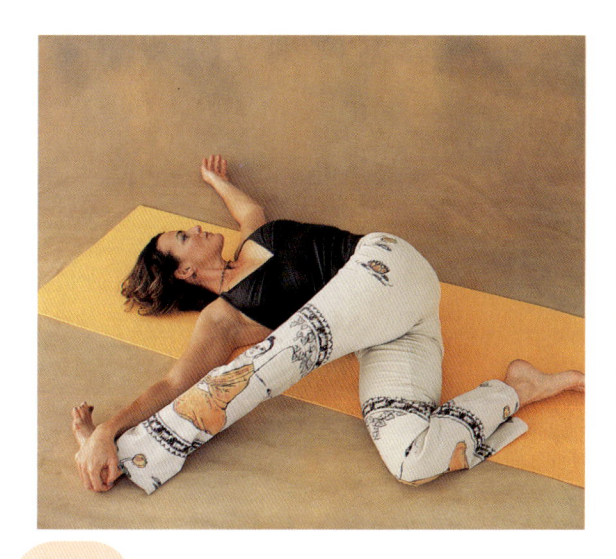

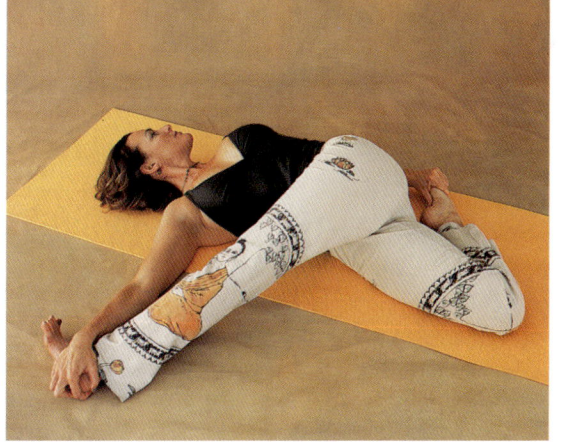

4 息を吸い、脚の先をまっすぐにして、足（もしくは脚）を反対側の腕でつかみます。こうすることで、ねじって締めつける動きが強化され、脚の裏側や臀部が伸びます。そのままの状態で5回呼吸をします。

さらに難易度を高くする場合：曲げた方の脚の足を、あいているほうの手でつかんでみましょう。両方の足が縛られています。5回呼吸をしてから息を吸い、蝶のポーズ（ステップ2）に戻ります。息を吐き、リラックスします。ステップ3と4を反対側で繰り返します。

猫のポーズから
英雄のポーズへ
──中級

猫のポーズから、ねじったコブラのポーズ、伝統的な英雄のポーズへと展開していきます。中級者に適したポーズで、過敏性腸症候群（IBS）や、炎症性腸疾患（IBD）、心的な憩室炎や消化不良を和らげることができます。これら3つのポーズは、腹部を伸ばして調子を整え、腸管のプラニック閉塞を減らすことにより、肥満症の削減にも役立ちます。腰や膝、あるいは足首に深刻な問題がある場合は、コブラのポーズと英雄のポーズでねじるのは避けてください。ブロックの上に座り、経験を積んだ指導者に頼んで姿勢をチェックしてもらい、床でおこなう英雄のポーズは省略しましょう。もしおこなう場合は、尾骨を下に引っ込めて、背下部を伸ばすようにしましょう。胃潰瘍や下痢、急性の炎症性腸疾患を患っている場合は、ウッディアーナ・バンダは練習しないでください。

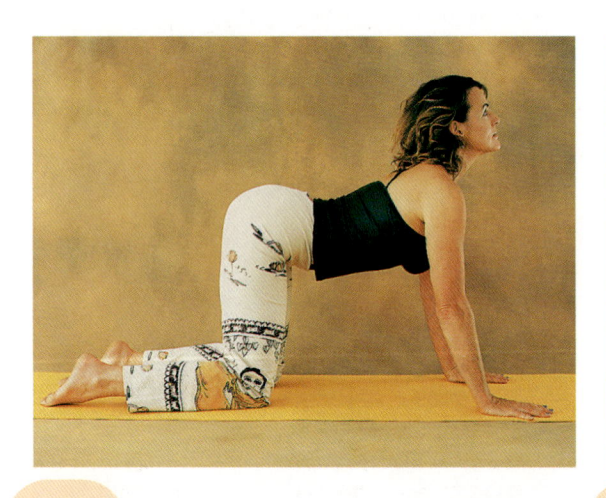

1 テーブルのポーズ、四つんばいの姿勢ではじめます。両手が肩の真下にあり、膝が腰の下にあることを確認してください。指を広げて、手のひらで床を押します。息を吸い、背骨を蛇のようにくぼませます。腹部と胸とのどを伸ばして、顔は上に向けます。尾骨をできるだけ高い位置に持ち上げます。首を曲げないように注意しましょう。

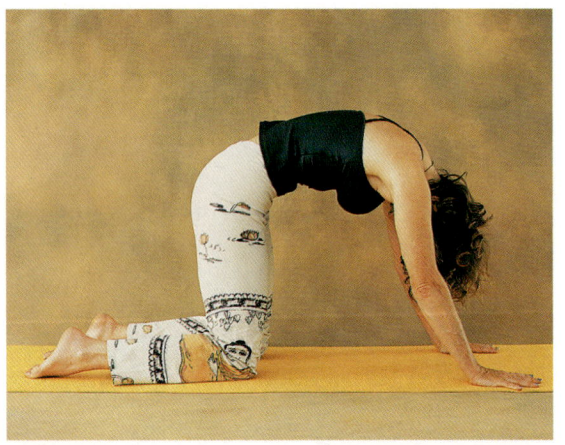

2 息を吐き、背骨をできるだけ高い位置でアーチ形に丸めて、あごは胸のほうに曲げます。尾骨は下にしまい込んで、猫のポーズ（ビダーラーサナ）に入り、ウッディアーナ・バンダ（p.17を参照）で収縮させながらくぼませます。力まずに、ステップ1と2を5回繰り返しましょう。最後に背骨をくぼませるとき、舌の浄化のためにライオンのポーズ（p.119を参照）をおこなってください。眉間を仰ぎ見て（シャンブハビ・ムドラー、p.122を参照）、3つすべてのバンダ（トライ・バンダ、p.16-17を参照）を生かします。ちょっとのあいだそのままの体勢を保ってから、締めつけを解いて呼吸をします。それからもう一度背骨をくぼませます。伸ばした子どものポーズ（p.45を参照）で対のポーズをおこない、腹部に息を吹き込みます。

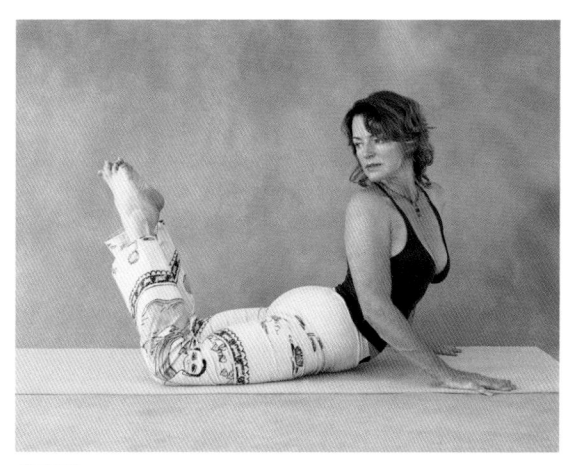

3 息を吸い、骨盤を両腕のあいだに泳がせて、赤ちゃんコブラのポーズ（p.100も参照）に入ります。腰に不安がある場合は、両手をさらに前方におきます。肩甲骨を背中の下のほうに引き下げて、両側で均整を保ちます。今度は肘を床のほうに下げていき、前腕部が目の前で平行になるようにします。10回呼吸をしましょう（偉大なスフィンクスのポーズです）。両手だけが床にのこるように（コブラのポーズ）、両腕を持ち上げます。膝を垂直に曲げて、息を吐きながら頭を片側に回します。息を吸い、中心に戻ります。息を吐き、頭を反対側に回します。これを5回繰り返します。下を向いた犬のポーズか子どものポーズ（p.40, 45を参照）の対のポーズで、回復しましょう。

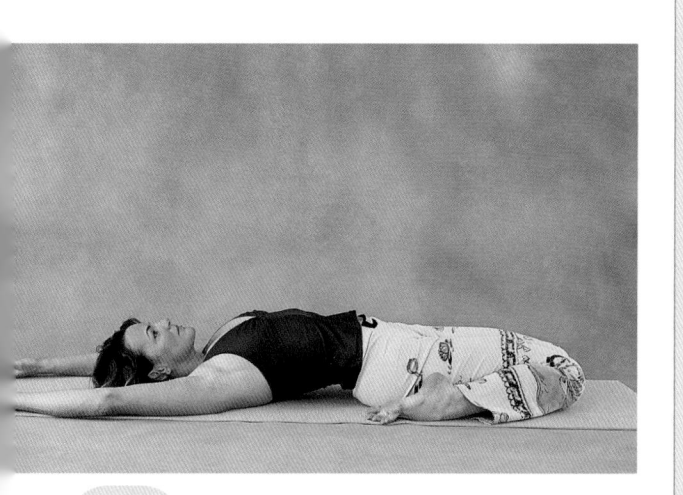

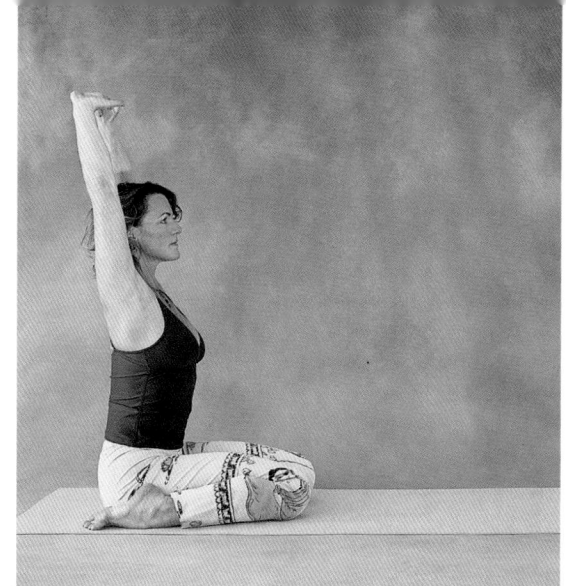

4 今度は、中腰になってから英雄のポーズで深く座ります（座っておこなうヴィーラーサナ）。脚のあいだの床に臀部で座り、かかとが太ももの横で上を向いている状態になっているはずです。両腕を頭のうえに上げ、手のひらが上を向くようにして手を組みます。背骨はまっすぐに、腹腔全体を伸ばします。少しだけウッディアーナ・バンダをおこないながら20回呼吸します。つま先の先端は広げて、床にぴったりと定着させます。

猫のポーズから英雄のポーズへ：
利点と効果

- 猫のポーズでは、腹腔内容物を交互に伸ばしたり圧迫したりするので、腹部の血液貯蔵器が浄化され、再び満たすことができます。
- 息を吐きながらウッディアーナ・バンダを練習すると、腹部器官や静脈血の貯蔵器をさらに圧迫することができます。それにより動脈血が腹部へ勢いよく流れていき、活性化させます。
- ライオンのポーズ（シハーサナ）では、舌を伸ばす行為によって消化管の上部が活気づき、舌が浄化されます。そして悪い息が取り除かれます。
- コブラのポーズでは、床で腹壁に圧力を加えるために、横隔膜のマッサージ効果が得られます（床は腹部が膨張するのを防いでくれます）。頭を回転させてねじる場合は、反対側の腹部に表れている効果に集中しましょう。
- 英雄のポーズ（ヴィーラーサナ）は、消化機能のための究極のポーズと考えられており、摂取を減らすために食べたすぐ後に練習することができる唯一のポーズです。
- 英雄のポーズで膝を曲げる姿勢では、脚から脚への血液循環が制限される結果、消化器官へ、または消化器官からの血流を促進します。それと同時に、腹部全体が伸びます。
- 連続したポーズをおこなうことにより、消化とバランスのプラーナ（p.12を参照）であるサマーナ・ヴァユを刺激します。

5 息を吐いて上半身を床のほうに下げていき、床でおこなう英雄のポーズ（スプタ・ヴィーラーサナ）に入ります。まず背中を手で支えながら傾けていき、それから腕の前側を床まで徐々に下ろしていきます。必要ならば、膝を床から少しだけ持ち上げましょう。ただし膝を腰よりも広げてはいけません——腰と背下部に負担がかかってしまいます。そのままの状態で10回呼吸をします。終了する場合は、腰を持ち上げて英雄のポーズに戻るように体を起こします。

半肩立ちのポーズ
と鋤のポーズ

見事な消化のポーズである肩立ちのポーズは、ヨーガ指導者であるB.K.S.アイアンガーがあらゆるポーズの女王であると述べています。深い回復と治癒をもたらす倒置のポーズは、心臓と脳を呼び覚まし、血液循環をよくします。ここでは、完全な肩立ちのポーズ（サルヴァーンガーサナ）から半肩立ちのポーズ（ビパリータ・カラニ）、鋤のポーズ（ハラーサナ）、耳を圧迫するポーズ（カルナピーダーサナ）へと導いていきます。倒置のポーズをおこなうと、腹部器官の排出がおこなわれると同時に、神経内分泌系を落ち着かせてバランスを取ってくれます。

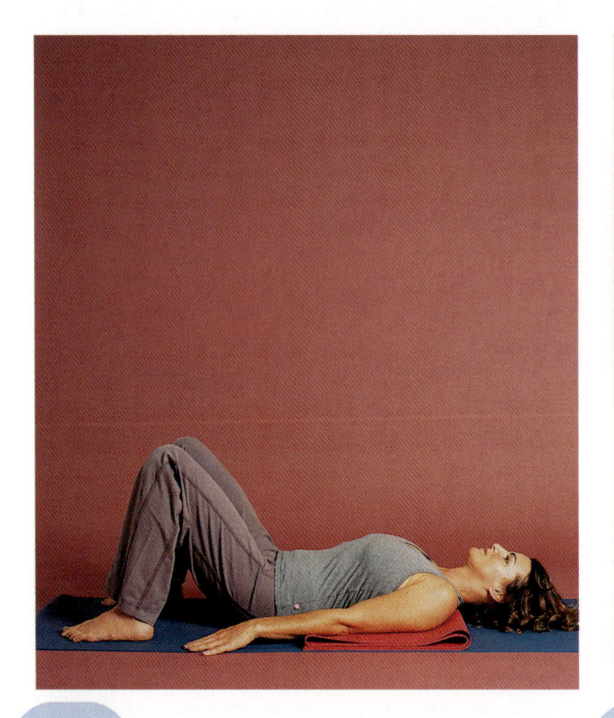

1 半ばあおむけになった状態で横になり（膝を曲げて、背骨はまっすぐにします）、肩はパッドのついた敷き物の上にのせます（頸部のカーブを守るために頭はわずかに下げましょう）。両腕を体の横におき、手のひらは下に向けます。

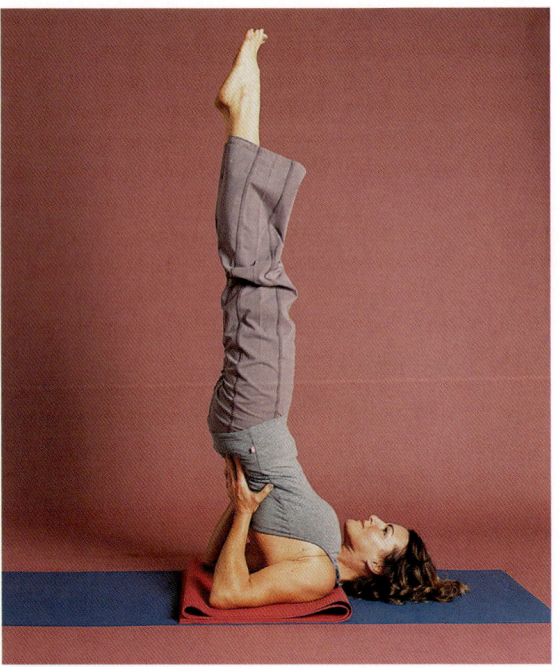

2 息を吸い、膝を額のほうに曲げながら脚を振り上げます。両脚を上げて、床から離します。背下部をしっかりと手で支えましょう。腎臓をへこませ、肘を肩のほうにまっすぐ引きます。両脚をまっすぐに伸ばして、押しつけあいます。のど、あご、顔はリラックスさせます。そのままの体勢で30回呼吸をします。上部のチャクラ（p.14-15を参照）を心に描きましょう。

半肩立ちのポーズと鋤のポーズ/75

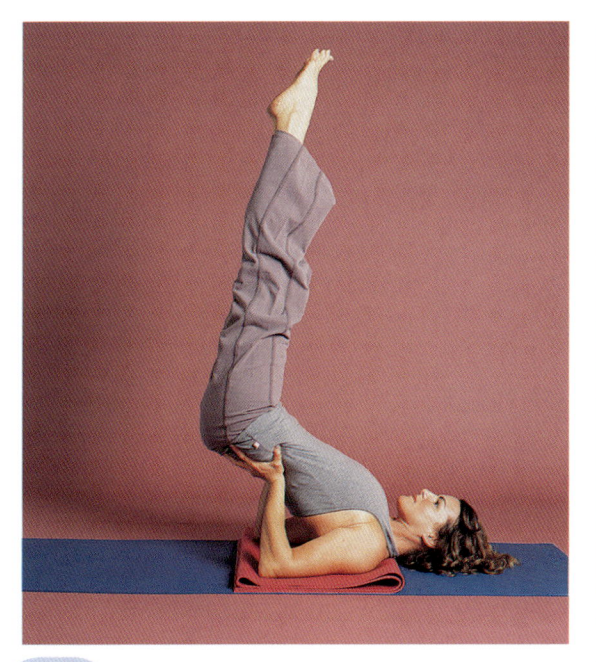

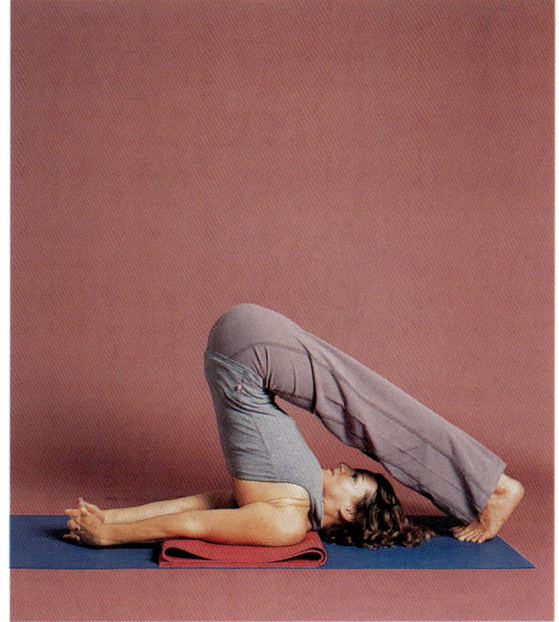

3 仙骨をへこませて背中を支えながら、腰をゆっくりと下げていきます。そして半肩立ちの状態で止めて、そのまま15回、あるいは気持が良ければそれ以上、呼吸をつづけます。腰の位置を合わせ、両脚をまっすぐにして、へそを見ながら胸と恥骨を離しながら動かします。

4 今度はまっすぐにした両脚を頭の上に下げていき、鋤のポーズ (p.64-65を参照) に入ります。つま先は床につけるか、あるいは椅子の座面においてもよいです。両腕は脚と反対の方向にまっすぐに伸ばして指を握ります。そのままの体勢で10回呼吸をします。

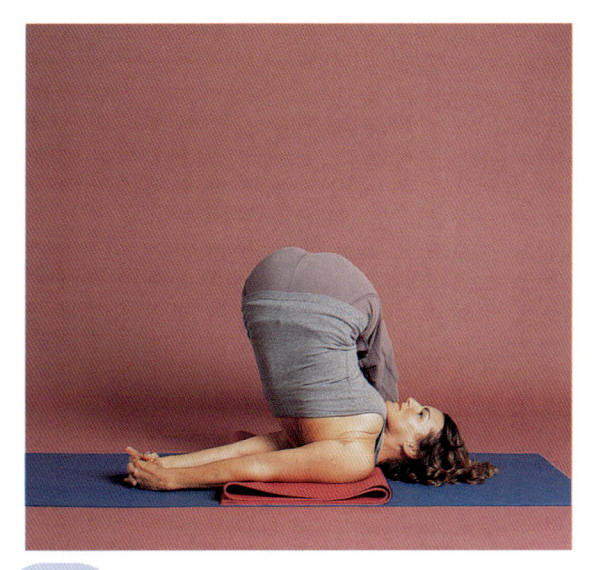

5 腹部の再生をさらに強化するために、つま先を使って、負担をかけないように注意しながら、右側のできるだけ遠いところに両脚を歩かせていきます。顔は空の方に向けたまま、両肩に体重を均等にのせて、しっかりとした土台を維持します。ねじった鋤のポーズのまま、5回呼吸をします。今度は体の左側に脚を歩かせていき、繰り返します。

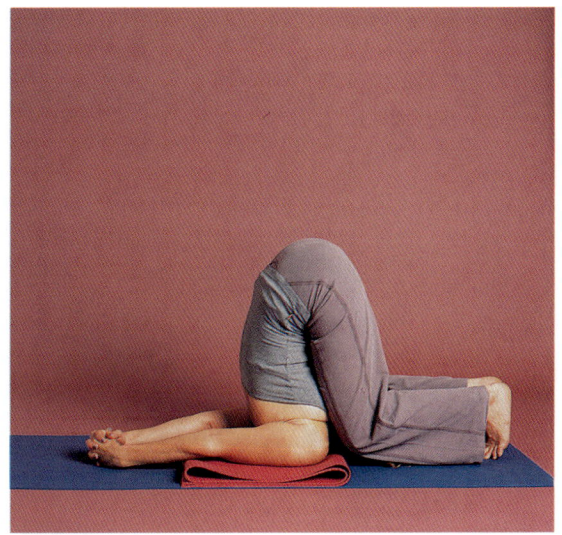

6 脚を鋤のポーズに戻し、頭の近くで膝を曲げて、耳を圧迫するポーズ (カルナピーダーサナ) に入ります。腎臓のあたりに息を吹き込みながら、膝で耳を圧迫していきましょう。首に負担をかけてはいけません。無理な場合は、代わりに膝を額に向けて休めてもかまいません。10回呼吸をしながら休みましょう。

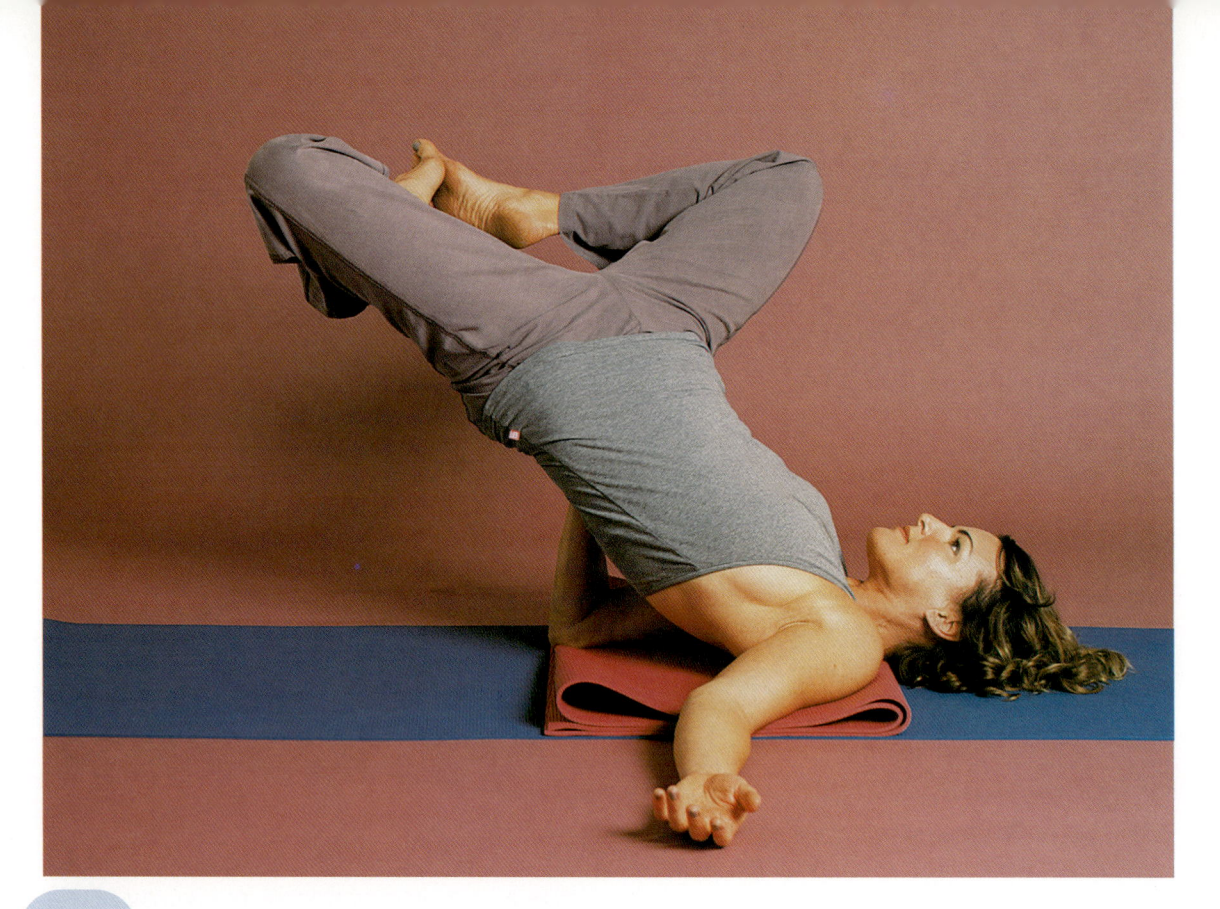

7 今度は、ふたたび肩立ちのポーズ（ステップ2）にはいるような感じで、けれども膝は曲げたまま、注意して背下部を支えながら膝を持ち上げます。足の裏を合わせましょう（あるいは、上級者の場合は蓮の姿勢を取りましょう）。

肩立ちのポーズ：
利点と効果

- 半肩立ちのポーズ（ヴィパリータ・カラニー）では、腹部の静脈血の貯蔵器（脾臓と肝臓）からの排出を促進するので、その結果として腹部器官への動脈血の流入を刺激します。
- 肩立ちのポーズは、マニプーラ・チャクラと関連のあるサマーナ・ヴァーユ（腹部周辺のプラーナの流れ）と消化の火であるアグニを刺激します。
- ステップ2〜5での横隔膜のマッサージ効果は、ウッディアーナ・バンダ（p.17を参照）をおこなうことでさらに促進され、さらに腹腔内容物の洗浄も刺激してくれます。
- 下腹部器官や腸を浄化することで、胸や頭などの上部の器官への血流が促進され、肺や心臓、脳などを活気づけます。

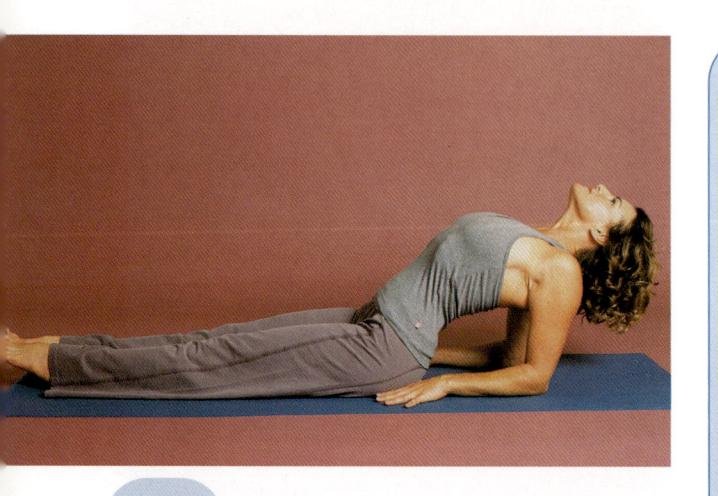

8 背中と両脚を床に下ろしていき、あおむけの状態で死体のポーズにはいり10回呼吸します。対のポーズで、魚のポーズ（マツヤーサナ）を取りましょう。上半身を持ち上げて肘のうえで休ませ、手のひらを体の横に押しつけながら、注意して頭を後ろに落とします。胸を天井の方に高く持ち上げて、背中が橋のようなアーチを描くようにします。心臓への扉を背中に開けましょう。そのままの体勢で10回深く呼吸をしてから床のうえでリラックスします。

腹部マッサージ
（ナウリ）

　この「攪拌（かくはん）」のマッサージは、ウッディアーナ・バンダ（p.17を参照）が発展したものであり、中級から上級者向けの練習です。ウッディアーナ・バンダを習得し、腹直筋が強くなったら、この呼吸法の練習に乗り出すだけです。マッサージをおこなって腹直筋が分割したら、それらを力強い腹部マッサージをつくりだす攪拌棒（かくはんぼう）として利用しましょう。

> **腹部マッサージ**
> 利点と効果
>
> - 腹部の内臓は、洗濯機のように攪拌され、消化管は、腹直筋（腹部を垂直にはしる長い筋肉）を利用することで圧迫されます。
> - 消化系障害、とくに便秘や胃酸過多、膨満感などが取り除かれます。
> - 力強い浄化の波によって、器官全体が洗い流され、腹部の深いところにある筋肉の調子も整えられます。そして精神的な消化を増進させ、消化器系全体に流れるエネルギーであるプラーナのバランスが取れて、自分の本質と結びつけることができます。

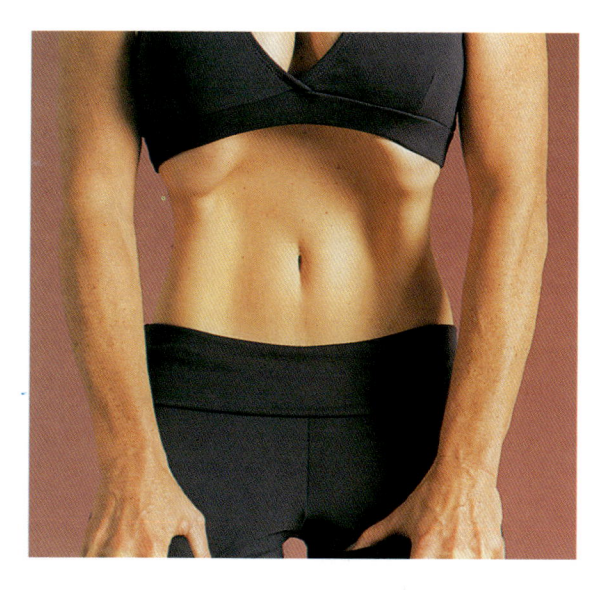

第1段階（ウッディアーナ・バンダ）：（月経や妊娠期間中はおこなってはいけません。）足をひろげて立ち、膝を曲げて手を太もものうえにおきます。深く呼吸をしましょう。口から息を吐いて肺を空にし、ジャーランダラ・バンダ（p.17のどの収縮を参照）をおこないながら息を吐きつづけます。腹直筋と腹横筋で息を吸い、腹部中央に凹曲面を作ります。できるだけ長くそのままを保ってから、解放して深く息を吸います。リラックスしましょう。5回繰り返します。

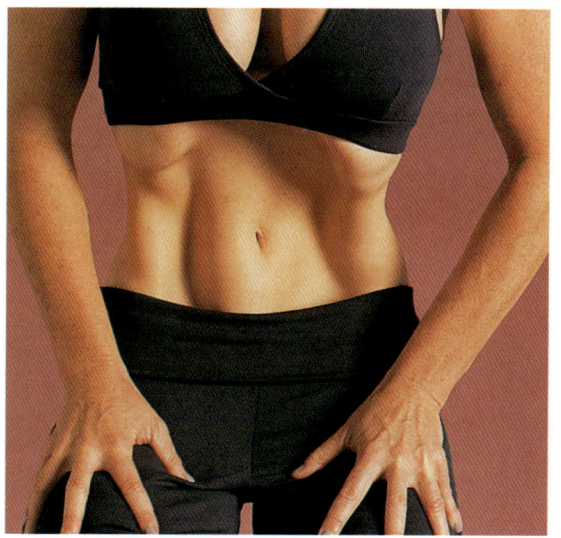

オプション：息を吸いながら、大きな円を描いて両腕を空の方に上げます。そして息を吐きながら、手を体の前の中央軸を通しながら引き下ろします。

第2段階（ナウリ）：上級者は、腹直筋を分割し、それを腹部の右側に動かしてみましょう。筋肉を左側（ヴァマ・ナウリ）と右側（ダクシナ・ナウリ）に動かす練習を、左右3回ずつおこないます。解放したら、前屈のポーズでリラックスしましょう。5回繰り返しますが、24時間以内に再度この練習をしてはいけません。

ねじりのヴィンヤーサ
―― 上級

急性段階ではないあらゆる消化系障害に適しています。これから紹介するポーズの難易度があまりに高い場合は、ステップ1と3をそれぞれ3回ずつおこなって、2つのねじりの運動を別々に練習しましょう。さらに難易度の高いヴィンヤーサにするには、太陽礼拝（p.52-54を参照）を5回おこなってから以下のポーズを始めましょう。あるいは、原型的ならせんのポーズ（p.103を参照）から始めるのもよいでしょう。

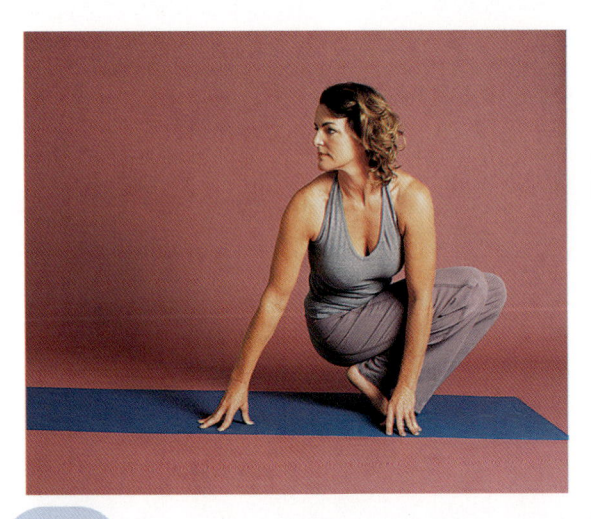

1 足をそろえて立ちます。母子球をつかってしゃがみ、背骨をまっすぐにして前を向きます。息を吸い、腹部を伸ばすように胸を持ち上げます。息を吐き、上半身を右に回転させ、両手の指を床につけて、あごをできるだけ右まで回します。あるいは、右の手のひらを背下部において、肘を後方に向けてもかまいません。両腕を使ってより回転を大きくします。ねじりながらしゃがんだ状態で、ウッディアーナ・バンダ（p.17を参照）を利用して10回呼吸をします。反対側で繰り返します。

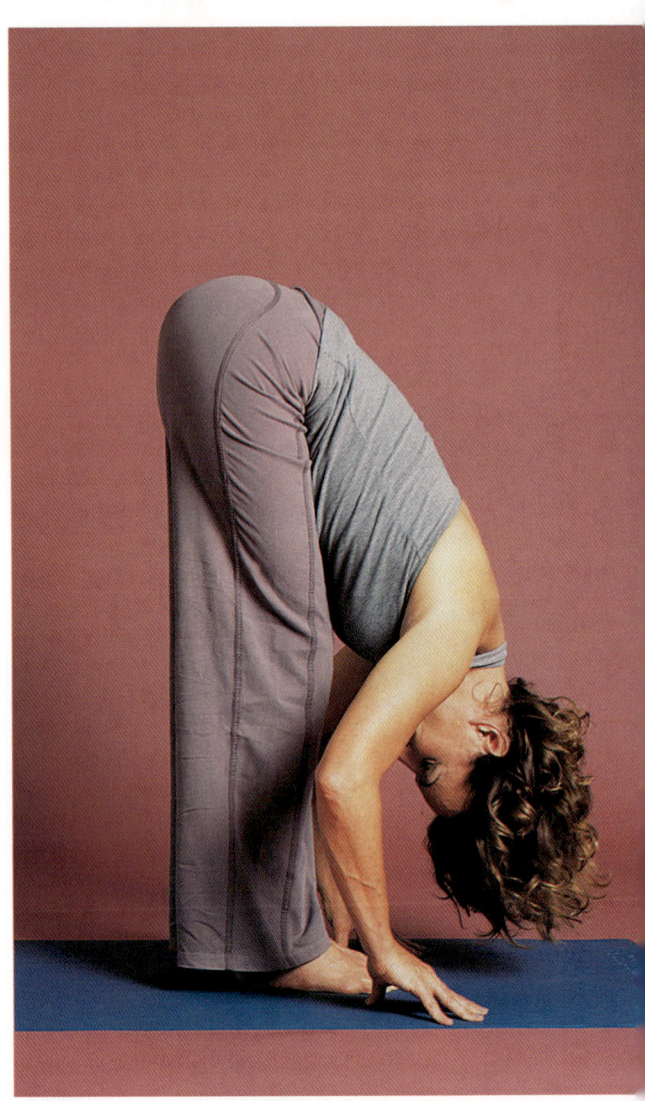

2 今度は、足を床につけて、立っておこなう前屈（ウッターナーサナ）にはいっていきます。両腕を曲げながら頭を床のほうに引きつけていきます。かかとを床に下ろし、背中が張りすぎていたら、必要なだけ膝を曲げて緩めましょう。足裏のアーチになったふくらみを持ち上げて、一歩を踏み出すための「ばね」を作ります。そのままの体勢で10回呼吸をします。

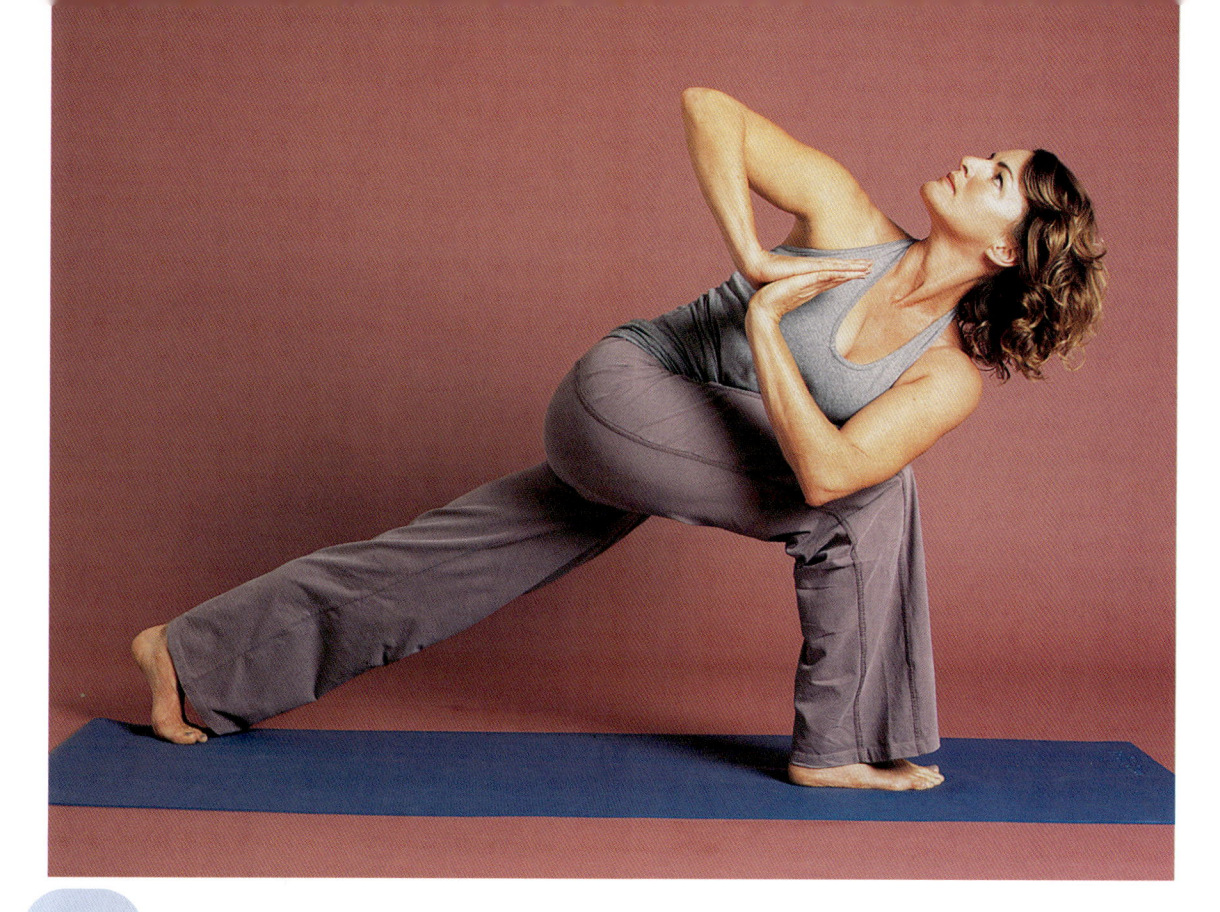

3 前屈から、肺をねじるポーズ（パールシュヴァコナーサナ）にはいります。左脚を後ろにすべるように動かしながら、右膝を突き出して曲げます。息を吐き、上半身を右にねじります。左肘は右の太ももの外側にもっていきます。肘を曲げて手のひらを合わせたまま、両腕をできるだけ伸ばします。

左腕の上腕部は右の太ももの外側におき、右肘を上に向けます。鎖骨を広げ、肩甲骨を後ろに引き下げて、右肩の上を見ます。10回呼吸をしましょう。息を吸い、立っておこなう前屈に戻ったら、反対側で繰り返します。

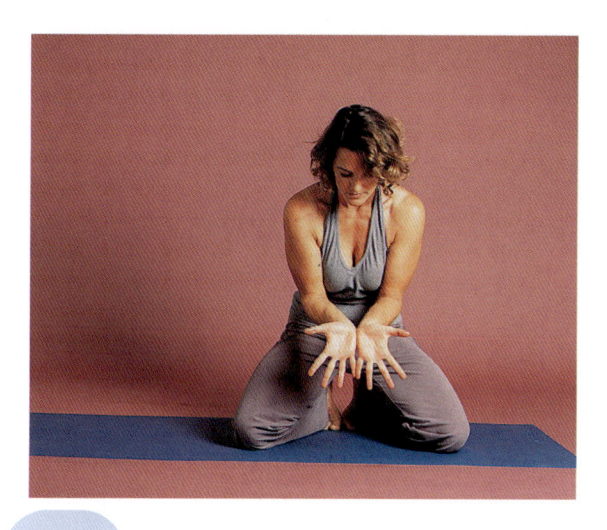

4 今度は膝を広げてひざまずき、孔雀のポーズ（マユーラーサナ）の準備をします。マットの上にひざまずいて、両手の外側同士をつけて、前方に向けます。指同士はできるだけ広げて伸ばします。

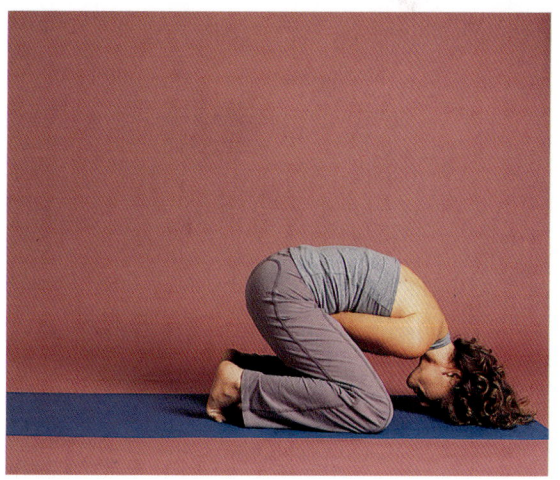

指を体のほうに向けなおし、手を膝のあいだの床のおいて、肘を腹部のほうに曲げます。マットのうえに額をつけ、腰を上げて、手と額、膝、つま先でバランスを取りながら体を前傾させます。

80/消化器系

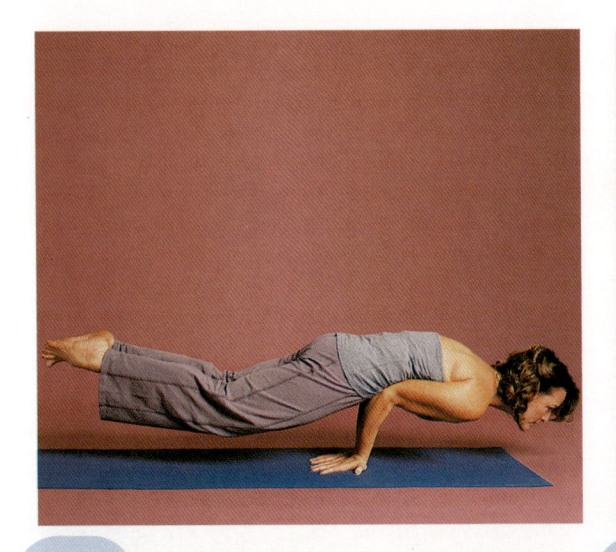

5 少しずつ膝を後方に浮かせながら、完全な孔雀のポーズにもっていきます。床を見ながら5回深く呼吸し、肘は体のほうに曲げておきます。両脚を後方に伸ばして、体がまっすぐ一直線になるようにします。バランスを取りながら呼吸をします。

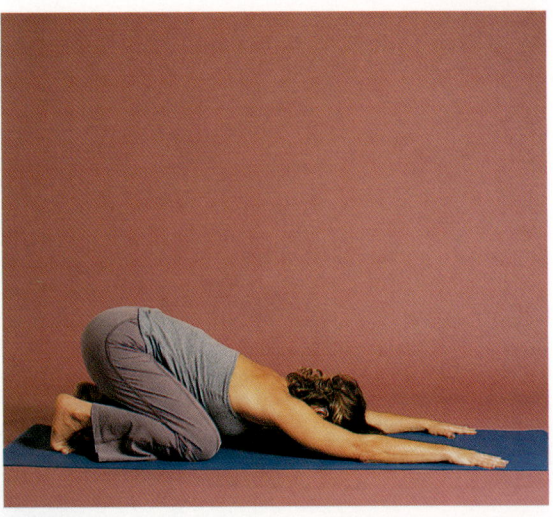

6 伸ばした子どものポーズ（p.45を参照）に戻り、伸ばした腹部を太もものうえに押しつけながら対のポーズとして、10～20回呼吸をします。

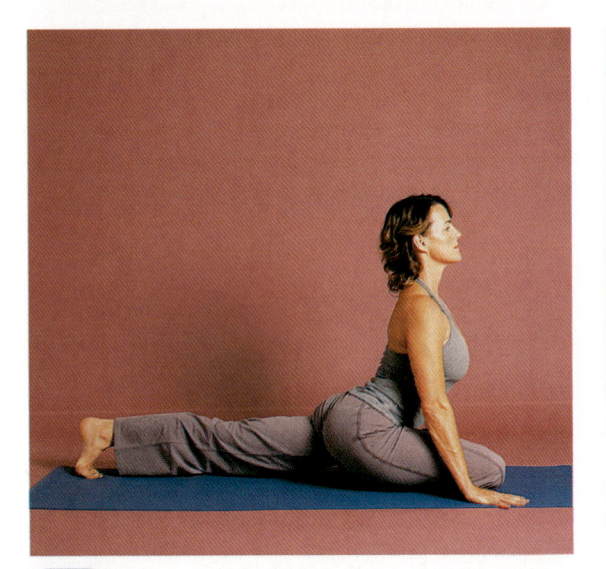

7 右脚を前方にすべるように動かします。両手のひらを平らにして、膝の横におき、後足のつま先は下に入れ込んだままにします。右膝の前面は前、右斜め前に向けます。そして右のかかとは恥骨の左に入れ込みます。つま先を下に入れ込みまっすぐに後ろの脚を伸ばすと、アーサナが強まります。胸と頭を持ち上げて、肩甲骨を下に向けて押します。首を白鳥のように長く伸ばして、顔を上げます。その状態で5回呼吸をしましょう。反対側で繰り返してから、下を向いた犬のポーズにつないでいきます。

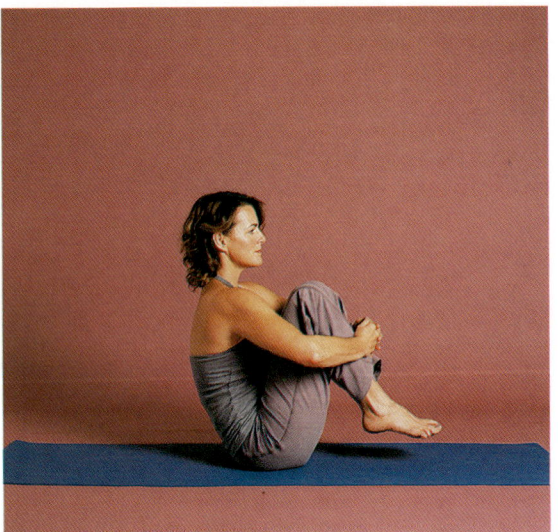

8 今度は後ろの脚を前に動かし、膝を曲げて深く座ります。「宇宙の卵」のように体をまるめます。両腕をすねに巻きつけ、座骨でバランスを取りながら5～10回呼吸をします。息を吐くことに集中して、ムーラ・バンダとウッディアーナ・バンダ（p.16-17を参照）で、プラーナとアーサナを高めます。

空気の浄化/81

> **ねじりのヴィンヤーサ：**
> 利点と効果
>
> - しゃがんだ姿勢によって、脚への血流が減り、腹部への血液循環がより多くなります。また器官に酸素を送り込み、老廃物の除去を促進させます。
> - しゃがむ動作とねじる動作を、ウッディアーナ・バンダ（p.17を参照）の練習と組み合わせることで、内部器官が圧迫され、さらに横隔膜が降下することでリズミカルにマッサージされます。横隔膜はパラシュートのように降下します。
> - 立っておこなう前屈（ウッターナーサナ）と下を向く犬のポーズは、どちらも前屈であり、腹部器官から静脈血を徐々に排出させて、脳を活気づけます。
> - ステップ7のような非対称に腰を開いたポーズでは、張りや妨害を除くために脚を後ろに伸ばすことにより、その脚の横にある結腸を活性化します。
> - 宇宙の卵のポーズは、消極的な傾向であるアーサナ・ヴァユ（p.12を参照）を深めるので、体がリラックスし、解毒作用があります。
> - 舟のポーズは、腹壁や骨盤隔膜、呼吸器官の隔膜を連動させることで、腹部器官を圧迫し、体の中心を強くします。

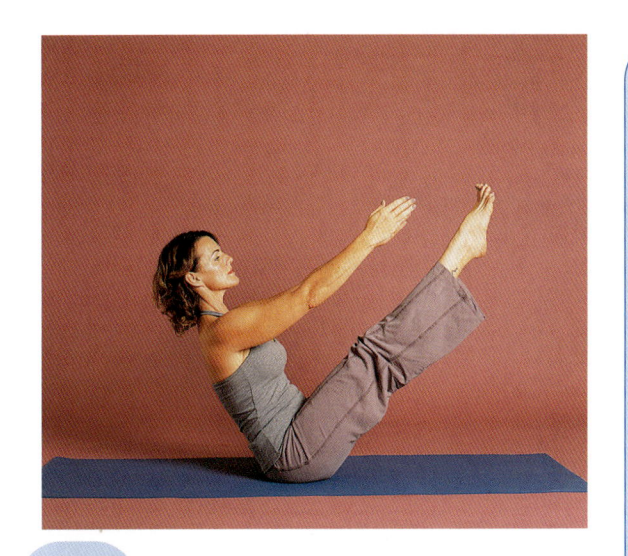

9 今度は舟のポーズ（ナヴァーサナ）にはいります。息を吸い、背骨をまっすぐにしたまま背をそらせながら、胸骨を空のほうに持ち上げます。息を吐き、鎖骨を広げて、脇のしたのくぼみの前側を持ち上げながら両腕をつま先のほうに伸ばします。両脚をまっすぐにして、体で「V」の形を作りましょう。むずかしい場合は、膝を曲げて、方舟のポーズですね床と平行にします。そのままの体勢で5～10回呼吸をします。舟のポーズと宇宙の卵のポーズ（ステップ8と9）を交互に3～5回おこないます。息を吸うときに舟のポーズをとり、宇宙の卵で息を吐きます。

空気の浄化
（スワナ・プラーナーヤーマ）

この練習は、消化器系に酸素を送り込みなおすことで、新しい活力を吹き込むものです。淀んだ空気を取り除くことにとくに効果的で、おなら（ガス）や便秘を減らし、消化器官の調子を整えて、食欲（アグニをかき立てる）を刺激します。心臓病や胃潰瘍、甲状腺機能亢進、下痢を患っている場合は、練習しないでください。

1 楽な姿勢、あるいは単純に膝を曲げて座ります。膝を広げて、両手をその上におきます。深く呼吸をしてから息を吐いて、できるだけ肺を空っぽにします。体を前に傾け、両手で膝を押しながら、舌を突き出します（p.119ライオンのポーズを参照）。息を吸ってから、あえぐように息を吐きます。息を吸うときは腹部を膨らませ、息を吐くときは縮めて、20回呼吸をします。無理をしてはいけません。

2 上級者は、練習方法は同じでも、息を吐く時間を長くしてみましょう。これはアグニサル・クリヤーあるいはバフニサル・ドハウティと呼ばれます。

消化器系の浄化

この連続したポーズは、77ページの腹部マッサージと一緒におこなうようになっていますが、もちろんこれだけを練習しても消化器系を再活性化します。どのような病気にも適した運動ですが、潰瘍やそれに似た症状がある場合には、すこしずつ練習していく必要があります。体全体を伸ばすように展開させてください。

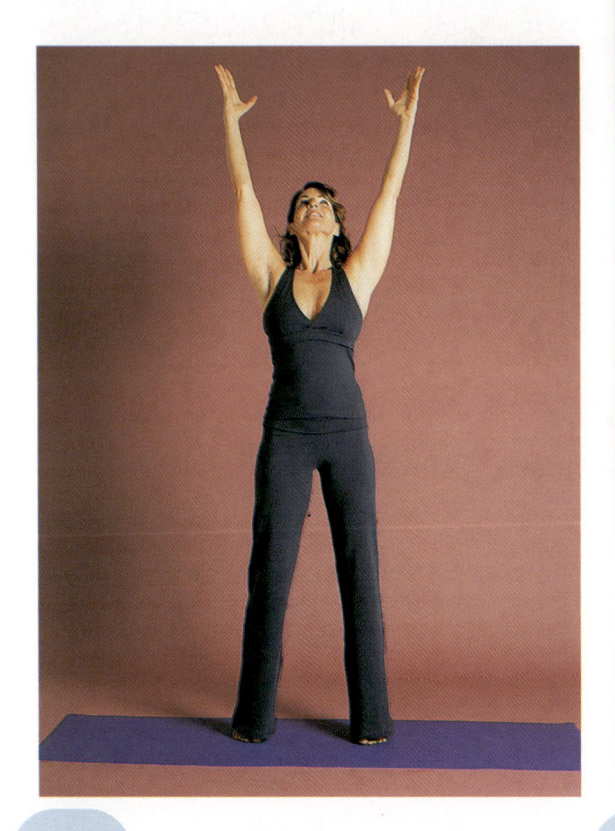

1 足をわずかに開いて、立っておこなう山のポーズ（ターダーサナ）をとります。息を吸い、両腕を頭のうえに上げて、手のひらを内側に向けます。体のなかに前向きなエネルギーが入ってきて充電される様子を思い描きましょう。つま先を上げながら、上方向に伸びましょう。まっすぐ前を見たまま、5回呼吸をします。息を吐き、山のポーズに戻って両腕を体の横に下ろします。

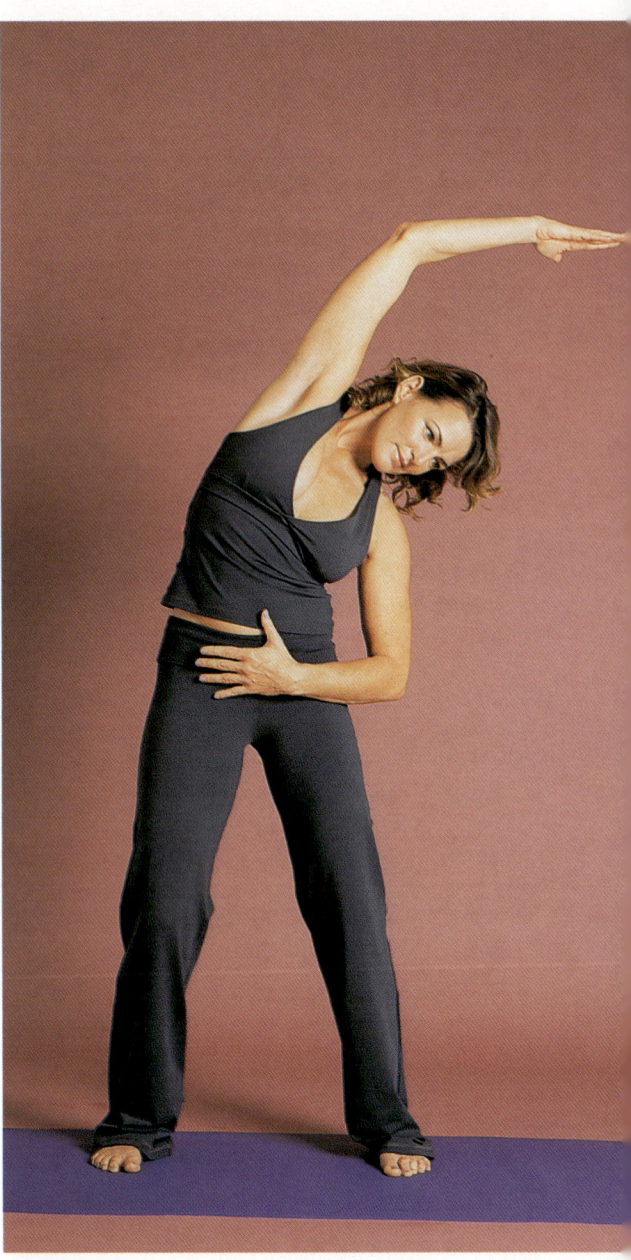

2 体の側面に沿ってアーチを描き、揺り動かした山のポーズ（ティリャカ・ターダーサナ）にはいります。足を腰の幅に広げ、右腕を頭のうえに上げます。左手は右の下腹部におきます。息を吐き、右に体を傾けて、頭上に腕で円をつくります。ちょっとのあいだ息を吐き続け、首を解放して下に向けます。息を吸い、中央に戻ってから反対側で繰り返します。

消化器系の浄化/83

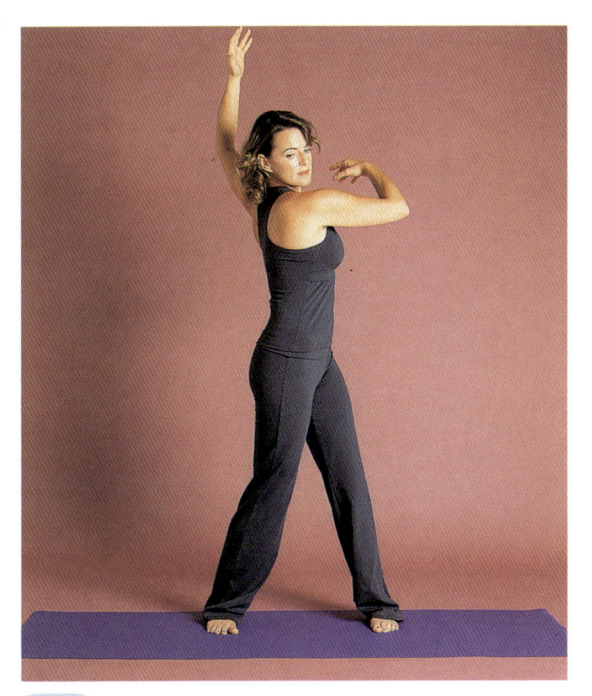

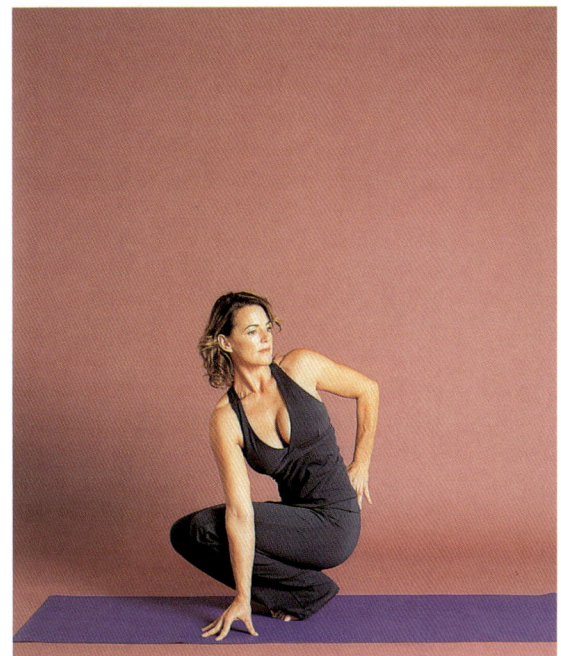

3 山のポーズに戻ってから、ウエストを回転させるポーズ（カティ・チャクラーサナ）に移ります。息を吸い、両腕を肩の高さで外側に上げます。息を吐き、右手を左肩のほうにもっていきながら、左にねじります。あごは右肩のほうに向けます。息を吐き続け、ねじりの作用を強めます。息を吸い、中央に戻ってから、（リズミカルに向きを変えて）反対側で繰り返します。

4 ねじった状態でしゃがむポーズです。両足をそろえてしゃがみ、右腕を左の太ももの外側に引きよせて、腹部をマッサージするように左にねじります。右手を左足の横の床につけ、左手は体の重力の中心である仙骨におきます。このまま5回呼吸をしてから、反対側で繰り返しましょう。

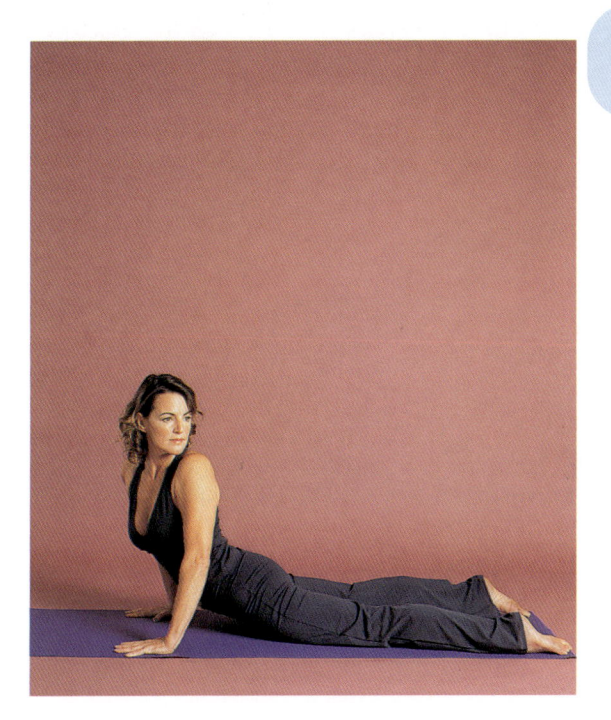

5 ねじったコブラのポーズ（ティリャカ・ブジャンガーサナ）です。顔を下に向けてうつぶせの姿勢で横になります。両足は腰の幅に広げ、つま先は広げて後方に向けます。今度は手を肩の下において息を吸い、背骨をアーチ形にします。息を吐き、頭と上半身をねじって左に向け、左足のかかとを見ながら、対角線上に腹部を伸ばします（肘はわずかに曲げましょう）。今度は右側にねじります。体を動かしながら息を吸い、ねじりながら息を吐きます。指の関節の付け根は床にしっかりとつけたまま、胸を腕の付け根から振り出しましょう。

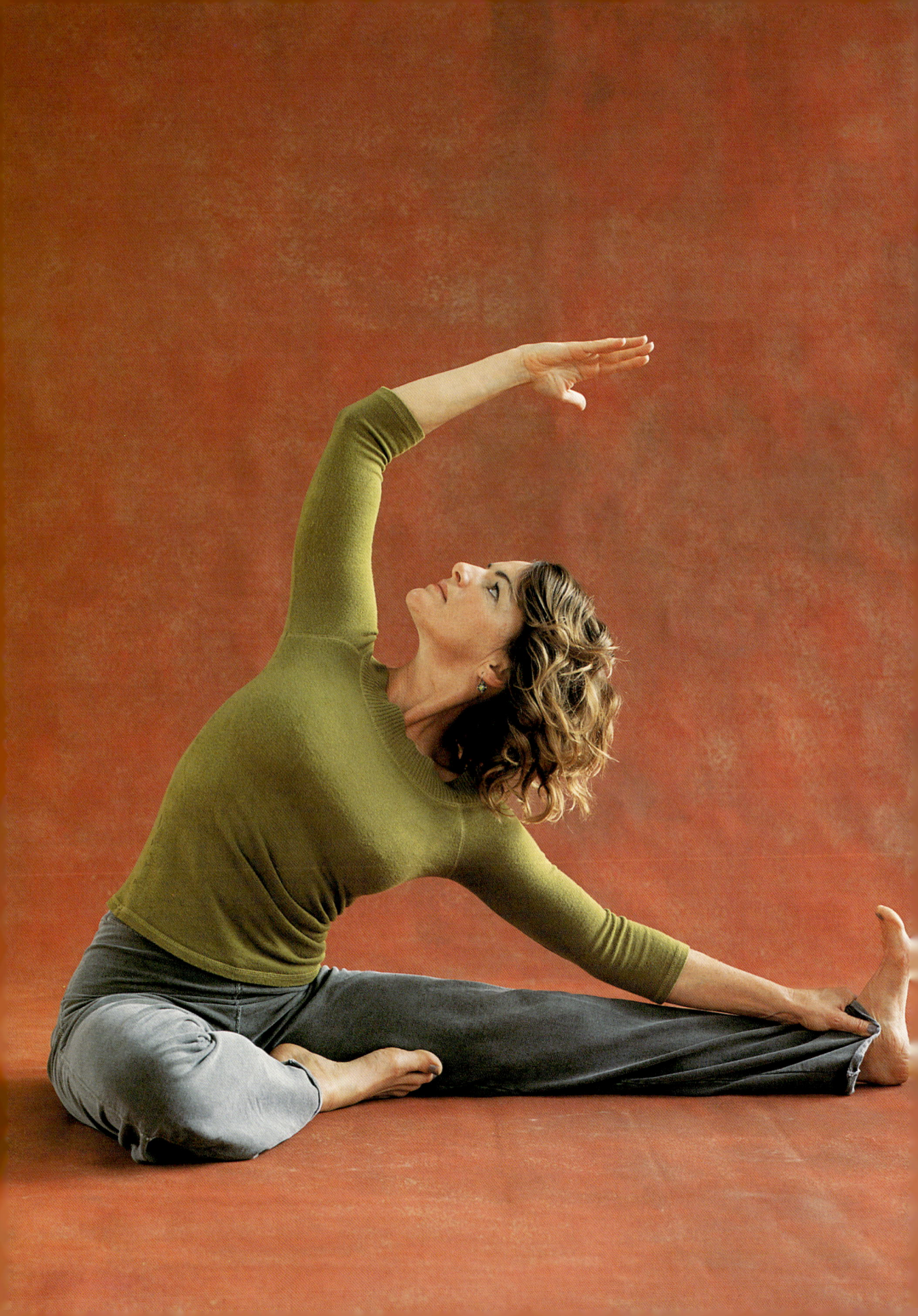

泌尿器生殖器系：
水のような流れ

　泌尿生殖器は、尿という形で体のなかから老廃物を取り去ることと、再生させることといった2つの機能をもつ配管システムからなっています。ヨーガの見地では、泌尿生殖器は2番目のチャクラ、スヴァディシュターナ・チャクラ（「自分自身の住処」）とつながっており、潜在意識下の欲望、性的、創造的な表現、本能や情熱の実現と関連があり、さらに「水」の流体の要素と結びついています。低い2つのチャクラである「土」と「水」──本能と性機能──は、私たち人間社会における泥だらけの領域を形成しており、進化の出発点でもあります。これらの領域に、抑圧された、あるいは中毒的な病的執着を持ちつづけていると、後退しつづけることになるかもしれません。なぜなら、この複雑な精神的根源（セックス）に根強い罪の気持ちや習慣的な傾向、あるいは恐れや欠点を持っているからです。

　泌尿生殖器官に精神的なエネルギーやプラーナの流れを維持することは、絶対不可欠なことです。なぜならコーシャ──つまりプラーナーヤーマ（エネルギーのシース＝鞘）とマノーマヤ（心のシース＝鞘）──に栄養素を与えなければならないからです。回復のためのアーサナと呼吸、ムドラー、サンカルパ、リラクゼーション、瞑想を組み合わせたり、そしてとくに回復のポーズを長く保つことで、治癒が生じるのです。

泌尿器系

　生命維持には、泌尿器系が能率的に機能することが必要です。なぜならそれによって、電解質水の流体バランスが維持されるからです。電解質水とは、体の細胞組織が浸されている、塩を含んだ水性の環境のことです。また、水や溶質の変化する量を排除したり収集したりすることで血液容量や血中濃度を調整することも泌尿器系の不可欠な仕事です。泌尿器系は、腎臓、尿管、膀胱、尿道から成っています。

　腎臓は、脊柱の下部分の両側に位置し、腹膜腔の後ろに独自の血管と腎筋膜で吊り下げられています。それらは部分的に浮遊肋骨で保護されており、脂肪被膜により衝撃が和らげられています。右側の腎臓は、肝臓が移動してくる角度のせいで、左側よりもわずかに低い位置にあります。

　腎臓は、皮質と呼ばれる外側の赤みを帯びた部位と、骨髄として知られている内側の茶色がかった部分から成っています。機能的なはたらきをするのは、栄養素をろ過、再吸収、分泌するために最大の空間に余裕を持たせるように作られた複雑な管、腎単位です。腎単位には2つの主要な構成部分があります。毛細血管の房である糸球体と尿細管の部分である糸球体嚢です。ここでは、尿細管にはいっていく血流の血漿から、水と少量の溶質がろ過されます。ろ過されたものは尿細管のなかを進んでいく過程で、ある特定の物質が再吸収され、分泌されます。ろ過されたものの99パーセントが再吸収され、1パーセントだけが体内に残されます。

　腎臓は、比較的少ないながらも、尿を通じて不可欠な排出物を廃棄させるために、極めて熱心に働かなければなりません。したがって心拍出量のおよそ25パーセントが腎動脈を通って腎臓へ導かれます。その結果、体全体の血液量が1日60回ほどもろ過されるのです！

　この再吸収では、血液へ戻っていくろ過液のなかから、役立つ物質——水、ブドウ糖、アミノ酸、そしてナトリウム、カリウム、塩素、重炭酸塩、リン酸塩のようなイオン——を摂取することも含まれています。その一方で、尿細管分泌によって、ろ過液の中へ入っていく静脈血から他の物質が取り込まれます。この差別的な再吸収と分泌の過程によって、副生成物の尿が作り出されるだけでなく、体の酸と塩基のバランス(pH)が維持されるのです。

　ろ過液中に保有されているナトリウムやカリウムイオンの比率を調整することで、腎臓もまた、血圧を規則正しくするという重要な役割を果たします。

　糖尿病や高血圧症、動脈硬化症(p.52を参照)の場合は、腎循環の微小の動脈がまずはじめに損傷を受け、その結果、腎臓機能の障害をもたらします。ストレスはまた別の面から、泌尿器系に非常に大きな影響を及ぼします。ストレスは、タンパク質と脂質の破壊が増加する原因になります。そして不要な物質——尿素やアンモニア(タンパク質の破壊による副生成物)、ケトン体(過度の脂質代謝による副生成物)などを取り除いてくれる腎臓に、さらに負担をかけてしまうのです。

　尿管は、腎臓から膀胱へと尿を運ぶもので、恥骨結合(骨盤の前にある結合部分)のすぐ後ろに位置しています。尿がたまると、膀胱壁の平滑筋にある伸張受容器を刺激し、それから副交感神経の神経インパルスの影響を受けて収縮します。そうすると、内部にある膀胱括約筋の組織的な弛緩が、尿が尿道を通ることを許すのです。尿道とは、膀胱の底から外部環境へとはしる細管です。この過程を排尿と呼びます。

生殖器官

成人の性腺の原基である生殖腺は、子宮内生活の5週目に現われます。Y染色体(男)の遺伝子が存在すると、生殖腺が刺激されて睾丸になり、生まれる少しまえに鼠径管を通じて体から外に出ます。この管が欠如している場合は(女)、生殖腺は卵巣になります。

子宮や膣は、左右のファローピウス管(卵管)に変わる管が統合して形成されており、それぞれ卵巣と関連しています。それと似たような男性の管状システムは、精管に発展していきます。また外性器が現われていることによって、一般的な性器結節(感情などの高揚)を識別することもできますが、それはクリトリスや膣を結成している場合も、ペニスに引き伸ばされている場合も同様です。

男性の性的成熟は、思春期に男性の性ホルモンであるテストステロンの生成が増加することで刺激され、成熟した精子細胞の生成が始まり、それが成人してからもずっと続きます。けれども女性の場合は、卵細胞のほとんどは胎生期につくられます。女性の性的成熟は、それから思春期に始まるホルモンの複雑な相互作用を通じて成し遂げられ、毎月、少量の「不活発な」卵子を活動させます。毎月十分に成長するのは、たった1つの卵細胞だけです(排卵)。けれども、受精がおこなわれなければ、月経の過程によって子宮粘膜(子宮内膜)はあっさりと落とされて、次の月経周期のための準備をします。

一般的な性尿器の病気

腎炎は、ここでは炎症や感染、あるいはその両方を含んだ一連の複雑な腎臓の病気を対象とした、一般的な用語として用いています。このような病気になる有力な原因は、骨盤の上行性感染、前立腺性閉塞、腎臓結石による閉塞、食事における動物性タンパク質の過剰摂取、麻薬関連の問題や糖尿病などがあります。

膀胱炎と尿道炎は、感染や炎症による似かよった病気ですが、

ここでは膀胱と尿道に限られます。主な症状は、排尿時の痛みで、ふつうは混濁尿によって感染していることがわかります。有力な原因には、アルコールの過剰摂取、酸や砂糖の過度な食事、経口避妊薬(ピル)の長期服用、大腸菌(エシェリキア)感染などがあります。

前立腺の病気は、前立腺肥大症——尿流を妨げ、完全な排尿を困難にする——と呼ばれる前立腺の肥大や、排尿時やオーガズム時に痛みを感じたり、尿意を多く催す前立腺炎と呼ばれる感染などが、もっとも一般的な原因です。前立腺は、小さなクルミの形をした腺で、精子の一助となる流体を分泌します。膀胱のすぐ下に位置し、ここで尿道を取り囲んでいます。

肥大の原因となるのは、酸性食品、栄養不足、腹の調子の弱さ、腸の動きの悪さ、血流の悪さ、座業的な職業、運動不足などです。前立腺の病気によって尿の流れが妨げられると、膀胱や尿管、腎臓などが感染する原因となり得ます。プロシタシス(神殿前部)の原因となるのは、体のほかの部分での感染や、腹や骨盤底の調子の悪さ、あるいは一般的な運動不足などです。酸の残留物をともなう栄養不足や、とくに亜鉛や必要不可欠な脂肪酸(EFAs)の不足もまた、おもな要因になることがあります。

子宮内膜症は、子宮の外で子宮内膜組織(子宮内膜)が増殖した状態と定義づけられています。この子宮内膜組織が、ファローピウス管(卵管)を通って、腎臓や膀胱、S状結腸のようなさまざまな場所や、あるいは卵巣やファローピウス管(卵管)そのもののような、より一般的な場所へ「逃げ」てしまうのです。子宮内膜症にともなう痛みは、月経時、あるいは月経前に、組織が移動することによっておこります。

男性不妊と女性不妊は、1年以上試みても受精が起こらなかったときに疾患と認識されます。女性の場合は、ふつうファローピウス管(卵管)が詰まっているか、あるいはまず第一に排卵の不具合によるものとされています。一般的な原因には、骨盤内炎症性疾患(PID)、ピルの長期服用、卵巣嚢胞、子宮内膜症、ストレス、あるいは過度の運動などがあります。男性不妊は、40パーセントの割合で妊娠(受胎)に失敗した場合に疾患とされる傾向があります。原因としては、喫煙、筋肉増強剤の一種であるアナボリックステロイドの服用、アルコールやカフェインの過剰摂取、発情ホルモン物質であるエストロゲンが含まれた安価な水の飲用、あるいは精子数が少ないなどの生まれつきの理由などがあります。勃起の状態にもっていったり、それを維持したりすることのむずかしさもまた、不妊の原因となってしまいます。男性のインポテンスはふつう、ストレスや性行為の実行についての心配といった、精神的な要因によるものです。けれどもそれはまた、前立腺の疾患によって性的衝動(リビドー)が減少してしまう第2の要因にもなり得るのです。

治療と療法

ここに挙げた一般的な病気の正統な治療法は、子宮内膜症のためのホルモン治療や外科手術から、インポテンスのためのバイアグラ(心臓や肝臓の病気をともなう場合は薦められない)、尿路感染のための抗生物質、不妊症のためのホルモン治療や薬まで、大きく異なります。

それらに加えて、ヨーガの練習や、あるいはバンダ、ムドラー、アーサナ、プラーナーヤーマ、瞑想、深いリラクゼーションなどの組み合わせに変化をつけた練習を毎日の生活に取り込むことで、困難を切り抜けることもできます。ある種の練習は、ここで挙げた特定の病気に薦められますが、提案されているように、骨盤底の練習やバンダなどは、とくに一般的なプログラムとみなされます。前立腺の病気に対して自助を始める際に、ガンの可能性は常に排除されるべきだということを、どうか心に留めておいてください。

バジュロリ・ムドラー(p.16,89を参照)は、泌尿器の病気を克服する強力なヨーガの手段と考えられています。この練習は、泌尿生殖器全体を意識的に収縮させることからも、天性の生命を越えた専門技術、つまり私たちの基礎エネルギーをより高い目的に向けて昇華させて生かす能力を得ることができるようになると言われています。

それ以外の直接的な自己治療方法は、たんに食事を見直すことです。1日か2日、果汁100パーセントのジュースと煎じ薬だけを飲むと、急性の患者に役に立つことがあります。泌尿生殖器系を回復する前にまずそれらの器官を洗い流すのです。クランベリーやスイカのジュース、パセリのお茶などはとくに効果的です。新鮮な果物や野菜、精白していない穀物(全粒粉)や不可欠な脂肪酸を多く摂取することもまた、とくに腎臓、膀胱、尿道の炎症や感染に、非常に利益をもたらします。亜鉛に加えて、同じように欠くことのできない脂肪酸を多く摂取すると、前立腺の病気に極めて役立ちます。これらの脂質は、ヒマワリの種やゴマ、魚油に含まれており、一方亜鉛は、玄米、卵、カボチャの種、木の実、小麦胚芽を摂取することで得ることができます。見落とされがちですが、大量の水を飲むことも重要であり、とくに感染症の場合は、記憶にとどめておくべきです。

アシュウィニ・ムドラー

この「馬のジェスチャー」という意味のムドラーでは、下層にある筋肉の調子や機能を改善するために、肛門括約筋を収縮させます。収縮をおこなうと骨盤内器官をリズミカルに圧迫して、肛門括約筋への血流を改善する効果があります。また栄養分を与え、浄化して治療します。アパーナ（解毒作用、p.12 ヴァユを参照）は、上方向にくみ上げられ、精力的な高揚を作り出します。この練習は、出産前後のケアに適しており、さらに痔や男性の前立腺疾患の回復、あるいは一般的な自信回復にも適しています。本章では、骨盤の持ち上げと、肛門括約筋の内側の筋肉収縮を組み合わせています。古典的なハタ・ヨーガの教典『ゲーランダ・サンヒター』によれば、「このアシュウィニ・ムドラーは偉大なムドラーである。強さと精力を与え、早死にを防ぐ」のです。けれども、高血圧症や痔、あるいは痔瘻を患っている場合は、この練習をしてはいけません。

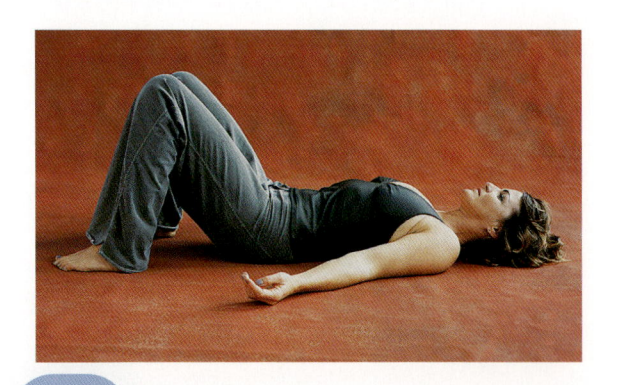

1 半分あおむけになり、膝を立てて、両腕を横に出します。完全なウジャイ呼吸を練習しましょう（p.120を参照）。息を吐きながら、ウッディアーナ・バンダとムーラ・バンダ（p.16-17を参照）を締めはじめます。息を吐ききったときにそれらが深くかみあうようにしましょう。循環を繰り返し、完全なヨーガの呼気を吸い込みます。

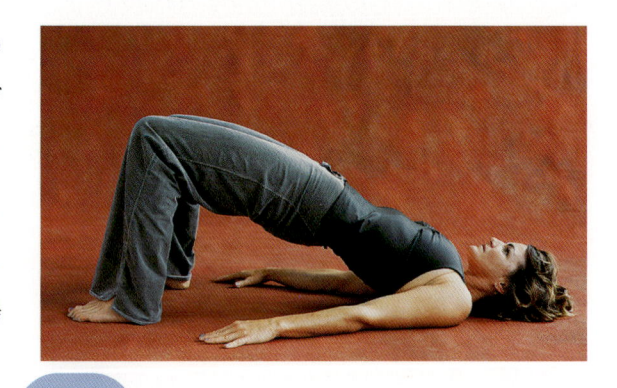

2 息を吸って、両足と両腕を床に押しつけます。そして背骨を床から離していきながら、骨盤を上方向に持ち上げて橋のポーズにはいります。膝と足を平行にして、膝をかかとの上に、けれども腰から離れたところで、つま先と一直線になるようにします。ゆっくりと、排便の動きをひき留めるような感じで、10回肛門を収縮・拡張させます。息を吐き、ポーズを終わらせるために骨盤を床に下ろしてリラックスします。ばらばらの動きをリズミカルに、10回繰り返します。体はリラックスして休ませたまま、できれば、他の泌尿器の筋肉も含めて収縮・拡張させましょう。

さらに難易度を高くする場合：呼吸をしたまま括約筋の収縮をおこないます。最大25回まで連続して繰り返します。

座っておこなうムドラー

この骨盤床（ケーゲル）運動（アシュウィニ・ムーラ・バジュロリ）は、骨盤底のさまざまな筋肉の基盤を識別して分離し、強化する手助けをします。骨盤床全体を活性化して、失禁や前立腺の疾患を防いだり、治すことにも役立ちます。さらには出産前後におこなうこともできます。

1. 両脚を伸ばして座ります。左脚を交差して、足の裏で右の太ももの内側を押すようにします。男性は、左のかかとを会陰に押し込みます。女性は、左のかかとを膣に押しつけてください。右足を左のふくらはぎの上にのせ、右のかかとで生殖器の上にある骨盤骨を直接押します（右のかかとは、左のかかとのすぐ上になければなりません）。これは、シッダーサナという、ムドラーとプラーナーヤーマを座っておこなう練習です。まるで自分が地面に植えられているような感じで、意識して骨盤の4本の骨（2本の座骨と、恥骨と尾骨）の根元を床に落としましょう。

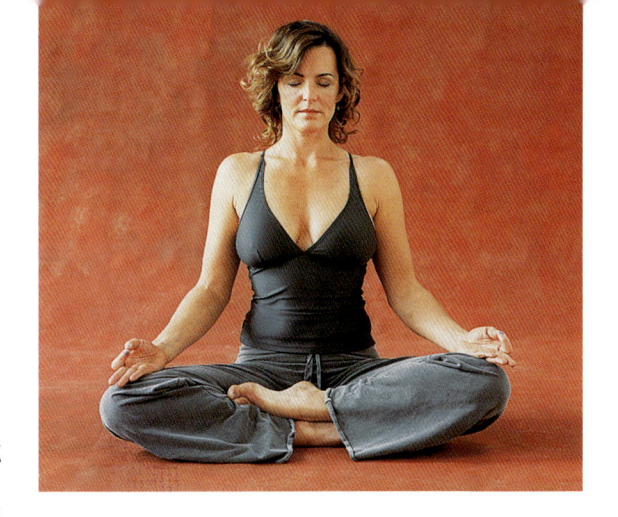

2. まず最初、ムーラーダーラ・チャクラ（p.14を参照）の領域に集中します。背骨をまっすぐにして、両手は膝のうえにのせます。意識を骨盤床にひきつけて、アシュウィニ・ムドラー（肛門の収縮）をリズミカルに素早く10回練習しましょう（上記を参照）。次は、意識をムーラ・バンダ（頸部、あるいはペニスの根元──p.16を参照）に移動させ、10回収縮させます。肛門の収縮よりももっととらえにくいことに注意しましょう。最後に、意識を骨盤床の前部分の生殖器に付随する筋肉、バジョリ・ムドラーにひきよせ、10回収縮を繰り返します。

3. ポーズを繰り返し、呼吸と同調させます。息を吸い、収縮させ、息を止めてから持ち上げます。そして息を吐いて解放します。3つすべての場所で5回繰り返しましょう。

4. 終了するときは、リラックスして閉じた目のすぐ前のチダカッシュ、心の空間に心をおき、無関心とはちがう感覚を思い起こします。

トカゲのムドラー

この練習は、性的活力、前立腺の機能、不妊症、月経痛などの、骨盤底と結びついた疾患の手助けになります。さらに、背中の痛みやぜんそくの治療法にもなります。

1. かかとのうえで膝を曲げて、トカゲのポーズ、あるいはうずくまった虎のポーズをとります。次に腰を上げて、体を前に傾けます。膝は腰幅に開き、胸は床の方にすこし落とします。あごは床のうえにつけて、つま先は下に入れ込みます。両腕を体の前に伸ばし、床に手のひらを平らにおいて受動的な後屈の姿勢で体を伸ばします。胴体全体を伸ばしましょう。

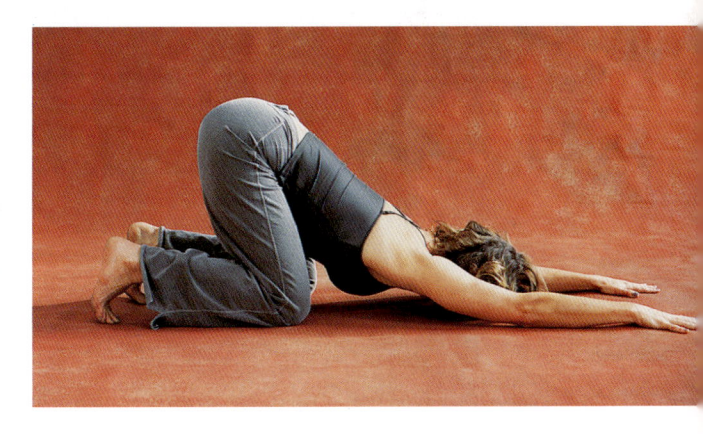

2. ムーラ・バンダ（p.16を参照）を練習します。意識を会陰にもっていき、呼吸をしながら、骨盤底の筋肉を10回ほどやさしく収縮させます。

3. 座った姿勢に戻り、バジョリ・ムドラー（p.16を参照）を練習します。性尿器の筋肉の前部分に集中し、10回収縮させます。排尿を我慢するような感じです。

支えをつかっておこなう半肩立ちのポーズから蝶のポーズへ

　次の運動をおこなうまえに、長枕、あるいは硬めのクッションを1つか2つ用意しましょう。骨盤を壁のほうに上げるときの支えに使います。支えをつかうと、下半身を楽に持ち上げることができ、倒置の姿勢を保ちながら、3～5分間その状態でリラックスすることができます。半肩立ちのポーズ（ヴィパリータ・カラニ）は、子宮や直腸などの脱出症に適しているので、子宮を骨盤腔の正しい位置にもどすことができます。一方で、蝶のポーズ（バッダ・コナーサナ）は、卵巣、前立腺、膀胱、腎臓を刺激して、浄化を促進します。妊娠後期まで蝶のポーズを定期的に練習すると、出産を楽にすることができます。できれば1日に3回、10分間練習をしましょう。月経中は、倒置のポーズは練習してはいけません。

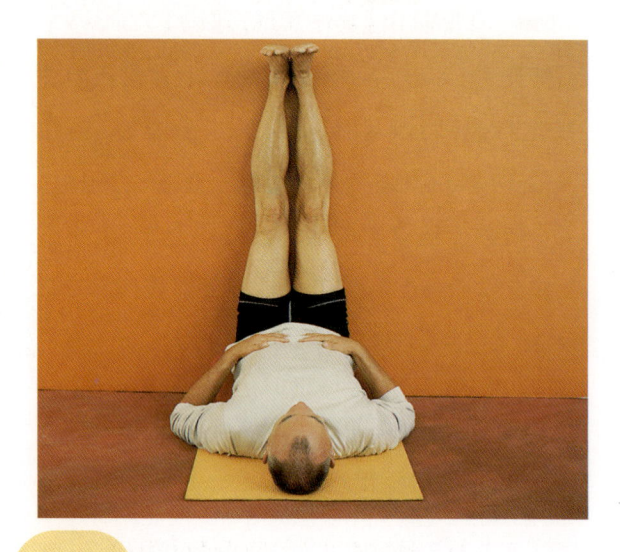

1 長枕を壁に寄せて置きます。骨盤を長枕の上にのせて横になり、脚を壁に沿って上げて、支えをつかった半肩立ちのポーズをとります。両脚はそろえて、両手は腹部の上で、手のひらを下に向けておきます。完全なヨーガの呼吸を練習し、へその中心に呼吸を集中させましょう。そのままの姿勢を5～10分間、あるいは心地よければもっと長く、保ちます。

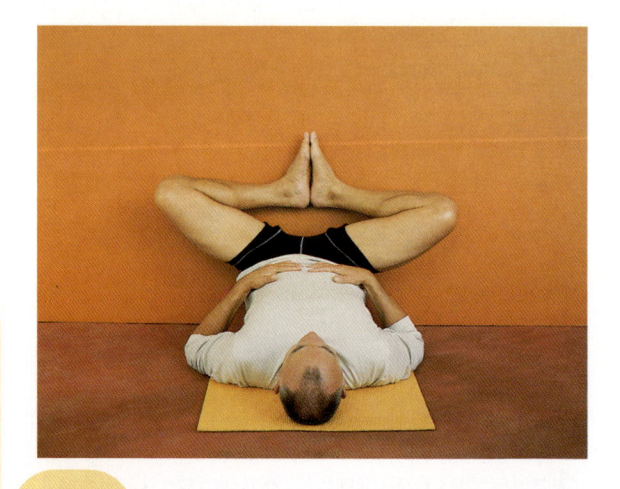

2 変形：息を吐き、膝を曲げてかかとを骨盤の方に引き寄せます。膝を横に落として、蝶のポーズ（スプタ・バッダ・コナーサナ）に入ります。足の裏を押しつけあって、膝を壁のほうに引き寄せるようにします。へその中心に意識を集めながら、1～3分間そのままの体勢を保ちます。

ヴィパリータ・カラニから蝶のポーズへ：
利点と効果

- 倒置のポーズは、腹骨盤器官から静脈血を徐々に排出してくれるので、肋骨の下に落ちがちな腎臓にかかる重さの負担を軽減してくれます。
- 長枕を使って、より深いリラクゼーションとよりよい静脈排出とリンパ排液を促しましょう。
- 蝶のポーズは下腹部の張りを緩めてくれるので、血流が増加したときの場所がうまれます。

支えをつかっておこなう半肩立ちのポーズ/91

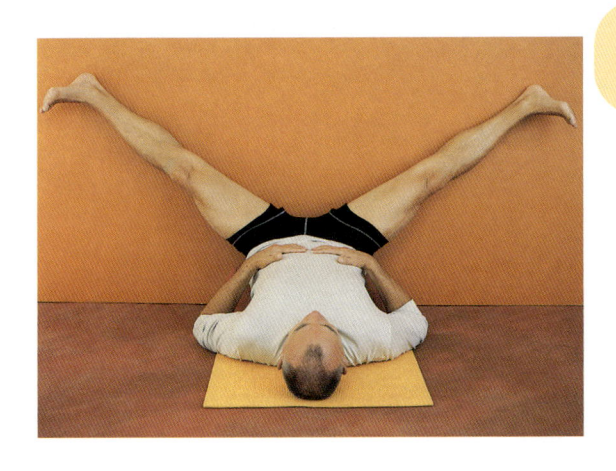

3 今度は両脚を引き上げ、足を動かして横に広げて、横になっておこなう開脚のポーズ（スプタ・コナーサナ）にはいります。両脚を楽にした状態で、できるだけおおきく広げ、脚の筋肉を作動させます。脚の裏側を壁に押しつけながら深く引き伸ばし、太ももの内側と大腿四頭筋を引っ張りあげましょう。腹式呼吸をおこないながら、2分間そのままの体勢を保ちます。リラックスして、首に負担がかからないように肩を広げます。

座っておこなうヴィンヤーサ

座ってねじる、ヴァラドヴァヤーサナは、背骨を活性化し、腹部器官をマッサージします。このポーズでは、腰を開く動作と、下腹部と尿生殖部を浄化する、ねじる動作が組み合わさっています。背骨を垂直にすることと、骨盤を水平にすること、肩帯を広くするという3点に集中しておこないましょう。

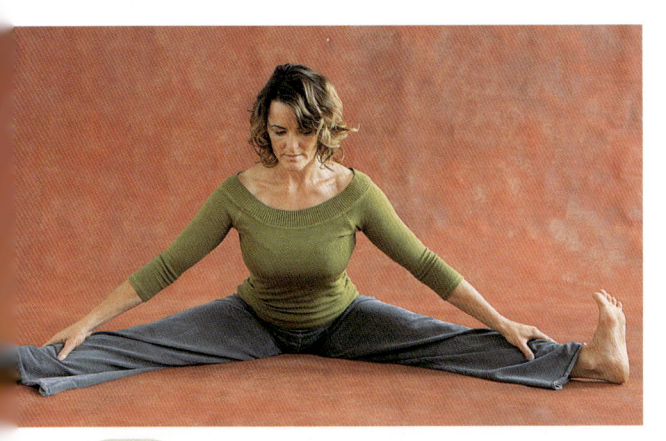

1 始めに、座っておこなう杖のポーズ（ダンダーサナ）で座り、両脚をまっすぐ前に出します。息を吸い、太ももを外側に回転させながら両脚を開いて、膝が上を向き、足が曲がった状態にもっていきます（ウパヴィシュタ・コナーサナ）。両手は膝の下におき、両脚は腰の膝腱（ハムストリング筋）の付け根から伸ばしてできるだけ遠くに広げ、前屈で体を伸ばした状態になるように背中を長くします。そのままの体勢で10回呼吸をします。息を吸うごとに胸骨を持ち上げて、腹部と胸を開いていきます。息を吸い、空の方へ両腕を上げながら、上半身を持ち上げます。息を吐き、前屈で体を折り曲げます。そのままの体勢で10回呼吸をします。

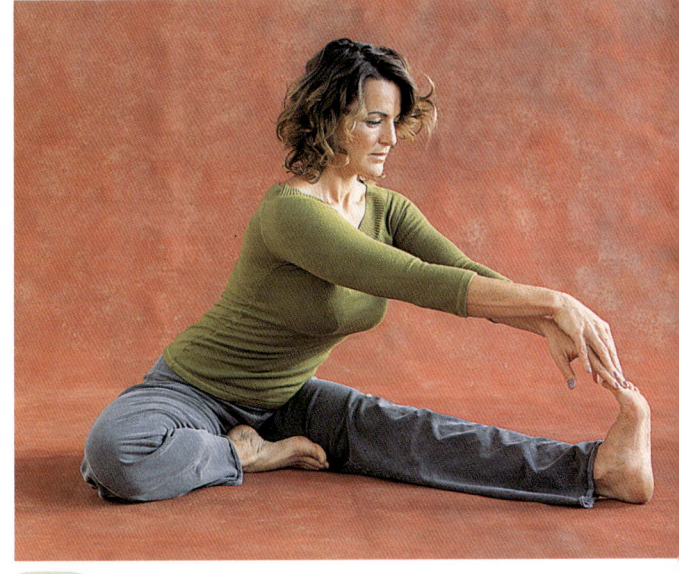

2 息を吸い、座っておこなう杖のポーズに戻ります。右膝を曲げ、右のかかとを脚の付け根にもってきます。そして左膝の上に身を乗り出して、ステップ3（ジャーヌ・シールシャーサナ）の準備をします。息を吸い、胸を持ち上げて体の両側面を伸ばします。息を吐き、両手で左足のつま先に手を伸ばします。そのままの体勢で20回呼吸をします。

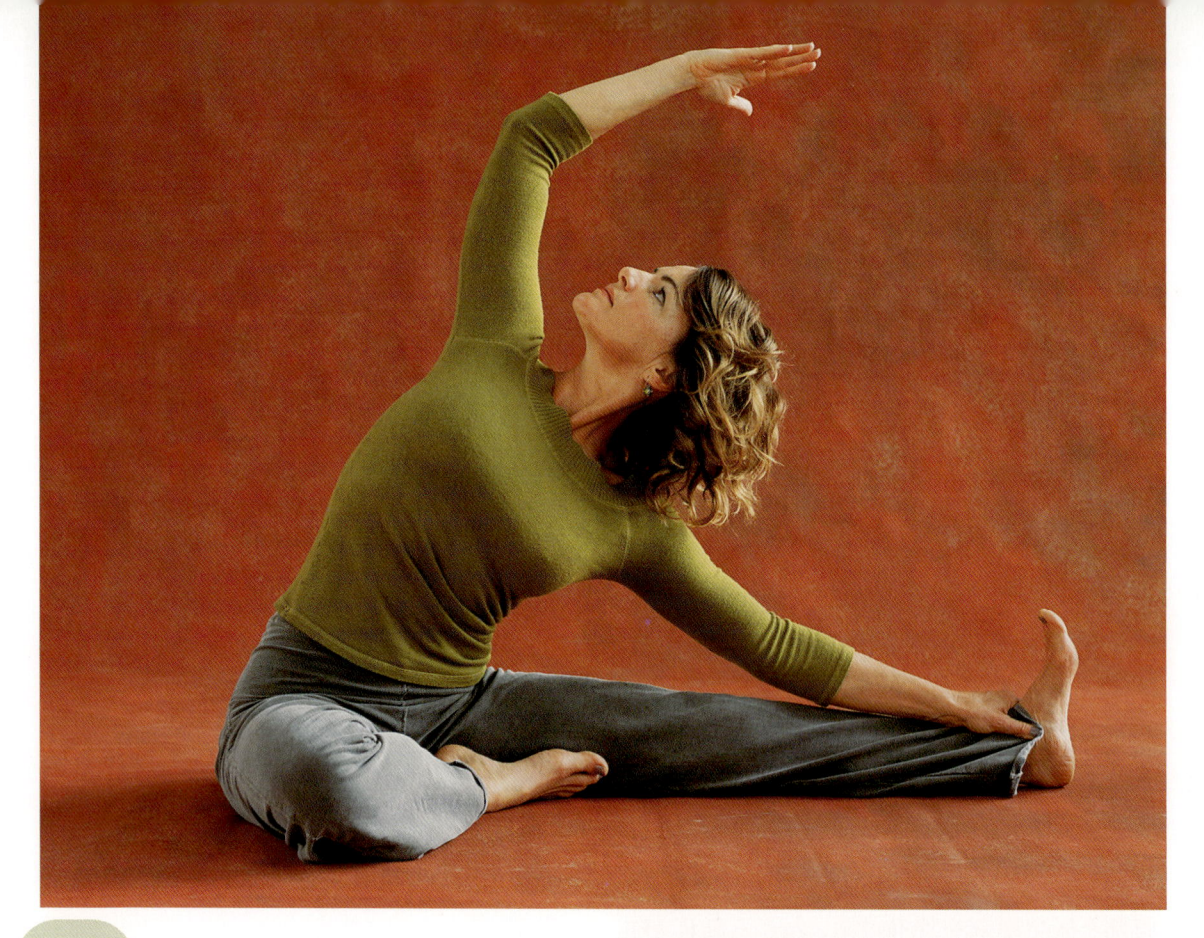

3 息を吸いながら、座った姿勢に戻ります。今度は上半身を回転させて、左側を左脚と一直線にします。息を吐き、体の側面を曲げて胴体で左脚の上にアーチを描き、右肩を後ろに引きます。右腕で頭の上にアーチを描き、つづけて頭も倒していくと、視線は右手に向けられます。左手を左の足首の方にすべるように動かし、骨盤が片側に傾かないように右の座骨をしっかりと固定します。そのままの体勢で10回以上呼吸をします。まっすぐにした脚のすぐうえに顔を戻してから、さらに10回以上呼吸をしましょう。息を吐くごとに、右の腎臓を持ち上げたり押し下げたりします。

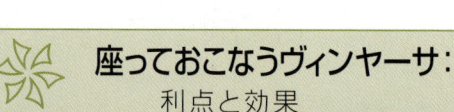

座っておこなうヴィンヤーサ：
利点と効果
- ジャーヌ・シールシャーサナ、頭を膝につけるポーズは、背中の上を覆う筋肉を伸ばすことで腎臓のまわりに空間をつくりだします。また背骨や肩、膝腱（ハムストリング筋）、脚の付け根も伸びます。
- 腰を開いてねじると、骨盤周辺が浄化されます。
- 前かがみになるのを防ぐために、ねじるポーズのあいだ骨盤を後に保ちがなら、座骨の前側に向けて岩のように硬い前屈をしましょう。

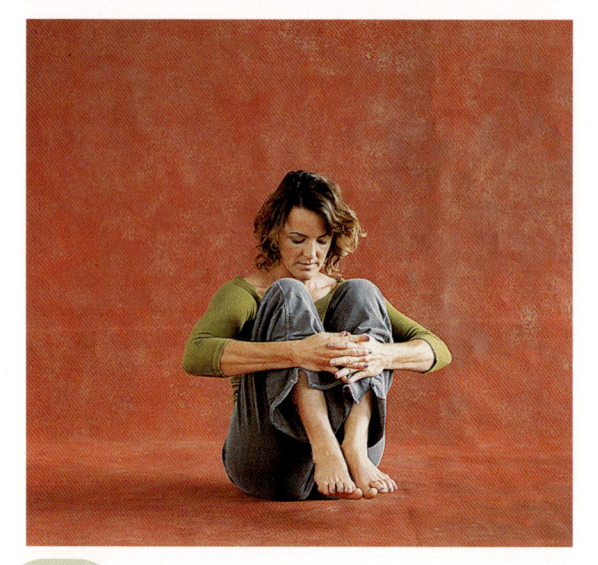

4 今度は両膝を曲げて胸のところにもっていき、宇宙の卵のポーズ（p.80も参照）をとります。両腕をすねに巻きつけ、かかとを床から離して座骨でバランスを取ります。回復して楽になったと感じるまで呼吸をします。これは解放のポーズであり、背下部や腎臓のあたりを落ち着かせるために、難易度の高いポーズのあいだにおこなうことがあります。今度は右脚を伸ばしてステップ1～4を繰り返します。

座っておこなうヴィンヤーサ/93

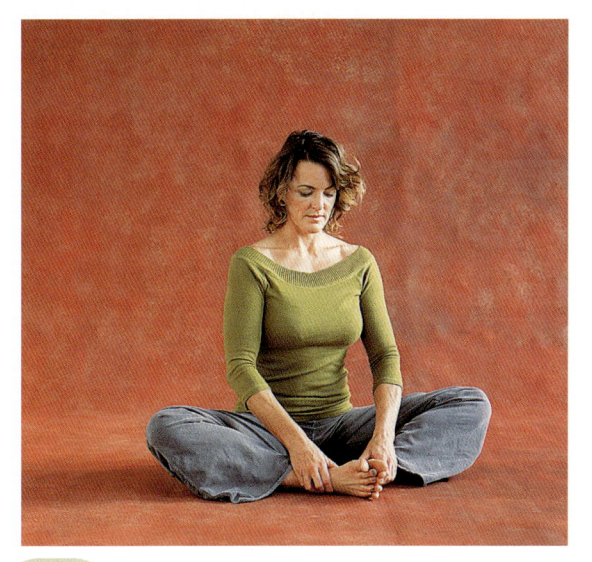

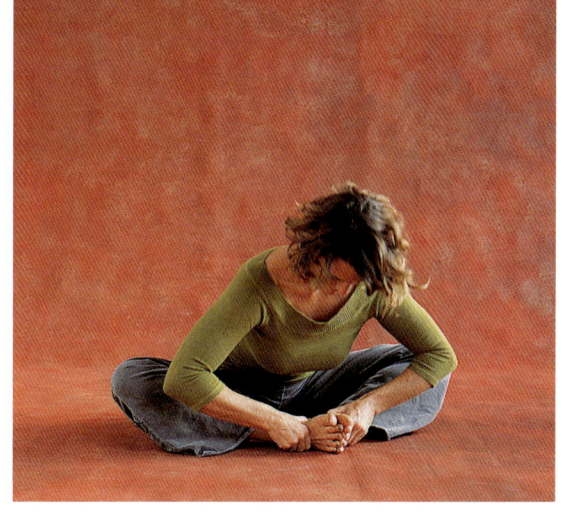

5 膝を曲げて背骨をまっすぐにして座り、足の裏を合わせて押しつけて、蝶のポーズ（バッダ・コナーサナ）をとります。ウジャーイ・プラーナーヤーマ（p.120を参照）で息を吸い、息を吐くときは、肺から空気を徐々に排出させていきます。骨盤底を持ち上げ、下腹部をくぼませて、胸のほうにあごを押し込みます。そのままの体勢で10回呼吸をします。

今度は肘を曲げて上半身を足のほうに引き寄せ、前屈の姿勢になります。息を吸うごとに腎臓を持ち上げていき、そこに息を吹き込みます。肘を膝に押しつけて、謙虚のポーズで姿勢を深くしたまま10回呼吸をします。解放したら、ステップ6か、以下の「より難易度を高くする場合」に移ります。

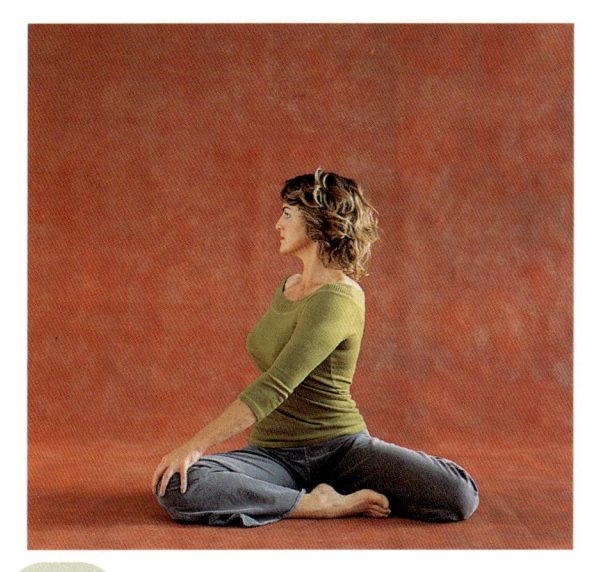

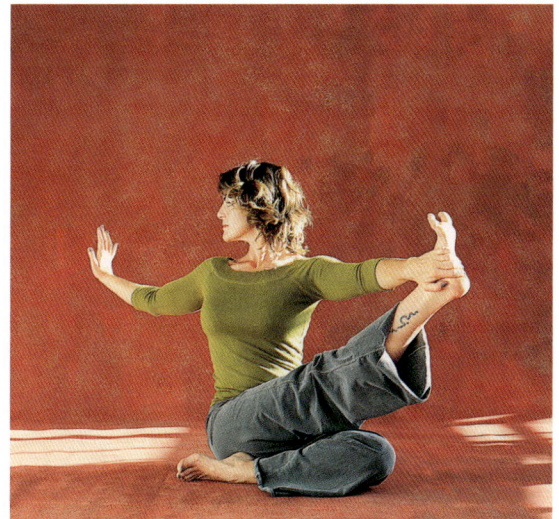

6 息を吸い、背中をまっすぐにしたまま（ステップ5）蝶のポーズに注意して戻ります。左脚の下のほうを後ろに押し込んで、座っておこなう背骨をねじるポーズ（ヴァラドヴァヤーサナ）での左のかかとが左の腰の外側に触れるようにします。両方の座骨をしっかりと固定しましょう。左手を右の太もものうえに、右手は背後の床のうえにおいて、胴体を右にねじります。息を吸いながら腎臓を持ち上げ、息を吐きながらねじって伸ばします。10回呼吸を繰り返しましょう。蝶のポーズに戻ります。反対側でステップ5〜6を繰り返します。

より難易度を高くする場合： 腹部をさらに伸ばしてマッサージするために、ステップ5につづけて、右の足首を左手でつかんで右脚をまっすぐに持ち上げ、体の前に伸ばします。上半身を反対側にひねったまま、右腕を後ろに伸ばして右手のほうを見ましょう。左の膝は体の下にねじ込んでおきます。そのままの体勢で10回呼吸をしてから解放し、反対側で繰り返します。

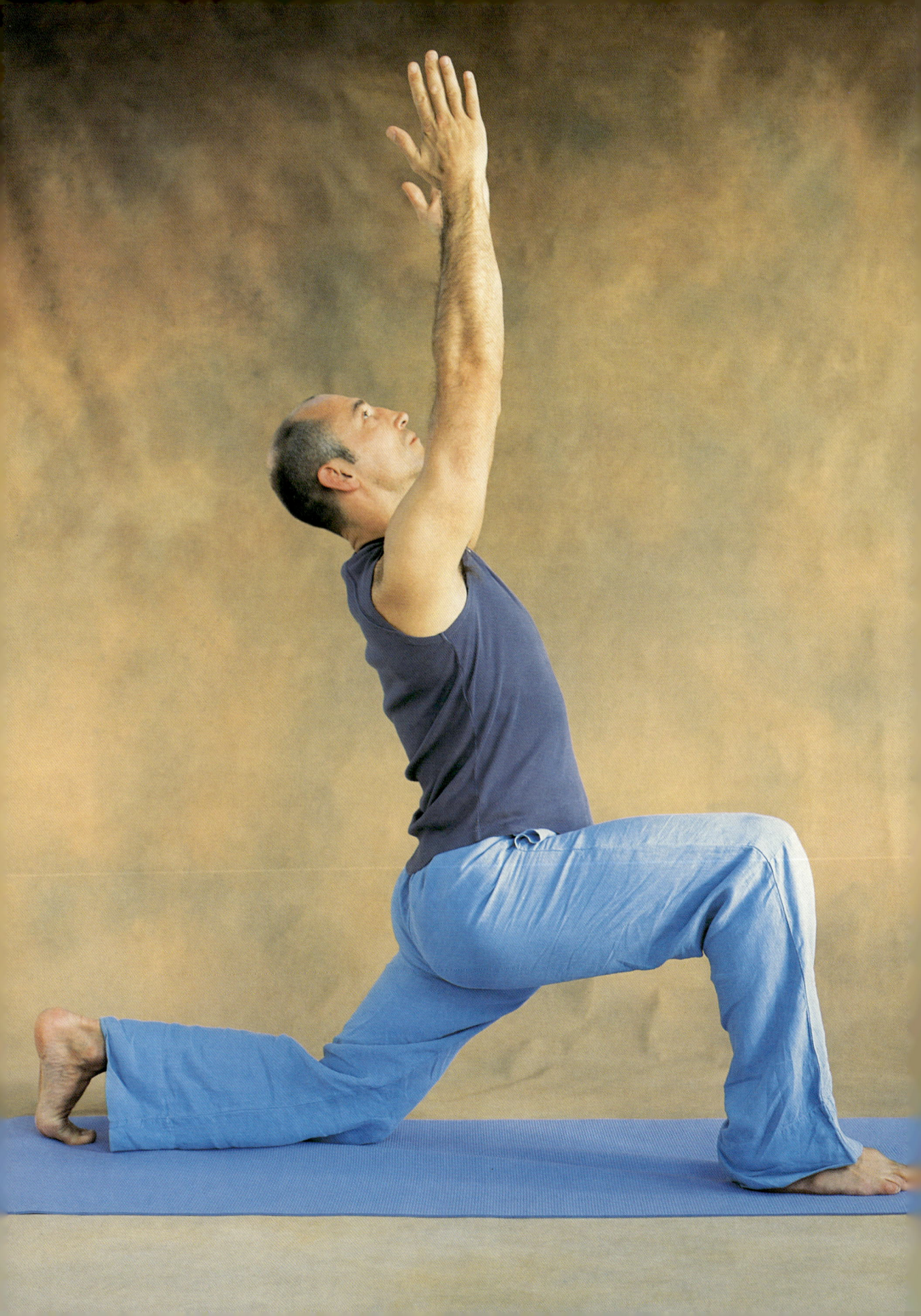

背骨：
知性の幹

　背骨は、体のほかの部分へ向けられた、脳の非常に複雑な通信システムであり、そして脳への幹線道路です。健康で、完全な背骨は、柔軟性があるので骨折しません。そして私たちを背後で支えながら、尾骨（ムーラーダーラ）を通じて大地に根付かせ、頭頂部を通じて上へ向かって大志を抱かせてくれます。人間は自分との関係を断つようになると、背骨がないと描写されることがあります——「骨のない」人間です。バラバラになった背骨は、将来への極度に緊張した前進姿勢（前に突き出たあご）や、あるいは過去への恐ろしいほどの後退姿勢（丸まった肩、弓のように曲がった胸）を表わしているのかもしれません。

　前屈で体を折り曲げるとき、私たちは知らないものや神秘的なものに頭を下げており、頭を解放して、脳幹や仙骨部にしまわれている副交感神経の束に栄養分を与えています。この頭骸と仙骨のつながりによって、人は落ち着くことができるのです。私たちは膝を折って屈服します。後屈の練習をするのは、生命を祝い、そして新たな創造的刺激を迎えるためです。練習をしているときに、背骨が動かなくなったり、緊張してしまうと、体のなかを動いている生命の鼓動を妨げてしまうことになります。

　背骨にはチャクラが宿っています。世界のなかで生きる私たちは、尾骨を通じて接地され、しっかりと固定される必要があります。この根を出発点として、私たちは精神的な軸を通って急上昇し、超越へと向かいます。

背骨の進化

人間の胚は、特有の組織的な過程をたどって進化します。それは、あらゆる脊椎動物に共通の「正面線図」として知られています。初期の脊椎動物たちの体は、原腸胚形成と呼ばれる、非常に複雑な大量の細胞の活動によって作り上げられます。それは、原生の皮膚、外側の神経組織、内側の内臓組織といった、胚のような細胞が3層になった「サンドイッチ」です。そのころまだ平たい円盤の形をしている胚は、頭から尻尾までと、左右が包まれていますが、終わりの方には、左右相称の均整が授けられます——これが脊椎動物の特質になっています。

頭から尻尾までが包まれていたことで、へその緒のまわりは三日月形をしています。その結果、最初の背骨のカーブが確立されます。初期の背骨は、最初のうちはひとつづきの組織の集まりだったものが、体節と呼ばれる別々の塊に分割されます。そして最終的に脊椎が形成されるのです。この分割過程によって、個々の背骨が関節を与えられるだけでなく、後にはすっぽり包まれてしまう脊髄が、脊髄神経を成長させて、その体節に相当する特有の構造へと変えるのです。

臨月、胎児は空間を得ようと母親の腹部器官と争います。そして体の前で交差させた腕と脚にきちんと包み込まれています。これは、ヨーガのクラスの最後に、新しい人生と再生への帰還を示唆しながら、おこなうことの多い象徴的なポーズと同じです。

出生後、子宮頸部や腰部には第2の背骨のカーブが発達しはじめます。子宮頸部のカーブは、感覚器官の急速な発達に応じて形成され、一方で腰部のカーブは、最初の自立した活動である、もがきながら腹ばいで進むという、極めて重大な動きによって刺激されて発達していきます。複雑な動きの種類が増えていくと、神経システムはさらに有能で統合されたものになっていきます。そしてついに人類の功績である、2本の脚でバランスを取って歩くことができるようになるのです。

背骨と胴体の生体構造

背骨は一連の骨、脊椎から成っており、そのあいだをはしる神経が体のほかの部分と脊髄をつないでいます。背骨のおもな動きは、前後へ曲げと横への曲げ、ねじりです。背骨はまた、縦方向への圧縮や伸張にも耐えます。

脊椎は、5つの主要な部分で構成されており、そのために前後へ4つの自然なカーブ——頸椎、胸椎、腰椎、仙骨のカーブ——をつくっています。

- 頸椎（首の7つの脊椎）
- 胸椎（胸の後ろにある12の脊椎）
- 腰椎（背下部を構成する5つの脊椎）
- 仙骨（16歳～30歳に融合する5つの脊椎）
- 尾骨（20歳～30歳に融合する4つの脊椎）

人間の背骨は、いくつかの主要な機能を果たします。

- 脊髄を包んで保護する。
- 頭を支え、体重のかかる脊柱と椎間板のあいだのバランスを取りつづける。
- 背骨に付随する筋肉や骨、靭帯に足場を与える。
- 胴体と手足がありとあらゆる異なった動きができるようにする。そしてヨーガやダンス、あるいはそれ以外の運動技能などで複雑に変化する姿勢に対応するように、背骨を変化させる。
- 脳を保護するための衝撃吸収材となり、そのおかげで歩いたり、走ったり、体重のかかる力強い活動をおこなうことができる。

体は、背骨のカーブだけでではなく、左右対称にもバランスを取りながら、三次元空間のなかで重力に逆らって直立しています。横から見た理想的な直立の姿勢は、足首、膝、腰、肩、耳が、一直線になっており、前後から見たときは、左右対称になっていなければなりません。

仙骨は、背骨の大部分の基盤になっており、骨盤骨のあいだで要石のように、仙腸関節としっかりとくさび留めされています。そして、股関節で脚のバランスを取ります。もし、けがをしたときや、姿勢を変えたときにこの基盤に支障をきたすと、将棋倒しのように頭まで影響が及んでしまうので、仙骨のうえの背骨が埋め合わせをしなくてはなりません。

脊柱は、それを支えるためにさまざまな柔らかい組織に頼っています。脊柱は、椎間板、靭帯、筋膜など、収縮をしない接続的な組織によって支えられているのです。椎間板は、衝撃を和らげ、脊椎を分離させています。靭帯は、縦方向で脊椎につながっており、筋膜はさらに他のものと結合して層になっていますが、非常に薄くて広範囲に及んでいます。背骨や骨盤、肋骨を支えているのは、それらに直接付随するさまざまな筋肉群です。これらはまとめて脊柱起立筋と呼ばれています。この層の下には、さらに小さな筋肉があり、これらはより複雑な分節的な動きをさせて、脊柱起立筋により力強い動きをさせます。両方の動きや姿勢にとって重要な筋肉は、腰椎の前から両脚の付け根にまでいたる腰筋です。腰筋と脊柱起立筋が、あまりにも突っ張った状態だと、姿勢の狂いや、背痛の原因になる可能性があります。

間接的に背骨を支えることもまた、首尾一貫した、安定した直立の姿勢をつくるのに極めて重要です。胸部や腹部の空洞の圧力がそれです。これらは、肺や腹部器官（内臓）の健康状態や、胸部や腹部の筋肉、横隔膜、骨盤底の調子に影響されます。

一般的な背部の病気

　背中や首の痛みには多くの形態がありますが、もっとも一般的なのは、背骨の構造に関連がある器質的異常であり、ある動きによっていきなり痛みを招きます。現代医学の考えでは、こういった痛みを、しばしば筋肉、関節、靭帯などの損傷、椎間板の損傷、坐骨神経痛のような分類に分けてしまいます。けれども実際には、これらはいくつか、あるいはすべてが組み合わさっていることがよくあり、それが「機械的な」背中の痛みの原因となっているのです。それにもかかわらず、そこにはまた「機械的ではない」背中の痛みの可能性もあります。これには内部器官や感染、またときには癌さえからも生まれる関連痛も含まれているのです。

　筋肉と靭帯は、もっとも一般的に損傷を受ける組織です。ここでの裂傷やその他の損傷は、たいてい骨格の作り、あるいは背骨の関節の問題において、根本的なアンバランスがあることの外部病徴です。そのうえ、胸（胸郭）の痛みは、肋骨や呼吸の状態へのダメージと関係があります。頸椎や腰部のあたりや、脊椎の後部でつながっている非常に小さな「小関節面（小平滑面）」は、それよりも耐久力のある椎間板とは対照的に、よく原因となります。けれども両方が同時にかかわり合っている可能性もあります。

　椎間板の痛みは、ふつう軟骨性の繊維組織における損傷や裂傷のせいです。それは繊維輪と呼ばれ、長引いて、再発する傾向があります。椎間板はまた、通常片側だけが膨れることがあり、俗に椎間板ヘルニアとして知られています。これは、局部的な背中の痛みや、坐骨神経に沿って脚まで、鋭く焼けるような痛みを伴います——坐骨神経痛と呼ばれるこの状態が起こるのは、関節炎によって刺激されたり、筋肉が閉じ込められているせいかもしれません。両腕も、似たような原因により坐骨神経痛と同じような痛みを伴う傾向があります。椎間板の脱出症は、内側の筋肉がまわりの軟骨組織から飛び出すときに起こる、もっとも深刻な椎間板の損傷であり、通常はひどく転んだり、自動車事故、あるいは重いものを持ち上げたときのような、衝撃的な出来事に付随しています。けれども脱出症は、発症までに数年かかることもあります。

　変形性関節症（骨関節炎）は、脊椎症とも呼ばれ、関節周辺の軟骨組織の損耗や裂傷という特徴があります。背骨の変形性関節症の場合は、通常、垂直方向への衝撃を和らげてくれる椎間板の侵食によるものです。このように椎間板が段階的に変質していく理由のひとつに、加齢と共に身長が低くなっていく傾向があることが挙げられます。変形性関節症を患っている場合の一般的な症状には、筋肉の凝りや、体じゅうの筋肉と節ぶしの猛烈な痛みなどがありますが、それらは穏やかな運動をおこなったり、あるいは温めたりすることで緩和します。普通もっともひどく影響を受ける場所は、腰椎の下のあたりと首です。

治療と療法

　腰痛のほとんどの場合に処方される「薬」は、鎮痛薬や抗炎症薬に加えて、単純に体を休めることです。けれどもひどい場合には、外科手術を受けるよう勧められることもあります。それ以外の治療法には、整骨療法や矯正マッサージのような、構造療法があります。

　ストレスと緊張は、腰痛と首痛の主要な要因です。にもかかわらず、悲しいことにこれらは見落とされがちで、その原因として過小評価されています。運動不足や、長時間椅子や車に座っていることも、西洋社会では重要な要因です。なぜなら人間は歩くように作られているのですから！歩くためには、腰椎の関節と背骨をかなり動かすことが必要で、とくに移動の際には、重要な役割を果たします。ですから、深刻な腰の痛みに苦しんでいるときには、歩くという「簡単な」仕事さえもが、まったく異なった仕事になるのです。

役に立つ生活習慣のアドバイス：
- 長時間、椅子に座るのを避け、家では姿勢を変えながら床に座るようにする。
- 毎日少なくとも30分は歩く
- 夏は、裸足で草や砂の上を歩く
- 靴を買うときは、つま先を締めつけず、実際的なかかとの高さのものを買う。かかとの高い靴は、過度の「脊柱湾曲症」を作り出し、その高さによっては腰の痛みの回復に大きな影響をおよぼす可能性がある
- 乳製品や肉、精製された小麦製品などの酸発生の食べ物や、砂糖の摂取を減らす
- 適正な体重に落とすことで、椎間板にかかる背骨の負担が減り、流体を吸収しやすくなる
- 体に適した水分補給を確実におこなうことも、劇的な効果の可能性がある

　本章で紹介されているヴィンヤーサは、とくに背中の痛みや不快を和らげるものが選ばれています。問題のある場所に息を吹んで、治癒を視覚化しながらヴィンヤーサをおこなうとよいでしょう。

背部のヴィンヤーサ──初級

太陽礼拝（p.52-55を参照）を、ゆるやかに少しずつ適応させていくと、このヴィンヤーサが背骨をよりしなやかにしてくれるでしょう。ステップ1～3は、あらゆるレベルに適したポーズとなっていますが、最後の9ステップまで練習する場合には、中級者のレベルが必要かもしれません。連続したポーズは、これから始まる1日に備えるために朝、太陽が昇るときに数回繰り返すとよいでしょう。背骨やそのまわりの筋肉の堅さを多少なりともやわらげて、心身のつながりに働きかけます。痛みを感じたら、子どものポーズで休んで呼吸をしてください。

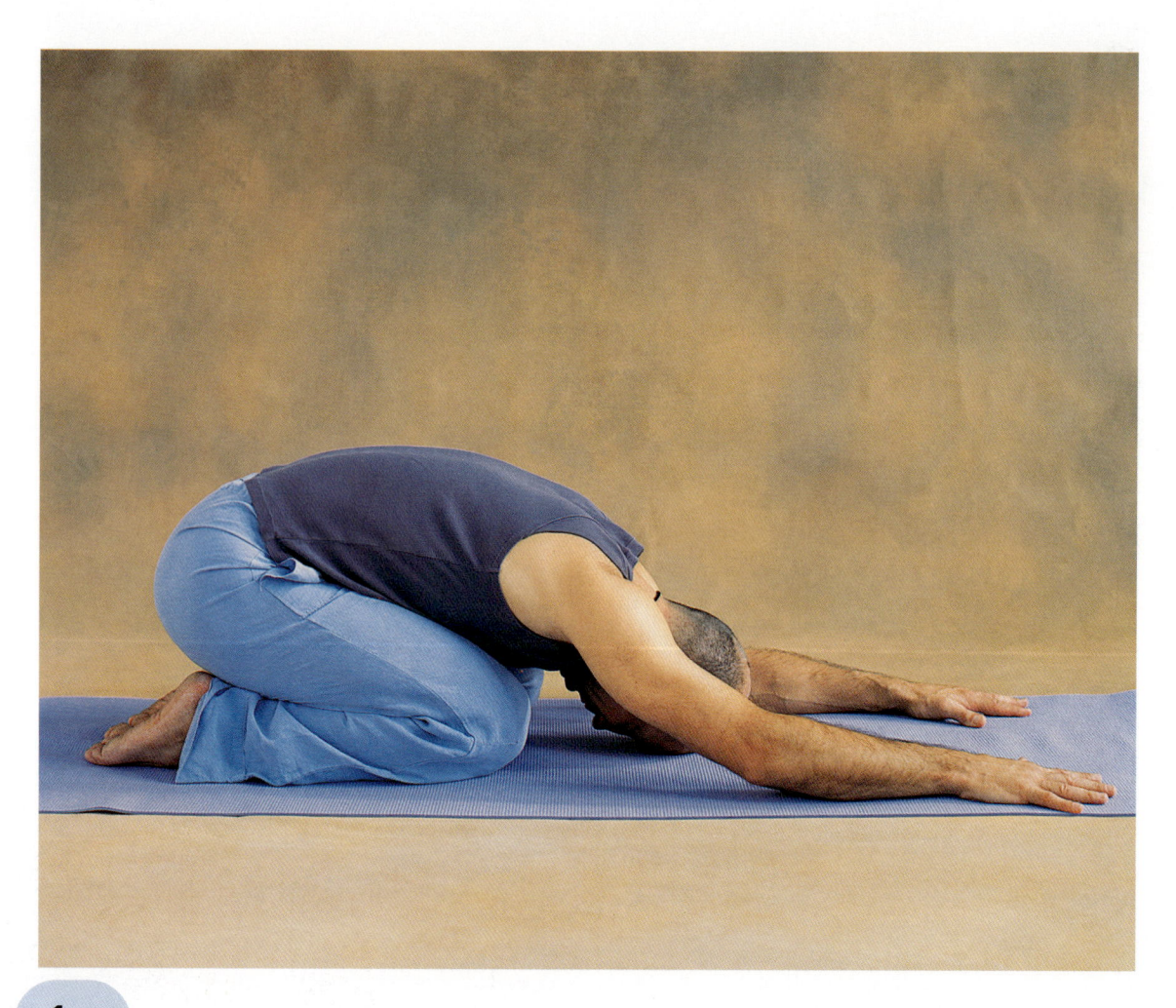

1 かかとの上に座って、子どものポーズ（p.45を参照）をとります。両腕を前に伸ばして、手のひらは床のうえに平らに置き、腹部を長くして上半身を伸ばします。背下部と腹部をリラックスさせ、腹式呼吸を10回おこないます（p.30を参照）。

背部のヴィンヤーサ / 99

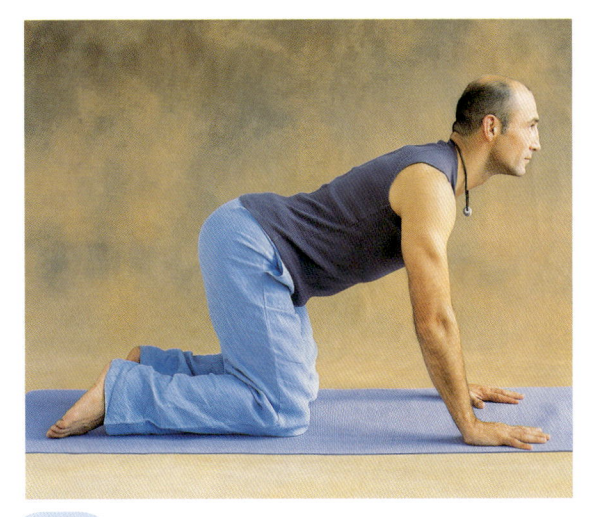

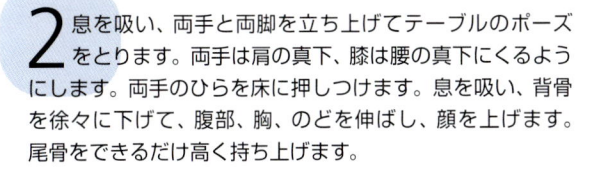

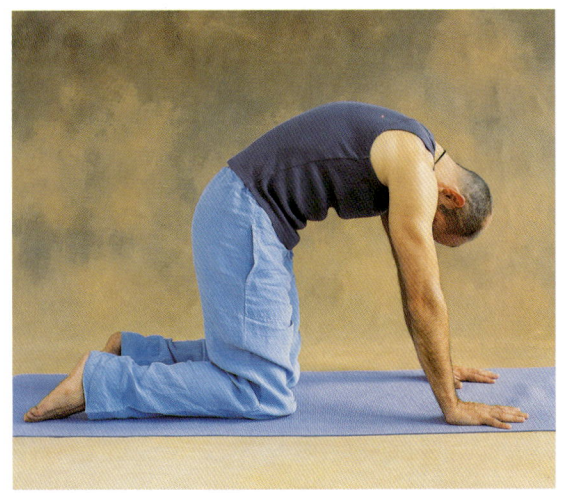

2 息を吸い、両手と両脚を立ち上げてテーブルのポーズをとります。両手は肩の真下、膝は腰の真下にくるようにします。両手のひらを床に押しつけます。息を吸い、背骨を徐々に下げて、腹部、胸、のどを伸ばし、顔を上げます。尾骨をできるだけ高く持ち上げます。

息を吐き、背骨を曲げます。尾骨は下に、あごは胸のほうにしまい込んで、肩甲骨をはなします。息を搾り出し、3つのバンダ（p.16-17を参照）を連動させます。呼吸と同調させて2つの動きを繰り返しながら10～20回呼吸します。背中が柔軟になり、心が穏やかになるまで続けましょう。

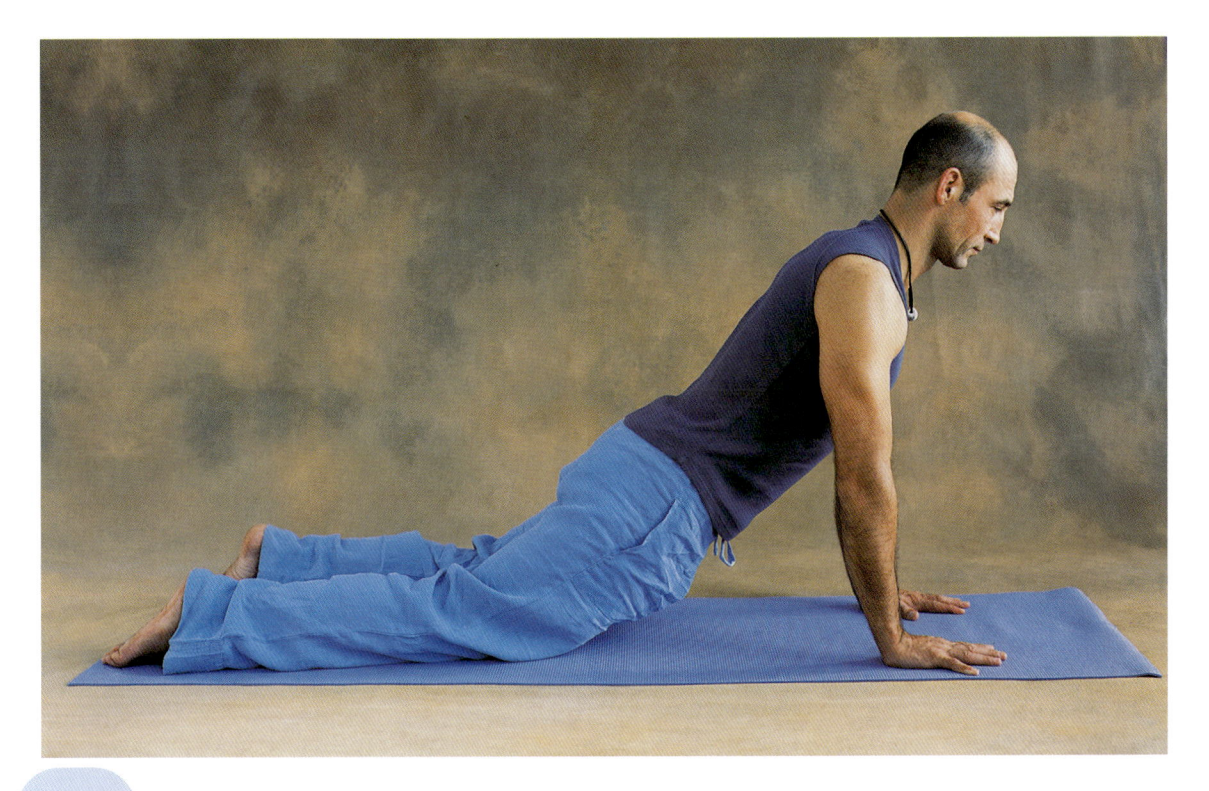

3 今度はヨーガマットのずっと前方に両手をつきます。息を吸いながら、胸を両腕のあいだに引きつけて、少し変形させた板のポーズにはいり、体を持ち上げながら、膝から頭までをつかって一直線を作ります。前を見て、背下部にどこか不快なところがないか注意しましょう。息を吐き、リラックスして体を伸ばした子どものポーズ（ステップ1）に戻り、10回呼吸をしながら背骨を逆に伸ばします。ステップ1～3を3～5回繰り返します。このストレッチをすると、ひどくこわばった背中がやわらぎます。

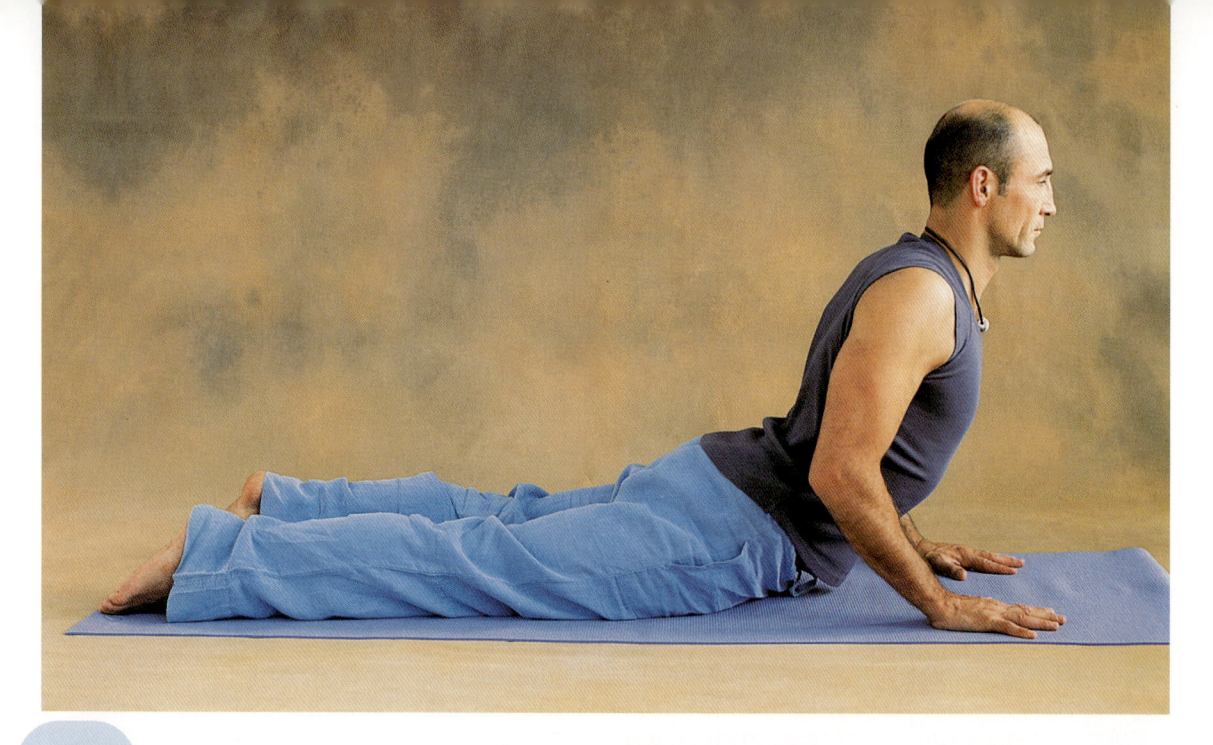

4 ステップ3から展開させます。肘をウエストの横で曲げながら、上半身を低くして、胸を前方に引き出したままの体勢をすこし保ちましょう。負担をかけてはいけません。「赤ちゃん」コブラのポーズ（ブジャンガーサナ）です。

肩甲骨のあいだで胸椎をすくい上げて、胸椎がはっきりと出るように胸を広げて、まっすぐ前を見ます。背下部になにか不快なところがないか注意しましょう。そのままの体勢で10回呼吸をします。

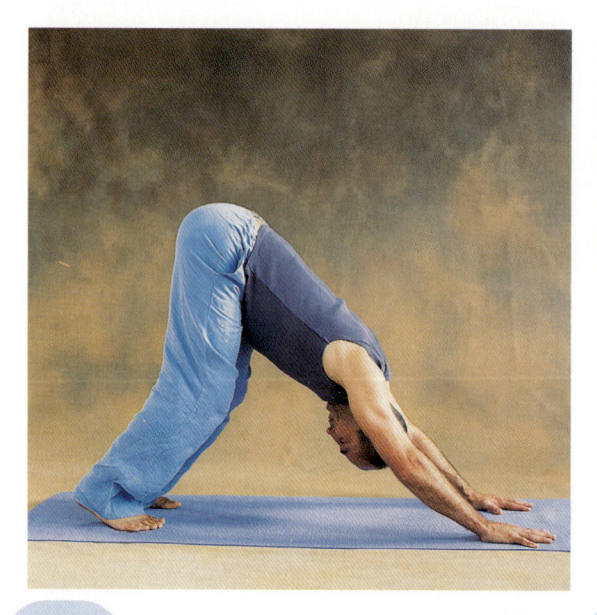

5 赤ちゃんコブラのポーズから、つま先を内側に折り込んで、息を吐きながら「子犬」へと体を持ち上げます。背骨をいっぱいに伸ばし、膝腱（ハムストリング筋）を「整える」ために膝を曲げた、下を向く犬のポーズを少し変形させたポーズです（p.40も参照）。負担がかかっていなければ8回、そのままの体勢で呼吸をします。

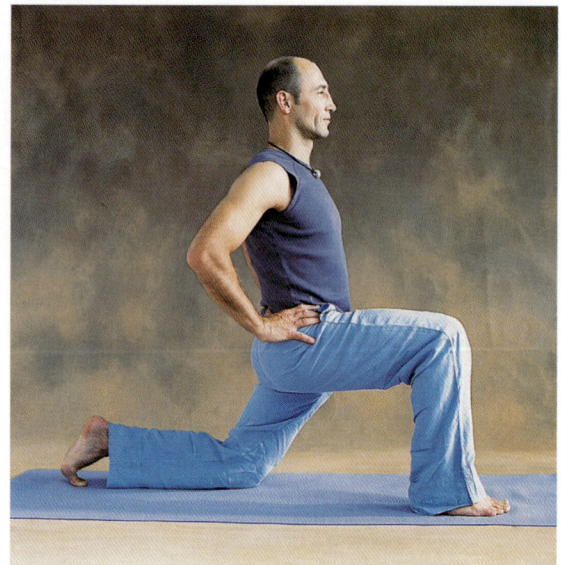

6 息を吸い、右足を前に1歩踏み出して、突きのポーズに入ります。胴体を垂直にし、両手を腰にあてて、わきの下のくぼみの前側を持ち上げます。尾骨を床に向けてしっかりと固定し、まっすぐ前を見たまま3回呼吸をしましょう。

背部のヴィンヤーサ/101

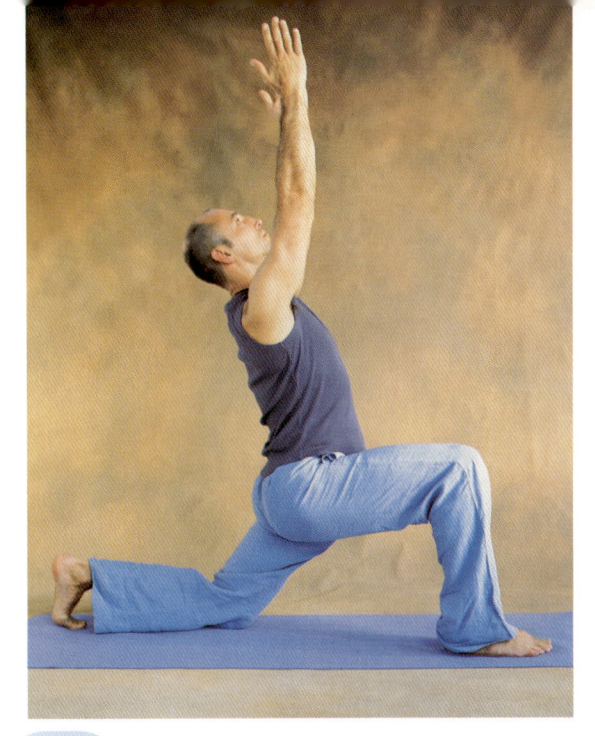

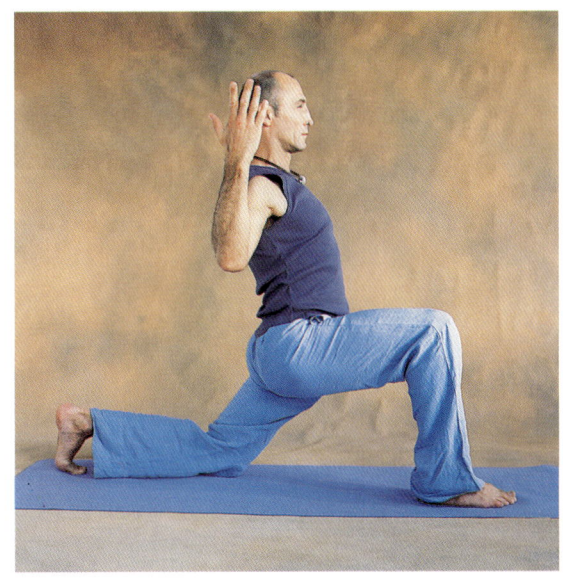

7 息を吸い、下腹部を引っ込めながら、両腕を肩からうえに垂直に上げます。肩甲骨は広げて下方へしっかりと固定しましょう。二頭筋を回転させて手のひらを向き合わせます。そのままの体勢で5回呼吸をします。

8 息を吐き、肘を床の方へ引き寄せて、頭を耳の位置まで下ろします。それから息を吸い、もう一度両腕を上に伸ばして、ステップ7の形にします。これを3回繰り返しましょう。

背部のヴィンヤーサ：
利点と効果

- 子どものポーズは、背下部を柔軟にして伸ばすのに役立ちます。とくに極度の脊柱前弯症（脊椎湾曲、あるいは「脊柱湾曲症」）を整復するのに向いています。
- 猫のポーズは、背骨の組織や筋肉の深いところまで新鮮な血液を引き入れ、首を動かしやすくすることで、背骨全体の伸び縮みや曲げ伸ばしが柔軟にできるようになります。
- 板のポーズは、胸から腹部、骨盤までの圧縮システムの中心部分をより強くして、強い上半身を作り上げます。
- 赤ちゃんコブラのポーズは、腹部を伸ばすと同時に、背骨を伸ばしやすくします。
- 肺をねじるポーズは、腰の柔軟性を促進させ、そして両腕を上げる動作を組み合わせることで、腹筋が伸び、内臓が持ち上がります（動きの鈍い腹部器官は、背下部に負担を与える可能性があるので、このポーズをおこなって腹部を強化しましょう）。
- さまざまなねじりのポーズは、背骨の周辺に新鮮な血液の流れを促しながら、腰筋を伸ばすことに集中して、椎間板を圧迫する手助けをします（腰筋と腹部は一緒に働くので、腰筋が腰椎を前に引っ張ると、腹部はこの傾きに抵抗する手助けをするのです——両方の筋肉のバランスを取ることが重要です）。

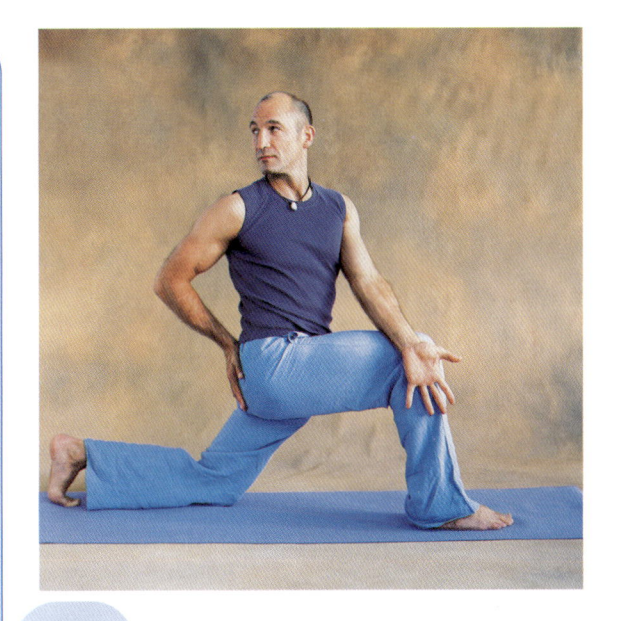

9 息を吐き、体を右にねじります。左手の裏側を右の膝の外側におき、右手の手のひら側を仙骨におきます。ウッディアーナ・バンダをしながら（p.17を参照）、ゆっくりと右側にねじっていき、そのままの体勢で10回呼吸をします。腰の前側と背下部を落とさないようにしましょう。子どものポーズで10回呼吸をしながら背中を休めて終わりにします。それから腰を持ち上げて、下を向く子犬のポーズに入り、ステップ5〜9を左側で繰り返します。最後に子どものポーズで休みます。

立っておこなうヴィンヤーサ――中級

　　の連続したポーズをおこなうと、足首、太もも、ふくらはぎ、背骨が強くなって、動かしやすい配置になり、背骨の柔軟性も向上します。力強い中腰の姿勢をとる椅子のポーズ（ウトゥカターサナ）では、平行に並べた足のうえに膝をもっていく手助けになります。腰椎の湾曲部を守るためには、尾骨をしっかりと固定して骨盤底とかみ合わせ、腹部を下げていくことが極めて重要です。そして、健康な背下部に本来備わっている中心部の支え、「内側の装置」につなげます。

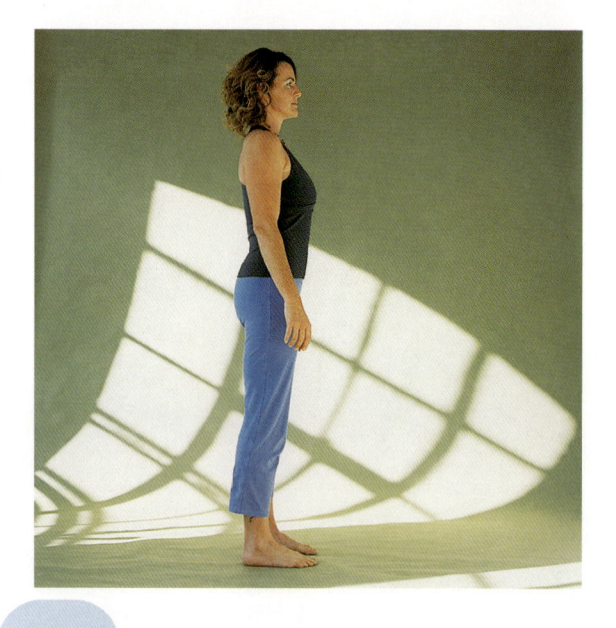

1 山のポーズ（ターダーサナ）で立ち、両腕は体の横に、両足は平行にします。親指とかかとの内側をしっかりと固定し、足首の内側を持ち上げます。

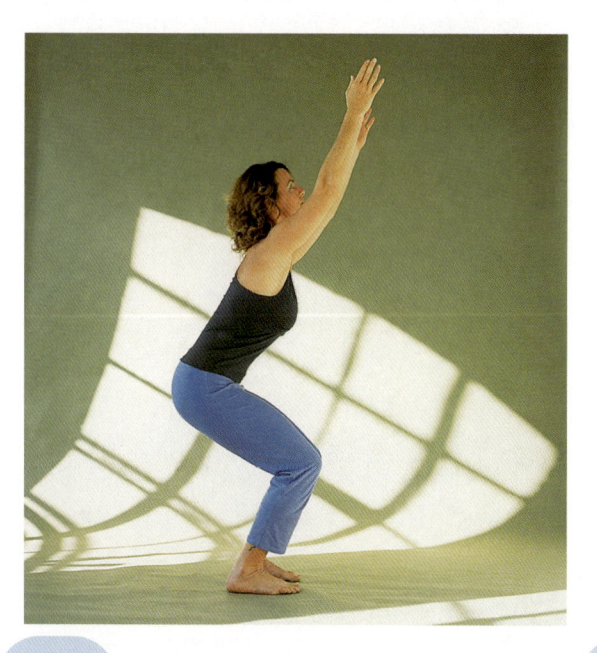

2 息を吸い、肩を持ち上げないようにしながら、両腕を上げます。手のひらを内側に向けた両腕を、前方で平行にしておきます。息を吐き、膝を曲げて椅子のポーズ（ウトカターサナ）に入ります。太ももを床と平行にしましょう。胴体は太ももの上でわずかに前傾しています。そのままの体勢で10回呼吸をします。

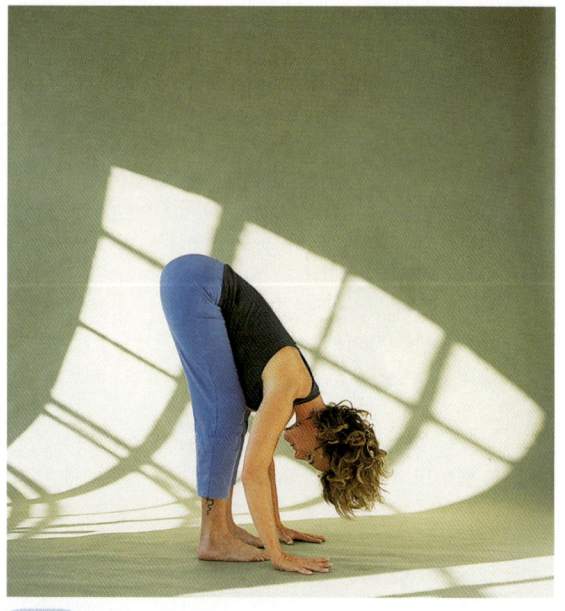

3 息を吐き、両脚を少しまっすぐにして、前屈にはいるような感じで両腕を床に下ろします。必要であれば、膝を曲げて、手のひらを床に平らにおきます。頸椎を緩めて、腹部を太ももに押しつけます。そのままの体勢で5〜10回呼吸をして、息を吸って山のポーズに戻ります。

原型的な
らせんのねじるポーズ

力強く、たくましいこの動きは、背骨の端から端までをつかって、長い、重力的な経路を追うようにつくられた、さらに上級者のためのポーズです。呼吸と同調させて、体を上下に斜方向に動かすことによって、背骨が自由になり、力を与えられます。けれども、腰痛を患っている場合は、この運動は避けてください。

原型的な らせんのねじるポーズ： 利点と効果

- 体を横に曲げる動きと回転させる動きを一緒におこなうことで、人間の体格のまわりに設計されている原型的ならせんの手入れをします。
- 「槍を投げる」ような動きが求めるのは、背骨を標的から遠くへ回転させる最初の部分で、そのときは体重をわずかに後ろに移します。そしてつづけて、標的に向けて回転させるときには、体重をわずかに前に移します。体の自己刺激に感応する能力を高めて、体自体のバランスを取ります。
- このポーズをおこなうと、腹壁と椎間板（どちらの構造も、斜方向に指向された繊維組織があるので）に隣接した層を、交互に伸ばしたり、圧縮することができます。
- ポーズが連続していることで、深くねじって伸ばす動きや、内臓を圧縮する動きを交互につくることができるので、内臓の動きが自由になって、それらの循環が活性化されます。

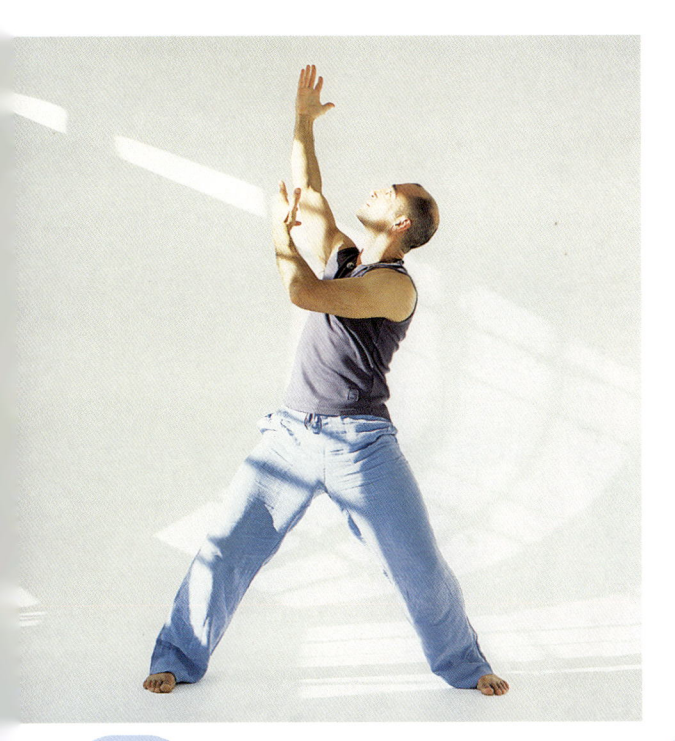

1 両脚を広げて前を向いて立ち、両腕は体の横におきます。息を吸い、右斜め上に向けて体をねじり、両腕ともその方向に伸ばします。まさに槍を投げようとする感じです。目線は手のほうに向けます。

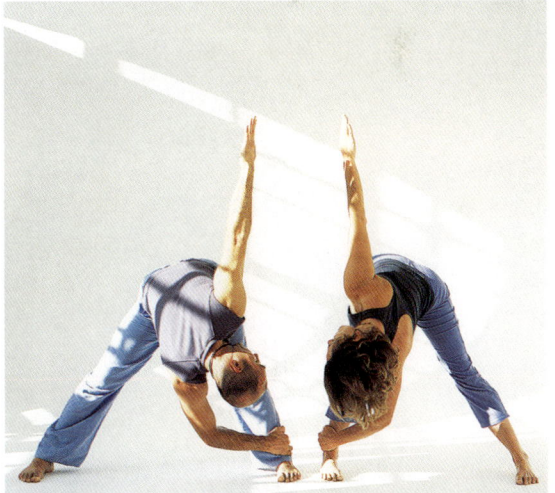

2 息を吐き、右手が左のすねの外側にくるように、上半身と両腕を回転させ、左斜め下に向けて、対角線上に降ろしていきます。そして左手だけを、空のほうに戻して伸ばします。必要ならば、左足の横の方を向いて膝を曲げます。この動きを5回繰り返してから、反対側をおこないます。

体側を伸ばす
ヴィンヤーサ──中級

次に紹介する力強い連続したポーズでは、左右対称の前屈のポーズ（パードッターナーサナ）と、非対称の側面を伸ばすポーズ（パールシュヴァコナーサナ）を組み合わせることで、背骨が伸び、腰の調子が整い、上肺が広がります。どちらのポーズも背骨が長くなり、背中が伸びます。支えのために両手を使うと、安全性が高まり、対のポーズの機能も果たします。腰痛の場合は、前屈のポーズ（ステップ2）で膝を曲げて、ポーズを少し変えましょう。

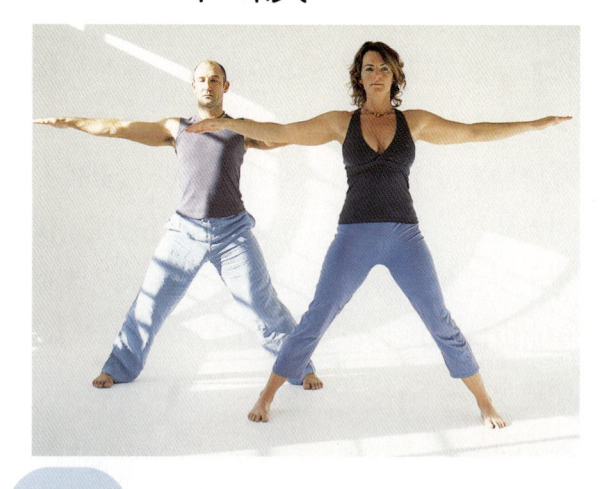

1 両脚を1メートルほど開いて立ち、内側の足を平行にして両腕を体の横におきます。息を吸い、指を伸ばして両腕を横にいっぱいに伸ばし、前を見ます。深く3回呼吸をします。

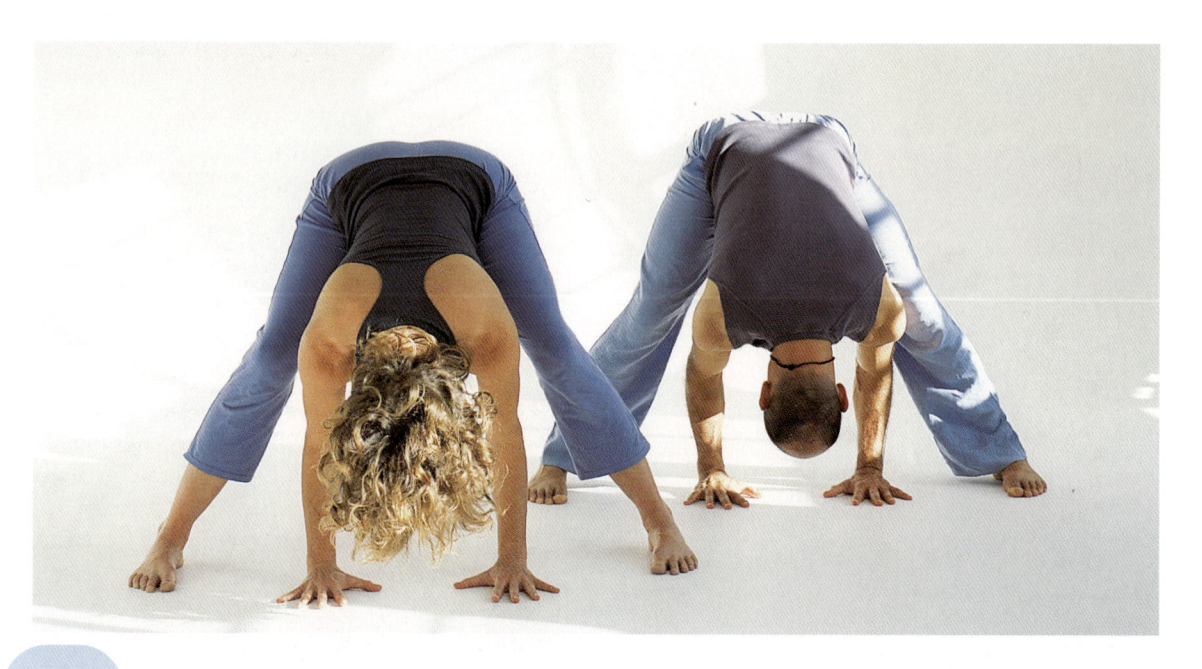

2 息を吐き、膝を曲げてつま先の真上にくるようにします。腰の前部から前方へ体を曲げて、両足のあいだの床に手をおきます。背中に負担がかかっているようであれば、必要なだけ膝を曲げます。首を解放し、頭が肩のあいだに楽に落ちるようにします。手足の指を付け根から伸ばします。プラサーリタ・パードッターナーサナです。そのままの体勢で10回呼吸をします。

体側を伸ばすヴィンヤーサ/105

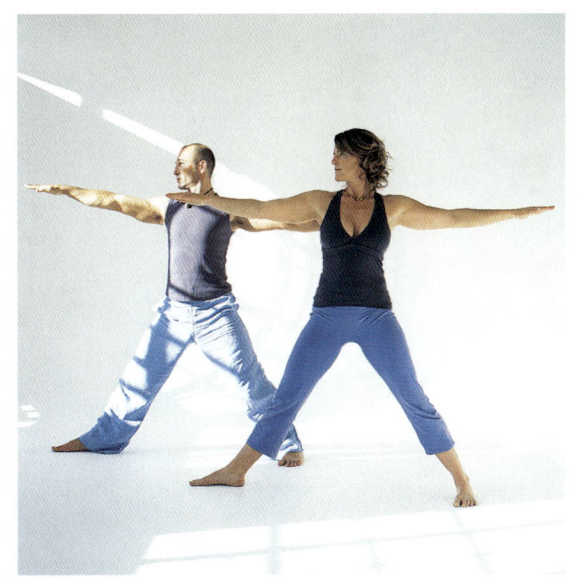

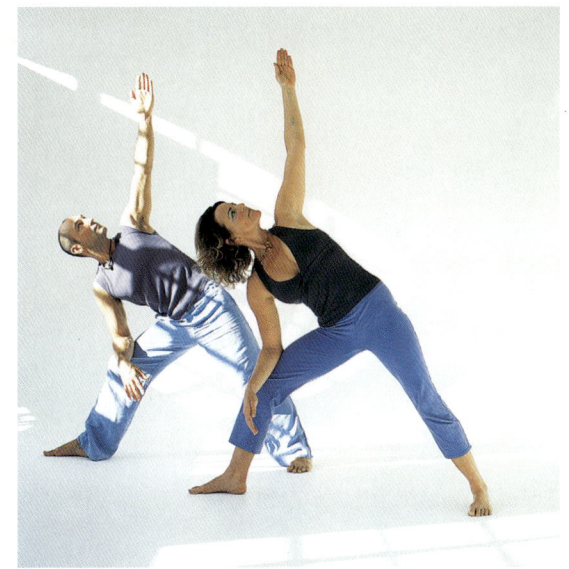

3 息を吸い、立った姿勢に戻ります。胴体の前側を持ち上げて伸ばし、ステップ1と同じように両腕を横にしっかりと伸ばします。息を吐きながら、左側の腰と足を内側に、右足と腰を外側に、90度ほど回転させます。右に目を向けると、右足と差し出した右腕が見えます。

4 息を吸い、胸を持ち上げて尾骨をしっかりと固定します。それから、息を吐いて、負担をかけない程度に、上半身を右側に傾けていきます。右脚をわずかに曲げて、右の肘を右の太ももにのせます。左腕は空の方に向けて上に伸ばします。背下部に負担がかかっているようであれば、必要なだけ膝を曲げます。左腕の方に顔を上げ、そのままの体勢で5〜8回呼吸をします。無理をしてはいけません。ステップ3と4を数回繰り返したら中心に戻り、左側で繰り返します。2枚のガラスのあいだを動いている様子を想像してください。

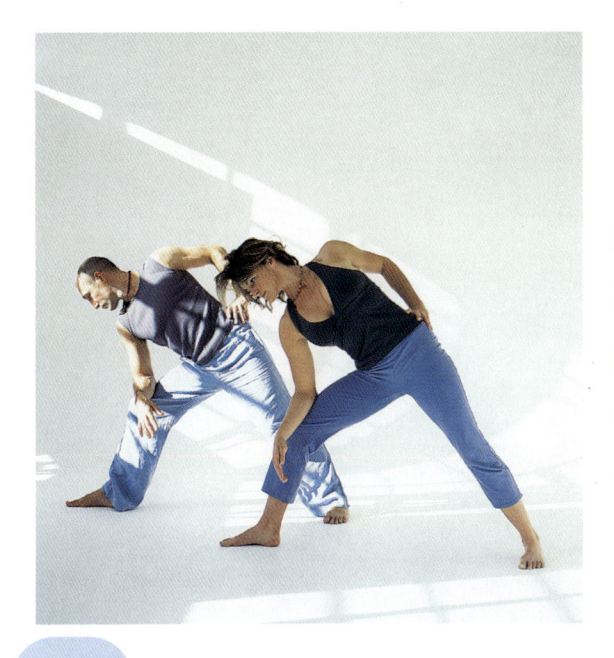

5 今度は右足の方を見下ろして、安定させるために、左腕を左の腰のうえにもっていってのせます。首をゆるめましょう。息を吸い、ステップ1に戻ってから、体の左側で一連の動きをすべて繰り返します。

体側伸ばしと前屈：
利点と効果

- パードッターナーサナでは、膝腱（ハムストリング筋）への負担は最小限に留めながらも、重力をつかうことで背下部が徐々に伸びていきます。
- 前屈では、小関節面（小平滑面）と背骨の被膜が、牽引力（減圧の力）にかけられます。
- 体を曲げることで、脚の内側や裏側、背骨が伸びて強くなります。
- パールシュヴァコナーサナの横の動き（ステップ4）は、体の片側を伸ばすことで、外側の筋肉組織と内部器官の両方が自由になります。左右対称におこなうことで、体のひずみ、とくに胴体の側筋や背骨を矯正するのに役立ちます。
- 腹部器官の調子が整い、脳が落ち着くので、背中の痛みが軽い場合は、取り除かれるかもしれません。

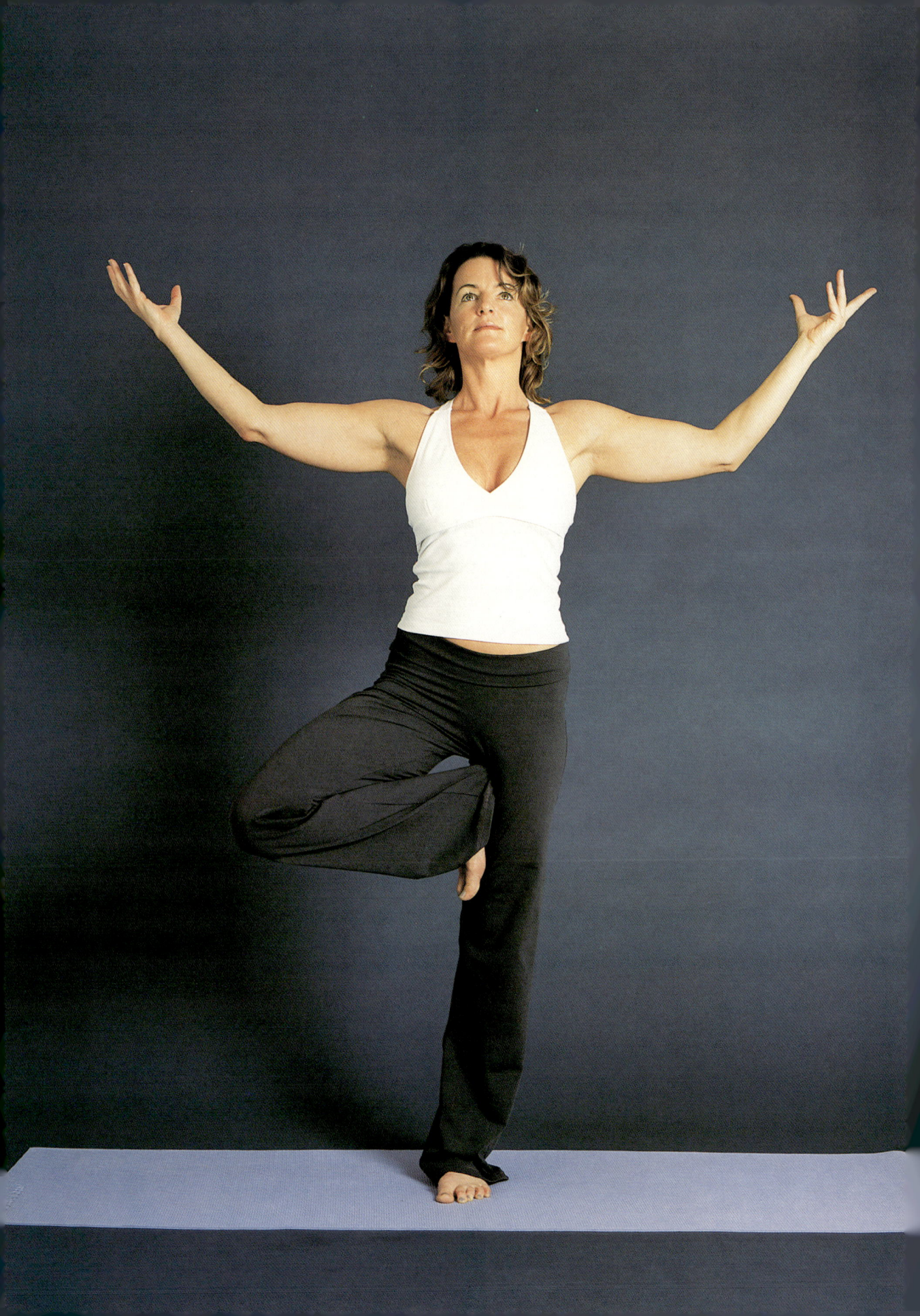

リンパ腺と免疫システム：抵抗力を高める

　ヨーガ療法の主要原理のひとつは、物や事象、人間、心的な構成概念、感情への付随などから自由になる能力を培うことです。これは立派な取り組みですが、さらには本当の意味で「人生を解放する」(ジヴァ・ムクティ)ための鍵を握ってもいます。抑圧されたものたちを意識の外に留めておくには(言い換えれば、それらを無意識のなかに隠してしまうということです)、大量のエネルギーが必要です。けれども抑圧されたものたちを取り除くことができれば、治癒や活力のためのエネルギーは自由になります。制限された感情や不安は、「苦難」へと導かれ、体は調和せず、最終的には慢性的な疾患となる可能性もあります。僧職の伝承では、このように提言されています。「柵を取り除きながら、「サンカルパ」と呼ばれる、あるものを信じて受け入れる修行をおこないながら治癒の空間をつくりだすことで、我々はより深い視覚に目を開くのである」

　孤独感や支えてくれる人がいないこともまた、健康が損なわれる要因と考えられています。前向きなアドバイスや情緒的なサポートは、免疫反応を強化するからです。誰しも動物を撫でるときにもたらされるような、安らぎを味わったことがあります。よって治癒の環境にも、感情的なケアが必要なのです。一体化したヨーガの練習では、感情は肉体と同じように綿密に観察されます。つまりヨーガの練習によって提供されるのは、内省の鏡なのです。

免疫システム

　免疫システムは体の監視人です。決して眠ることなく、体内に入ってくる異物から体を守り、それぞれが独特の役割をもったさまざまな白血球とともに、体内でそれらの異物と戦いつづけるのです。非常に複雑で隠れた軍隊には、白血球や骨髄、免疫体、サイトカイン（攻撃にたいする免疫システムの反応に影響を与えられる免疫システム内の細胞によってつくられる物体）、胸腺（T細胞をつくる）などがあります。免疫機能の強さは、「異物」と「自分」の細胞を識別し、「異物」を寄せつけないことです。けれども、体内の戦う細胞が、免疫システム内での過剰なストレス（限度を超えたアドレナリンやコルチゾールの分泌、交感神経の過剰な「刺激神経」活動）のせいで弱くなっていると、バクテリアやウィルス、癌細胞、菌類に対する動きが悪くなります。そのような場合に、自己免疫疾患が起こる可能性があるのです。

　強靭な免疫システムは、よいサトヴィック（浄性の食べ物）や自然的で汚染されていない食事、新鮮な空気、前向きな追求、リラクゼーション、ストレスの少なさ、低刺激物などに後押しされます。気分が沈んでいたり、脱力感を覚えていたり、病気になりそうなとき、私たちは「今日は自分じゃないみたいだ」と言います。精神的に必要でないもの——心的、感情的、肉体的な問題——を取り除くことで、自由の身になり、免疫をあと押しして、生きる力を高めるのです。

リンパ系

　リンパ系は、体の防御機構にとって重要なものです。なぜなら病気によって発生する有機体をろ過して取り除く手助けをするからです。また白血球をつくり、免疫体を生成して、流動体や栄養素を分配し、組織が増えないように余分な流動体やタンパク質を排出してくれます。

　リンパ系の発達が始まるのは、子宮内生活の5週目からで、リンパ管やリンパ系組織（多数のリンパ球を含む特殊化した細網組織）が胸腺、脾臓、リンパ節、へんとう腺といった器官でつくられます。

　リンパ管は、細胞のあいだにある、侵入型の流体を排出する毛細血管からはじまり、そして川のようにつながってさらに大きな血管になり、最終的に背骨の両側で胸管や右リンパ本幹に流れ出ます。したがってリンパ系は、一方通行のシステムの、細胞から老廃物を取り除くために不可欠なものです。一方通行のシステムにより、リンパ管には非常に多くの弁があり、壁は薄くなっています。リンパ液は、鎖骨下静脈をとおって体循環に参加します。リンパ液とは、リンパ球（白血球）を含んだ乳白色の液体で、タンパク質や糖質も含んでいます。

　リンパ節は、リンパ管沿いにある楕円の構造をした節です。入ってきたリンパ液をろ過してから、より大きな管へ節を越えさせていきます。節は、戦略的に脇の下のくぼみや脚の付け根といった場所にあり、それによって体の極めて重要な部分へ感染が広がるのを防ぎます。リンパ節は、免疫抗体を生成するT細胞とB細胞により、異物を摂取する食細胞活動のファゴサイトーシスと呼ばれる過程を経て、リンパ液をろ過して処理します。

　脾臓は、免疫体を生成する形質細胞（プラズマ）をつくり、バクテリアや損傷を受けた赤血球にのせて食細胞活動を遂行し、血液を貯蔵したり解放したりします。

　胸腺は、未発達の骨髄の幹細胞からTリンパ球を作り、それらをあらゆるリンパ器官に分配します。胸腺はT細胞に「免疫能力」と呼ばれるものを与えます。そして独特の免疫機能とともにそれらをさまざまな細胞に分化させます。

　へんとう腺と皮膚は、体の防衛の前線であり、門を警備する見張り番のようなものです。それらは、リンパ球と免疫体をつくりだします。

　骨髄もまたリンパ球を生成するので、免疫システムの一部と考えられています。

病気への抵抗力

　体は2つの異なったメカニズムを用いて病気に抵抗します。非特異性の免疫と特異性の免疫です。非特異性の免疫は、保護効果をもつ体の機械的な働きに関係があります。これに含まれるのは、皮膚、粘膜、粘液、唾液、繊毛涙器（せんもうるいき）、喉頭蓋、尿流量などです。これらの物理的方法は、感染との戦いの手助けもする化学物質が補体となって完全なものになります。たとえば、皮膚や胃液に含まれる酸、皮脂中の不飽和脂肪酸、汗や涙、唾液といった液体に含まれるリゾチームなどです。

　特定の病気への抵抗力、あるいは免疫性は、一生を通じて発達していきますが、とくに発達するのは、特定の抗原（免疫体の生成を刺激する物質）に対抗する特定のリンパ球と免疫体（白血球とは異なった形）が生成される胎児期や幼児期です。免疫システムの性能は、老年とともに下降する傾向があります。また、T細胞による抗原の破壊は細胞性免疫、B細胞による抗原の破壊は体液性免疫と呼ばれます。この後者のメカニズム、つまり、抗原がそれぞれの免疫体を「忘れない」メカニズムは、免疫処置に対する生理学上の土台——つまり予防接種の手法の基礎を形成する型です。T細胞は、胸腺とリンパ節でつくられますが、B細胞は、骨髄や胎児肝臓、脾臓、あるいは内臓のリンパ系組織内で加工されることもあります。両細胞は、免疫体をつくる形質細胞（プラズマ）に発展します。実際には、体は何千ものB細胞とT細胞をつくり、それぞれには特定の抗原に反応する能力があります。

一般的な免疫障害

T細胞——胸腺によって生じる体の戦う細胞——は、喜びや悲しみといった激しい感情の状態のときにシステムにドッと入っていきます。このことは、感情を探求したり表現したりすることで免疫システムが後押しされて強化され、心臓や神経、呼吸などの機能に影響を与える可能性があることを意味しています。

健康体では、体の組織は、T細胞とB細胞を体の一部として認識しています。免疫寛容と呼ばれるこの状態が破壊されると、自己免疫性疾患と呼ばれるさまざまな病気になることもあります。免疫システムが、体自体の組織抗原を異物として認識してしまうからです。その結果、免疫体がつくられて、これらの特定の組織を攻撃してしまうのです。

いわゆる自己免疫性疾患と言われるものには、関節リウマチ、多発性硬化症、甲状腺機能亢進症、糸球体腎炎（腎臓病）、それからアジソン病があります。この現象がおこる理由は、医学研究では十分説明されていません。けれども中枢神経系、内分泌系、そして腎臓の組織といった複雑な構造が、根本的な原因に関する解決の糸口を提供してくれるかもしれません。これらの組織は、すべてストレス反応に対処することに関わっているので、長期にわたってストレスへさらされることは、結局「免疫システムの破壊」になるきっかけになるかもしれないと思われます。ストレスに加えて、要因は、ウィルス感染、ホルモンの失調、環境有害物質による可能性があります。

以下の病気に加えて、一般的な病気になるのは、免疫システムが弱まっている証拠であり、炎症と発熱をともなう感染に体が反応していることが考えられます。アレルギーは、一般的には不活発な、あるいは機能の鈍った免疫システムが原因である可能性があります。癌（悪性腫瘍）やうつ病が発生するのは、あと押しの劣った免疫システムの副作用かもしれません。そして風邪やウィルス、尿路感染のような反復性感染もまた、弱った免疫システムによって生じる可能性があります。

慢性疲労症候群は、極度の肉体的、精神的な倦怠感といった特徴のある病気です。症状に含まれるのは、反復性感染症、うつ病、消化器疾患などによる筋肉痛や関節痛、腫れあがった腺などです。

エイズ、後天性免疫不全症候群は、ヒト免疫不全ウィルス（HIV）の感染後に生じます。通常は性的に、あるいは汚染血液や汚染された注射針によって感染します。ウィルスは、感染と闘うTリンパ球を破壊し、その結果免疫システムがだんだんと弱くなっていきます。

治療と療法

従来の薬は、白血球の生成を促進し、侵入者を退治するために投与されるものです。本章で紹介するアーサナに加えて、太陽礼拝（p.52-55を参照）も、プラーナのエネルギーを増やし、神経機能と内分泌系機能のバランスを取るので、免疫システムを高める手助けをしてくれるでしょう。

免疫システムや全般的な健康を向上させるために役に立つ生活習慣アドバイス：

- 規則正しく十分な睡眠を取る
- 栄養素的に酸化防止剤を多く含む（濃いオレンジ色、黄色、赤色、緑色の野菜）、健全な食事をし、免疫力を増して体に良い働きをするバクテリアを含んだヨーグルトや緑茶、ニンニクなどを摂る
- コーヒー、アルコール、タバコ、飽和脂肪、精糖などの摂取を減らす
- 1週間か1か月に1度、果物だけを取る日か、断食する日をもうけて、毒素の堆積した体を浄化する
- 運動や、治療のようなマッサージ、乾布摩擦などは、体の毒素を除去する手助けをする
- ヨーガ・ニドラ（p.123を参照）で心をリラックスさせ、前向きな考えに従事する

サンカルパとマントラ

サンスクリット語で「決心」あるいは「決意」を意味するサンカルパは、思考力を通じて潜在意識の中へ、前向きな変化の種を植えつけるという、治療の道を開くために作られた短い声明です。治療に影響を及ぼす力であるサンカルパは、ものすごい意思力や忍耐力を、呪文を唱えて呼び出すので、癌などのような治療や元気づけることを必要とする慢性的な疾患にとくに有益です。

考えることを意味する「マナス」と、自分を守ったり解き放ったりすることを意味する「トラ」がひとつになった言葉が、マントラです。音や言葉、句を繰り返すマントラは、前向きで創造的な意思を引き起こす方法として用いられており、決められた窮屈な思考パターンを脱却します。マントラは、一般的にプラーナーヤーマとリラクゼーションにつづいて練習されます。マントラの象徴と最初の音として知られる「オーム」という音は、「宇宙の心が誕生する音」です。キリスト教で祈りの最後に唱える「アーメン」という言葉や、ユダヤ人のあいさつや別れの言葉である「シャーローム」と類似するものとしてみられますが、「オーム」は、神の創造物の口から最初に発せられた言葉であると考えられています。オームは、より高いアージニャー・チャクラ、「松果目」や、サハスラーラ・チャクラ（p.14-15、p.122を参照）と関連があります。

木のポーズ(ヴリクシャーサナ)

木のポーズは、脚、足首、背骨を強くします。太ももの内側を伸ばし、バランス感覚を改善し、坐骨神経痛を緩和して、偏平足にも役立ちます。一連のポーズを腕を上げる動作とおこなうことで、体が活性化され、心が前向きのエネルギーに向けて開かれていきます。

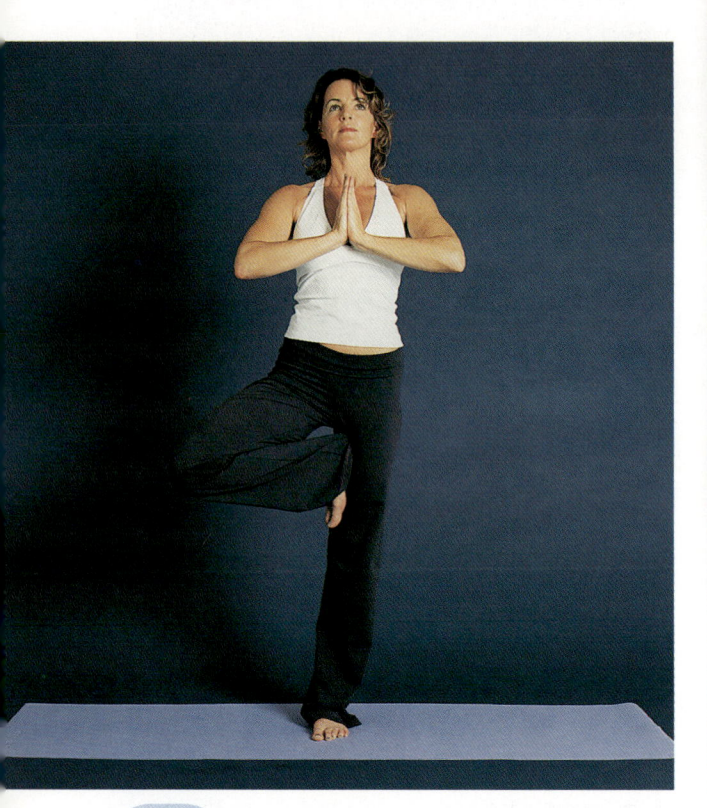

1 山のポーズ(ターダーサナ)で立ちます(p.52を参照)。体重を左足の上に移して、足の4角をすべて床につけますが、内側のアーチは持ち上げないようにします。右膝を曲げて右足を引き上げ、左の太ももの内側にあてます。つま先は床の方に向いています。右側の腰をつばさのように開き、尾骨は床の方にしっかりと固定します。両手は手のひらを押しつけあって祈りの姿勢(ナマステ)にもっていき、肘は横に出します。前を見て、5~10回呼吸をします。

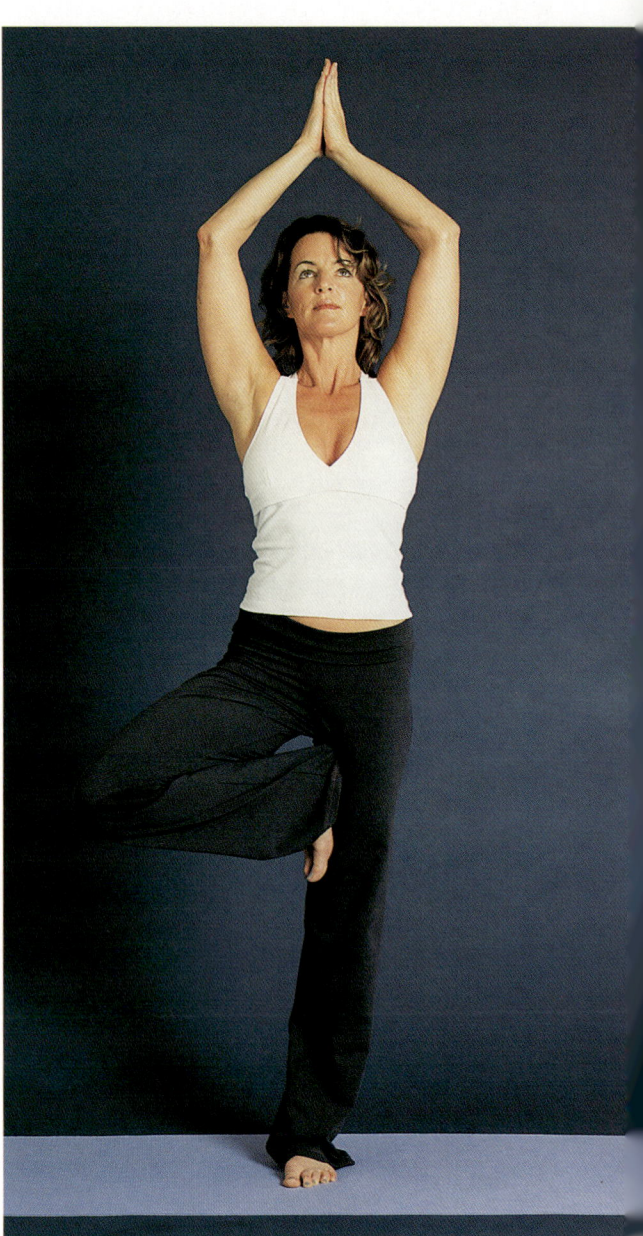

2 息を吸い、両手を押しつけたまま頭のうえに上げます。胸骨を持ち上げて、体の両側全体を伸ばします。立っているほうの足を深く根付かせましょう。

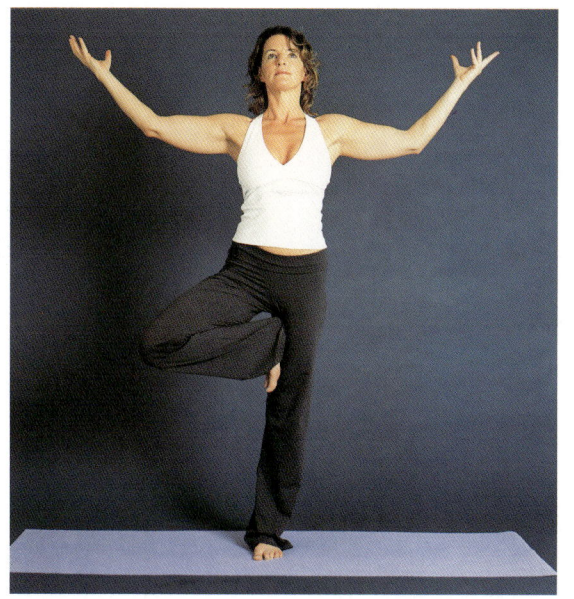

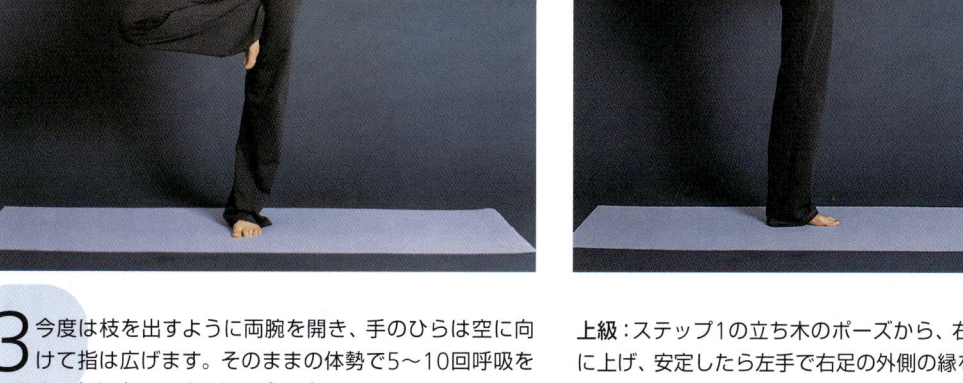

3 今度は枝を出すように両腕を開き、手のひらは空に向けて指は広げます。そのままの体勢で5～10回呼吸をします。息を吐きながら山のポーズに戻り、右足で立って一連のポーズを繰り返します。骨盤から脚をとおって床までを接地させます。腰椎から背骨までをうえに高く上げます。

上級：ステップ1の立ち木のポーズから、右脚をまっすぐ前に上げ、安定したら左手で右足の外側の縁を握りってしっかりと脚を伸ばします。右手を背下部において支えにします。そのままの体勢で5～10回呼吸をします。山のポーズに戻って、反対側で一連のポーズを繰り返します。

舞踊の神のポーズ（ナタラージャーサナ）

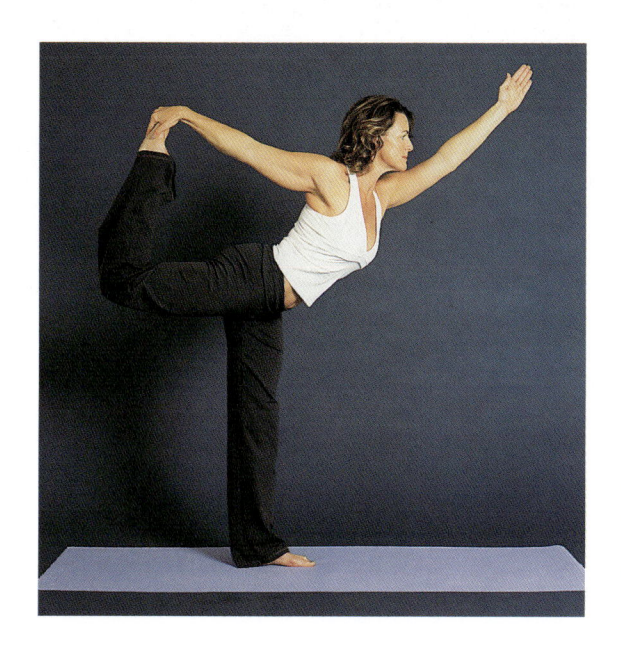

このポーズはバランスを良くし、脚を強化します。立ったポーズをおこなうと、免疫力を後押しする抵抗力と強さを体に与える手助けをします。

1 山のポーズ（ターダーサナ）で立ちます。左脚で力強く立ち、息を吸って右手で右足をつかみます。そして背後でつかんだ左脚を持ち上げます。左手を伸ばして、頭の上で垂直にします。

2 しっかりと呼吸をして、右足を体から遠くにゆっくりと持ち上げていきます。右脚を背後で伸ばし、床と平行にします。持ち上げながら背骨でカーブを描きましょう。同時に左腕はまっすぐ前に差し出します。10回呼吸をしてから、立った状態に戻します。反対の腕と脚で繰り返します。

孔雀の尾のポーズ（ピンチャ・マユーラーサナ）

孔雀のポーズ（p.79-80を参照）が、上級者向けになって、難易度の高いポーズになっています。このポーズは上半身と体の中心の強さを生み出します。さらに、背骨の幹のいたるところで後屈ができるようになるので、体が再活性化し、バランスを取り戻すことができます。ただし、このポーズは、経験を積んだ上級者だけの練習です。完全に相応しない場合や、孔雀のポーズが習得できていない場合は、試みてはいけません。

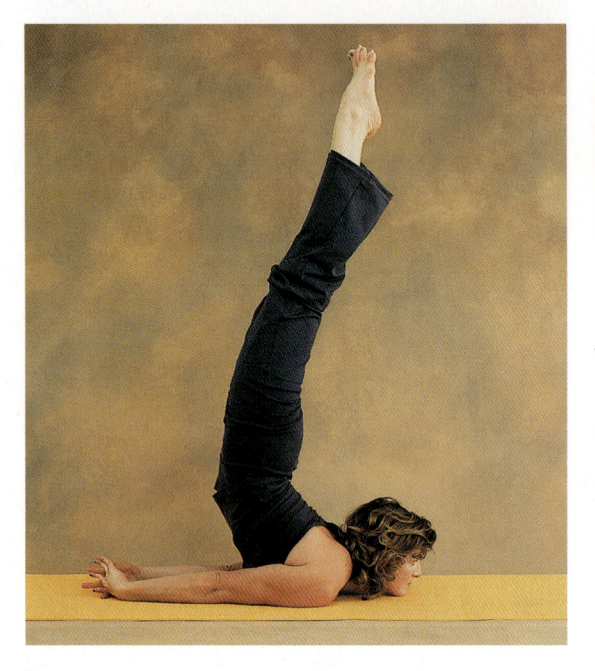

1 マットの上でうつぶせになり、恥骨の真下で両手を組みます。肩を広げて、胸を開きます。

2 両脚を押しつけ合いながら床からはなしてまっすぐ持ち上げていき、バッタのポーズ（シャラバーサナ）のまま体勢を保ちます。できれば、ウッディアーナ・バンダを利用して両脚を1度にパッと上げ、空に向けて伸ばしましょう。両脚を押しつけ合って、足の裏まですべて伸ばします。可能なら、そのままの体勢で5〜10回呼吸をします。片脚ずつ下に戻して体を解放し、子どものポーズ（バーラーサナ）（p.45を参照）で対のポーズをとるか、（ステップ3を経て）同時に両脚を下げ、腹部で横になります。

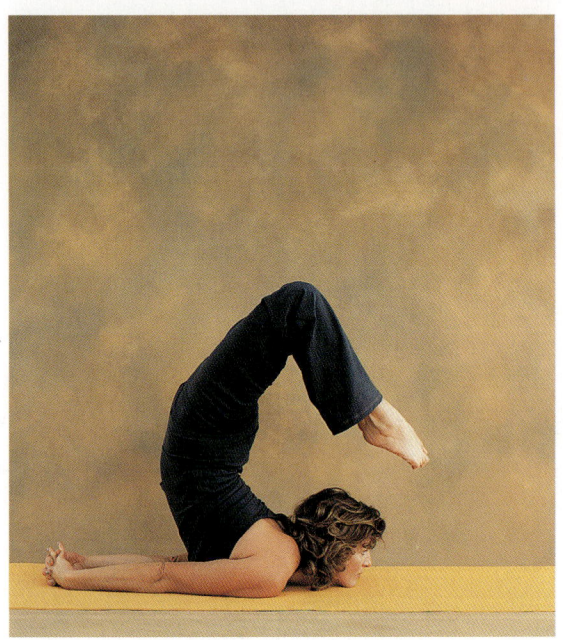

変形：注意深く膝を曲げながら、足を頭のほうに落としていきます。そのままの体勢で5〜10回呼吸をしたら、ゆっくりと両脚を持ち上げて、ステップ2のようにポーズを終わりにする前に、両脚を垂直にします。胸椎で力強いアーチを描きましょう。

鷲のポーズ（ガルーダーサナ）

鷲のポーズは、体力、忍耐力、集中力に働きかけ、精神的にも肉体的にも安定させる手助けをします。膝にけがをしている場合は、このポーズではなく、代わりにただ膝を曲げる練習をしてください。

1 山のポーズ（ターダーサナ）で立ちます。膝をゆっくりと曲げて、左脚でバランスを取りながら右足をうえに持ち上げ、右の太ももを左の太もものうえに交差させます。足の表面を下げた左のふくらはぎに引っ掛けて、深くしゃがみます。

2 両腕をまっすぐ前に差し出して、右腕の肘を左腕の肘の上に交差させます。前腕を垂直におこしましょう（手のひらは合わせておきます）。指を空のほうに伸ばしながら、手のひらを押しつけ合い、肘をさらに高く持ち上げます。肩甲骨は腰の方に引き下げます。

3 8回呼吸をしてから、脚と腕をほどきます。そしてもう一度、山のポーズで立ちます。反対側で繰り返します。

倒置とバランス：
利点と効果

- 倒置は、体全体のシステムをよみがえらせて、回復させます。そして文字通り、脚から重みを取り除き、心臓や脳が健康な血流に浸されます。
- 倒置は、脳に酸素を贈り、重力を逆転させます。したがって思考がよりはっきりとし、血液循環が良くなり、器官での機能の鈍さが軽減されます。
- バランスは、その瞬間につなぎ留められて、集中します。そしてあるものの意識や明瞭さを助長します。大地に足をたたき込んで、さらに背骨全体をそらせたり、ねじったりすると、その人の内のつながりや創造源が高められます。
- 倒置とバランスのポーズは、リンパ管の排水路を強化するのに役立ちます。それによって、免疫システムの全体的な機能を助けます。

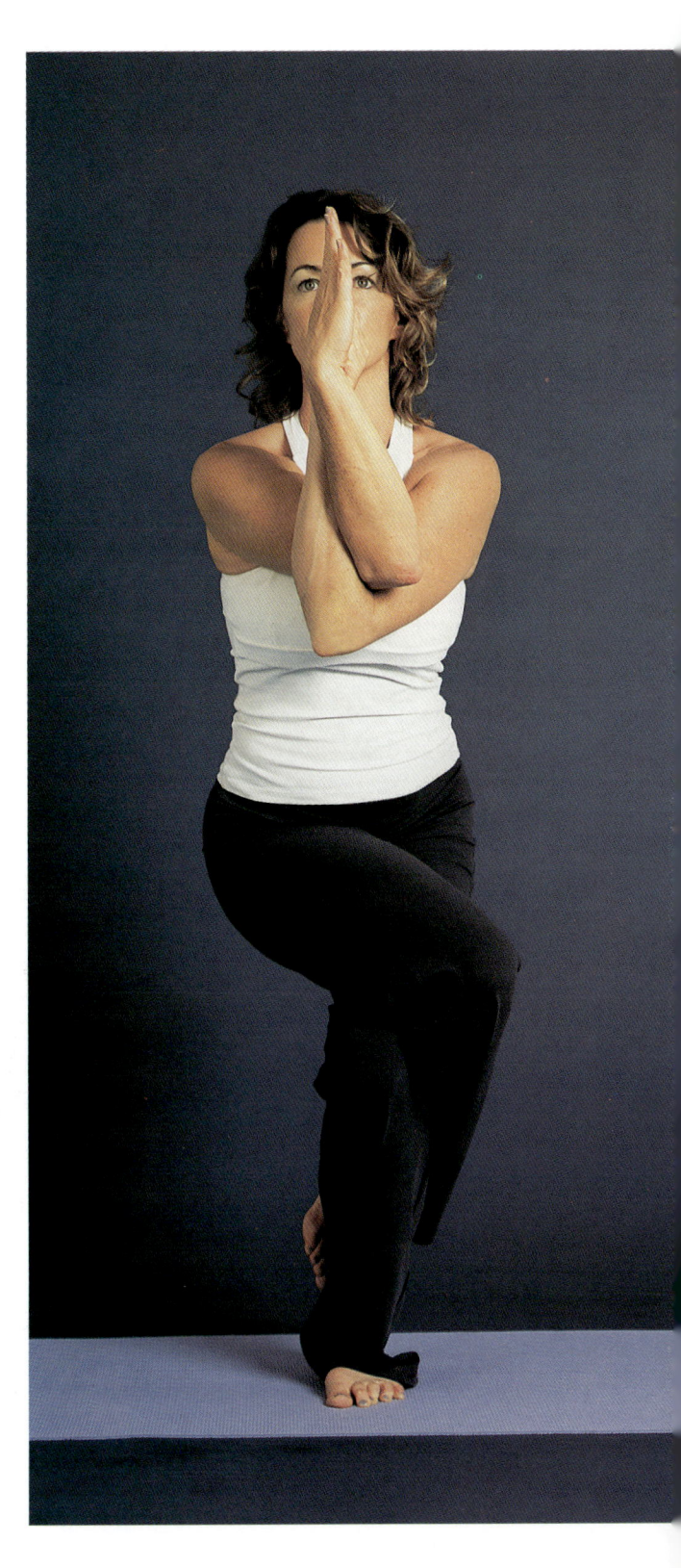

支えを使っておこなう魚のポーズ

免疫不全症を患っている場合や、体調が悪い場合は、クッションや長枕や壁などの支えを使って、このポーズで3〜5分間休むと、治癒することがあります。古代の教典によると、魚のポーズは「あらゆる病気を破壊する」ように意図されてつくられています。

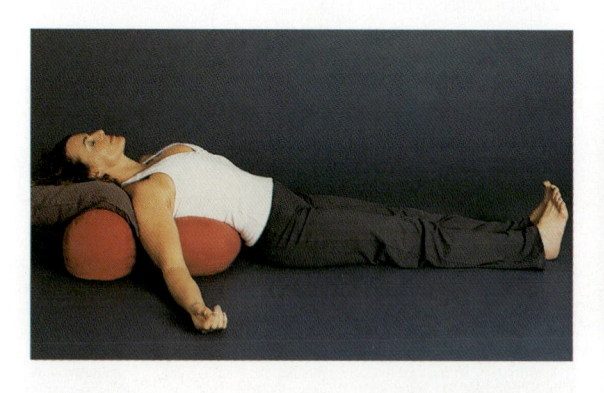

オプション1：床に背中を下にして横になり、背上部の下に長枕やクッションをおいて胸を高くして、頭と首を支えます。完全な魚のポーズ（p.76を参照）のように注意深く体を一直線にしながらも、休息している魚になりましょう。

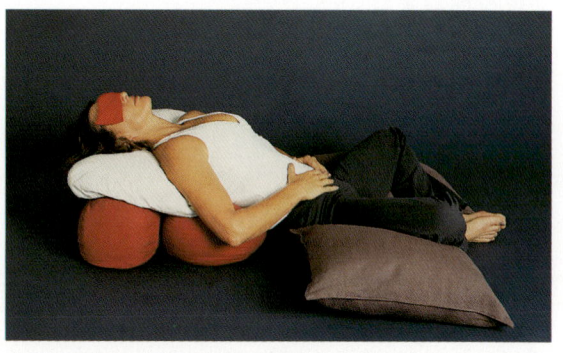

オプション2：蝶のポーズ（スプタ・バッダ・コナーサナ、p.71を参照）をとりながら、クッションを太ももの下におくとよりリラックスした支えを得ることができます。クッションをおいて膝を守り、腰は床のうえにおいたままにします。足の裏を合わせて、手のひらは下腹部におきます。

支えを使っておこなう下を向く犬のポーズ

下を向く犬のポーズは、心臓を休め、脳に新鮮な血液を送り込みます。長枕に額をのせると、脳や額をより落ち着かせることができます。クッションや長枕を色々と変えてみて、首が締めつけられない高さを見つけましょう。最高3分間、休息します。

長枕（あるいはクッションでも構いませんが）を置くのは、、床の上です。下を向く犬のポーズ（p.40を参照）の練習で、長枕のうえに髪の毛の生え際をのせます。両腕と背骨をいっぱいに伸ばし、1分間そのままの体勢を保ちます。長枕のうえに額をのせたまま子どものポーズ（p.45を参照）で対のポーズをとります。

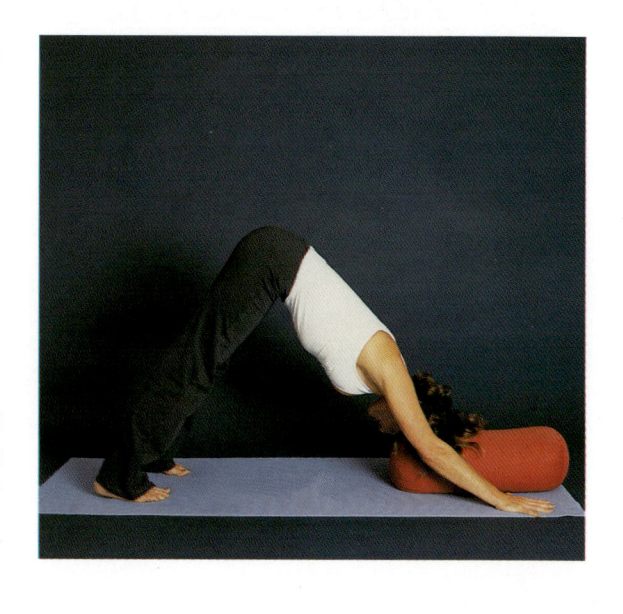

支えを使っておこなうリラクゼーション

両脚を上げて、受け身のリラクゼーションの状態で体を休めていると、体の体系が落ち着いた状態に戻ります。これは、病後の保養や瞑想に理想的なポーズです。

背の真っすぐな椅子をおき、椅子の前に敷いたマットのあいている部分に、平らで幅の広いクッションをおきます。あおむけに横になり、胴体全部をクッションのうえにのせて、頭はマットのうえにのせて少し低くします。ふくらはぎを椅子の座部において、両脚が直角に、そして両足が椅子の背に平らになるようにします。今度は両手のひらを下にして下腹部にのせます。気持ちがよければずっと、深い呼吸を続けます。

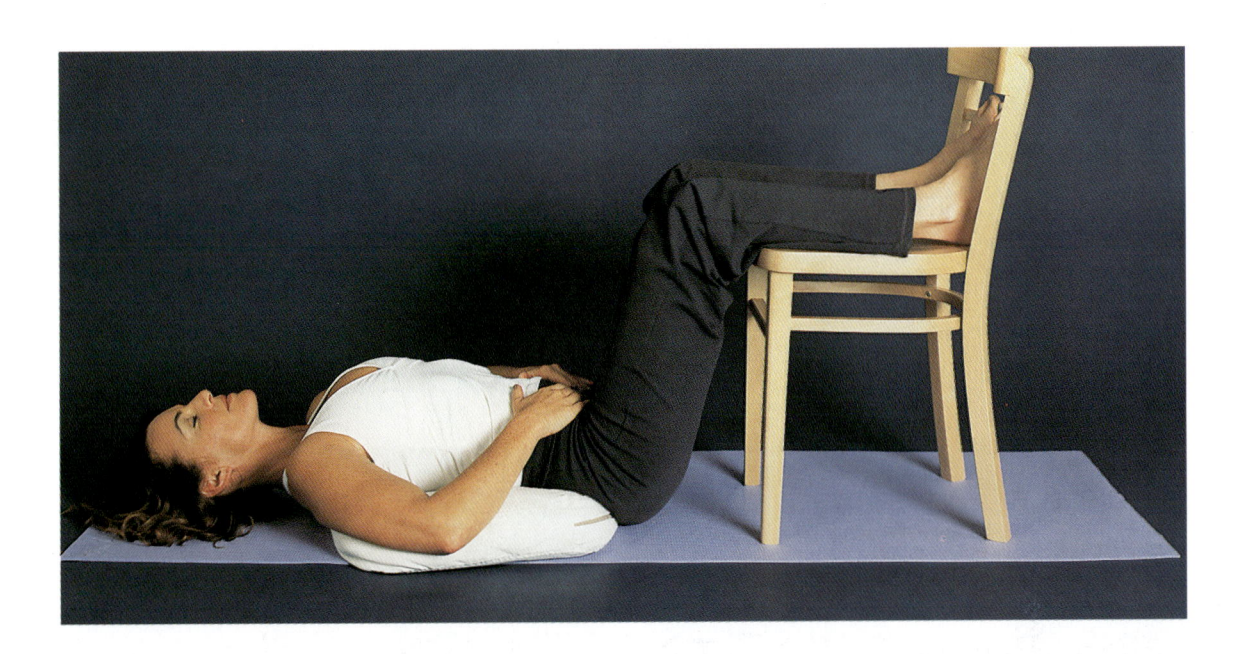

支えを使っておこなう肩立ちのポーズ

肩立ちのポーズは、さまざまな方法でリンパ系や免疫システムを助けてくれます。神経システムを落ち着かせ、血液の循環をさらに良くし、体の他のシステムにも調和をもたらしてくれます。

休息のポーズで始めます。上記のような姿勢をとりますが、肩をクッションのうえにのせ、頭は肩よりも低い位置に注意深くおきます。椅子の脚を握って支えにし、両腕はまっすぐにのばします。脚を椅子の座面の手前にずらしてから、腰と背中を持ち上げます。首の後ろをリラックスさせたまま、膝を天井に向けて上げます。

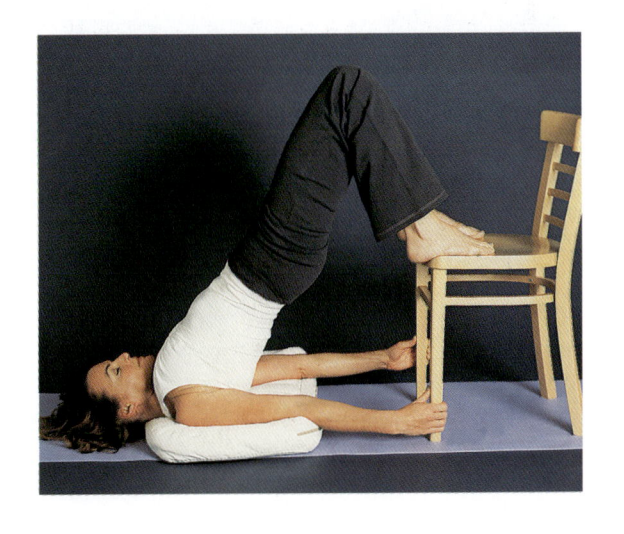

エネルギーを充電するムドラー（シヴァリンガム）

この身振りでは、両手を使って乳棒と乳鉢をつくります。最初のヨーガ行者、ヒンドゥー教のシヴァ神のリンガム（男根）を象徴しています。私たちを引き止める後向きの傾向を、心の中で乳棒のなかに入れ、そしてすりつぶす行為によって、これらの思考の構成概念を細塵のなかに消散させてしまうのです。それから「ka」（宇宙空間）のなかへ吹き飛ばしてしまいます。

ムドラー

療法には、前向きなエネルギーと強大な集中が必要とされますが、儀式的で象徴的な身振りをすることで、心を強くする体制を整えてくれます。ちょうどアーサナが体を強くする体制を提供してくれるのと同じです。ムドラーは身振りであり、標章、あるいは象徴であり、普通は手を使っておこないます。また心のなかに確かな考え方を生じさせ、神経経路に結びついてもいます。肉体で意思表示をおこなうことで、心は深く影響を及ぼされ、不思議な身振りをおこなうことで、影響力が広まります。ムドラーは、治療の手助けをするエネルギーの領域（オーラ）を作り出します。そしてそれらは、呼吸の練習（プラーナーヤーマ）や肯定形式の表現あるいはマントラと平行して、瞑想や視覚化を高めるために用いられます。10〜45分ムドラーを練習することで、同調した精神的姿勢が生まれます。

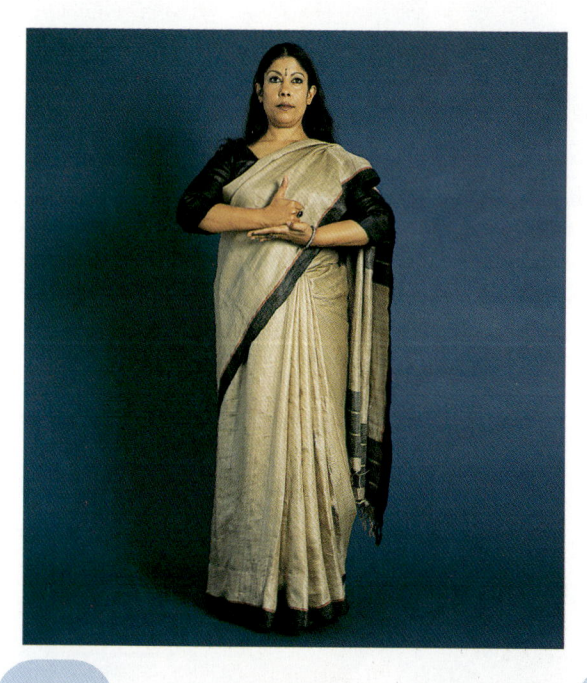

1 背骨をまっすぐにして楽な姿勢で座るか、あるいはしっかりと山のポーズ（ターダーサナ）で立ちます。右手で握りこぶしをつくり、乳棒のように親指はうえに向けます。そして指をすべてくっつけた左手で、浅い鉢、あるいは乳鉢のような形をつくります。右手を左手のうえにのせ、両方の手を腹部の前におきます。

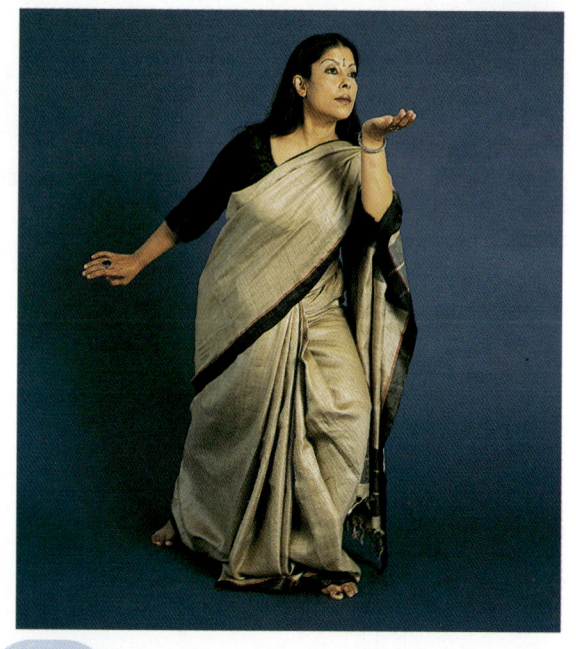

2 意識して呼吸をし、心のなかで、後進的な考えを左手の鉢のなかに入れます。右手を左手のひらのなかで円を描いたり押したりして、これらの有害な傾向を細塵にすりつぶします。それから左手を上げて、塵をそっと吹き飛ばします。

蓮華のムドラー

このムドラーでは、蓮の花の形をつくります。水に花びらの開いた花が浮かんでいる様子を心に描き、それからその根を泥のなか深くまで沈めていきます。花びらは空に向かって開いています。サンカルパ(肯定的な表現)をつくりましょう。例えば、「地面の深いところから、私はより高く湧き出る」のようなものです。

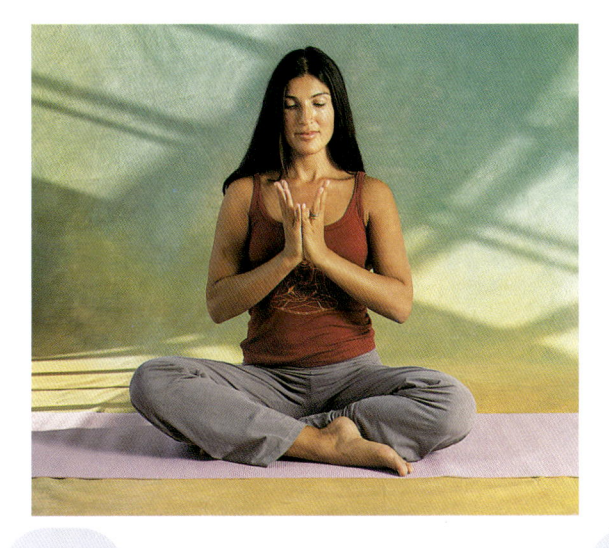

1 座骨をしっかりと固定して、楽な姿勢で座ります。手は心臓のまえで祈りの位置(ナマステ)にします。手のひらの手首に近い部分を合わせて、鉢の形をつくり、小指と親指の外側の縁をくっつけます。指を開いて蓮の花の形にします。注意深く呼吸をし、サンカルパを繰り返します。

2 今度は指を閉じて堅く結んだつぼみをつくります。手の裏側を合わせ、指を床の方に向けます。指を植物の深い根のように感じましょう。数回繰り返します。

鷲の羽のムドラー(ガルーダ)

防御と強化の身振りである鷲の羽のムドラーは、血液の循環を高め、体の内部器官を支えます。

左手を交差させ、その下に右手をくぐらせてウエストの位置におき、指は上を向かせます。体のほうに向いた手のひらが、胸の高さにくるようにします。今度は親指を組み合わせ、指を広げて羽の形をつくります。

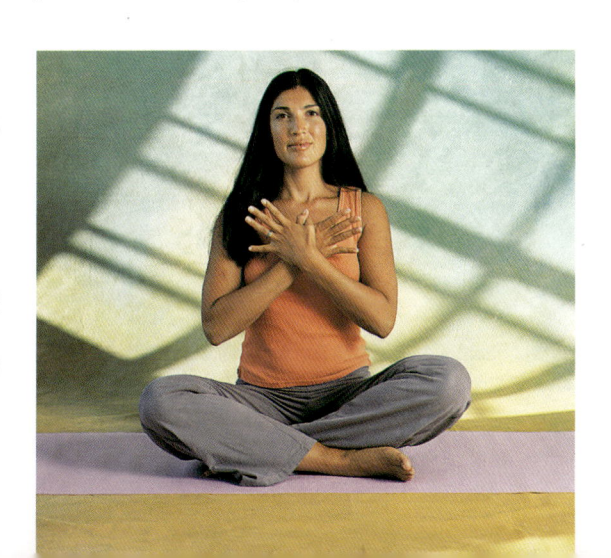

ジャナ・ムドラー

伝統的なムドラーのひとつであるこのムドラーは、ハタ・ヨーガの瞑想やプラーナーヤーマで用いられており、「ギアナ」ムドラーとしても知られています。この身振りは、知性と見識を授け、心を浄化し、心の病気を癒し、喜びの感覚を与えて、常用癖を除去すると考えられています。

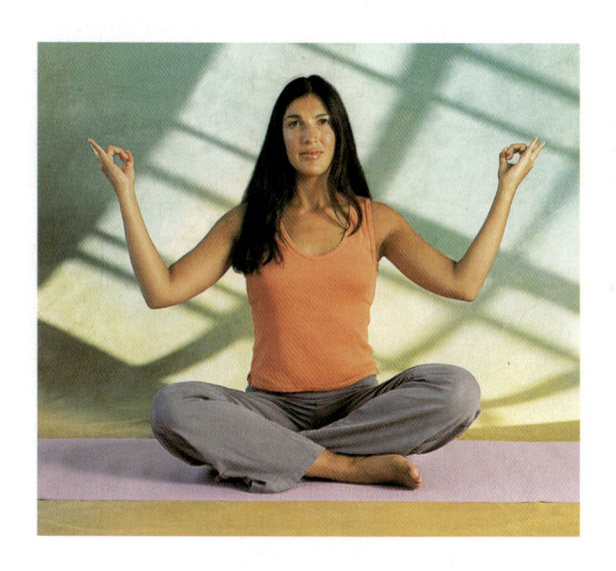

この練習は、瞑想的な姿勢でおこないます。労力や活力を得るために、両脚を組んで足を膝のすぐ下に入れるスカーサナのポーズで座りましょう。両手の人差し指の先を親指にくっつけて、小さな米粒をつまむように、指で輪をつくります。親指と人差し指以外の3本の指は伸ばしたままです。その3本の指は、3つのグナ――ラジャス、サットヴァ、タマス(p.10-11を参照)――を意味しています。人差し指が表わしているのは自我です。その指で、私たちは指を差したり、非難したり、識別をしたりします。自我は、親指が表わすその源、宇宙の意識に溶けていきます。その体勢のまま20回呼吸をします。

空のカップのムドラー(バイラヴァ)

空間をへこませる身振りは、「アナンタ」――心のなかの広大さ――を促進します。手が表わしているのは、イダーとピンガラ・ナーディ(月と太陽の経路、p.12を参照)です。左手をうえにおくと、月や女性のエネルギーである陰を意味し、右手をうえにおくと、太陽や男性のエネルギーである陽を意味します。

快適な瞑想の姿勢で座ります。頭と背骨はまっすぐにしょう。両手でカップの形をつくり、両手の手のひらを膝のうえで上に向けます。体全体をリラックスさせます。

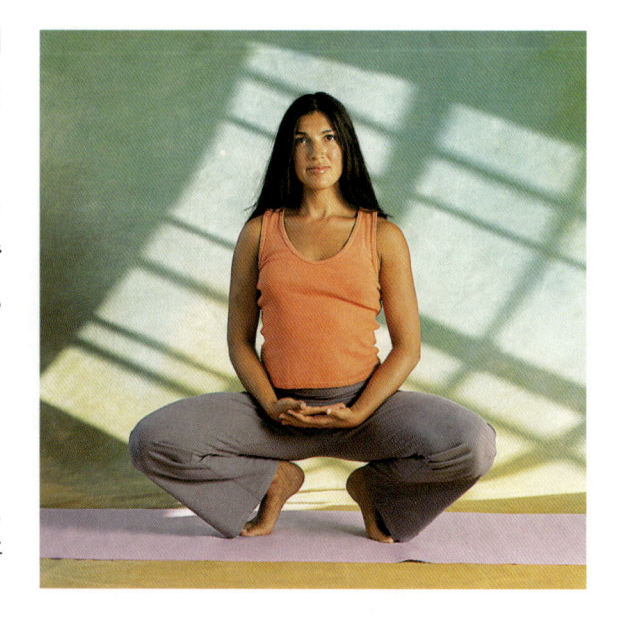

サンムクヒ・ムドラー

この「血色のよい顔」の身振りは、外的な知覚の7つの扉——2つの目、2つの耳、鼻孔、口——を閉じることで意識を自己の内側に向けなおすものです。外界へ通じる感覚のあらゆる入り口をふさぐことで、内省や自己分析が助長されます。うつ病を患っている場合は、おこなってはいけません。

座った状態か立った状態で、手を上げ、顔のまえにもってきて肘を外に向けます。人差し指をまゆ毛のすぐ下におき、中指でやさしくまぶたを押していきます。薬指で小鼻の部分を押し、小指を口角におきます。最後に耳の穴を親指で閉じます。この体勢で静かに呼吸をしながら、1〜2分休みます。

ライオンのポーズ

ライオンのポーズ（シンハーサナ）は、顔の筋肉を若返らせながら、舌を伸ばします。ムドラーというよりも浄化のアーサナであり、感覚器官を刺激して自己表現の後押しをします。

楽な姿勢で座り、両手を膝のうえにおきます。口は閉じたまま、ゆっくりと深く鼻で呼吸をします。息を吸いきったところで口を開いて、舌をあごからできるだけ遠くはなれたところに伸ばします。ゆっくりと息を吐きながら、明瞭でしっかりとした「アー」という音をのどから出して、肺を枯渇させます。息を吐ききったら、「第三の目」をじっと見て、眉間を凝視するシャンブハビ・ムドラー（p.122を参照）に入ります。それから体全体をリラックスさせます。

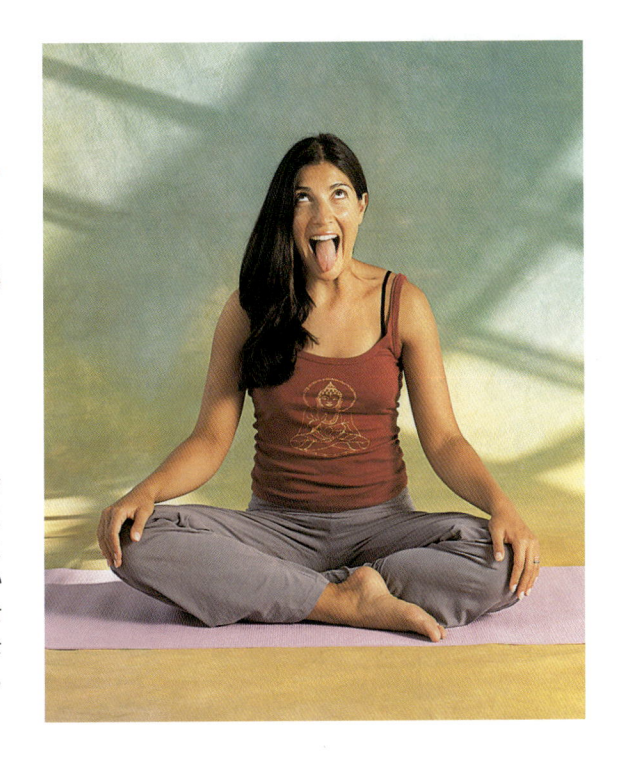

ウジャーイ・プラーナーヤーマ

神経を落ち着かせ、心臓を強くする能力の健康を管理するときに重要なのが、ウジャイ呼吸法であり、それはまた心臓のなかの精神的な結節（ヴィシュヌ・グランティ）をゆるめるとも言われています。これには、卓越した次元へ向けられた個人的な強迫観念の締めつけから、感情を自由にする効果があります（卑しい心「マナス」から、より高貴な精神「ブッディ」へ）。

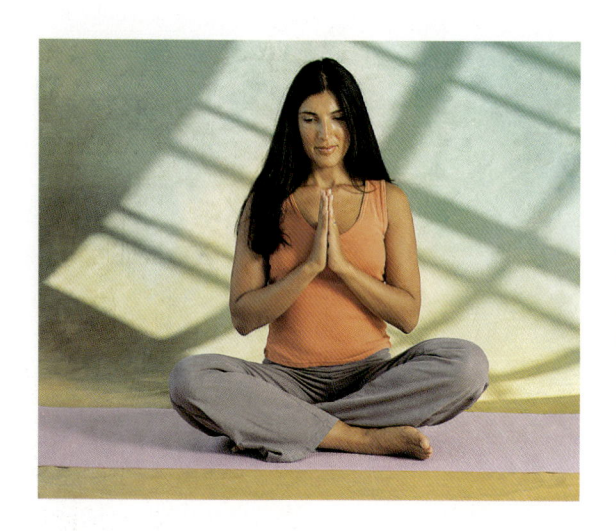

楽な姿勢で座ります。左の写真のように、スカーサナのようなポーズで手をナマステの祈りの位置におきます。ゆっくりとなめらかな呼吸を胸でおこない、ウッディアーナ・バンダ（p.17を参照）を用いて下部腹壁を背骨の方に向けてしっかり閉じます。徐々にムーラ・バンダとジャーランダラ・バンダをのどで収縮させていきます（p.16-17を参照）。これには息を吸い上げて「空気の魂」を抽出し、呼吸を伸ばす効果があります。そしてそのなかに運ばれた心波（ヴリッティ）が明らかになります。このようにすると、ありのままの呼吸に戻り、不安が和らぐとともに、心が穏やかになるのです。のどから発せられるシューシューという音に耳を傾けましょう。声門の収縮がいたるところで留められるために、呼吸は、肋骨の横へと滑らかに意識して広く伸びていきます。20回呼吸をつづけましょう。

蜂の呼吸（ブラーマリー）

心臓のチャクラは、「混乱した音」の中心と呼ばれています。このナーダ・ヨーガ（音の融合）は、心臓の振動の瞑想であり、そこには精神的、感情的なリラクゼーションも含まれています。不安を軽くするための、ヨーガの精神安定剤である「蜂の呼吸」は、辺縁、視床下部、下垂体、自律神経系の軸に影響を及ぼしながら、精神的な体を強くします。

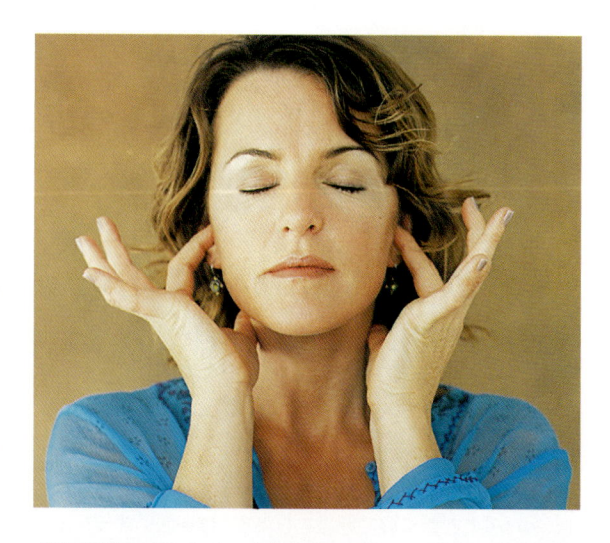

楽な姿勢で座ります。人差し指を耳たぶにあてて目を閉じます。今度はなめらかに深く息を吸います。静かに、吐く息をハミングしていきながら、内側の音を聞きます。負担がかからない程度に繰り返します。1日に2、3回、2〜3分練習をすると、恐れと不安が克服できます。

ナーディ・ショーダナ

このプラーナーヤーマは、瞑想に調和させた前奏曲であり、心肺システムのバランスを取り、神経システムを高めるために用いることができます。その目的は、深い睡眠状態と急速眼球運動（REM）を複製することで、脳が休んでふたたびいっぱいになったとき、心拍数が落ちて心臓の自然なリズム——1回心拍が打たれた後に2回休みがある——が生涯を通じて戻ってきます。ナーディ・ショーダナの技法は、この自然なリズムに続くものです。ですからここでは、1拍目で息を吸い、次の2拍で息を吐きます。心臓は、息を吸うときは速度を上げ、息を吐いているときは速度を落とし、リラックスして健康な状態になります。さらに、交互の鼻孔に呼吸をとおすことで、脳の左右のバランスが取れて、本来の落ち着きを取り戻すと言われています。

1 背骨をまっすぐにして座ります（そうすると、横隔膜がさらに落ちやすくなります）。右手の人差し指と中指で、まゆ毛のあいだ（眉間）を押さえます。

2 右の鼻孔を右手の親指でふさぎます。左手を膝のうえか、左の膝のうえにひっくり返してのせます。初めは、息を吸う・吐く長さの割合は1：1にします。呼吸が安定して心地よくなったら、1：2へ変えてみましょう。左の鼻孔から入れたり出したりして、10回完全な呼吸をします。これによって、リラクゼーションや内部吸収が生じ、神経システムの副交感神経節が活性化されます（イダー・ナーディ、月のエネルギー）。

3 今度は左の鼻孔を右手の薬指を使ってふさぎます。右の鼻孔から息を吸う・吐く長さの割合を1：1でおこなうことができたら、1：2の割合で10回呼吸をします。これによって、交感神経系に対応するプラーナのエネルギーの流れが活性化され、意識を具体化します（ピンガラ・ナーディ、太陽のエネルギー）。今度は反対側でおこない、3〜4回ずつ、それぞれ10回呼吸をします。

4 深くなめらかに、両方の鼻孔から呼吸をして終わりにします。三角形のパターンの呼吸の経路に注意を向けましょう。左右の鼻孔を通じて流れてくる空気の2本の流れは、まゆ毛のあいだ、ブハルマドゥハヤで一点に集中し、ふたたび外に吐き出されていきます。

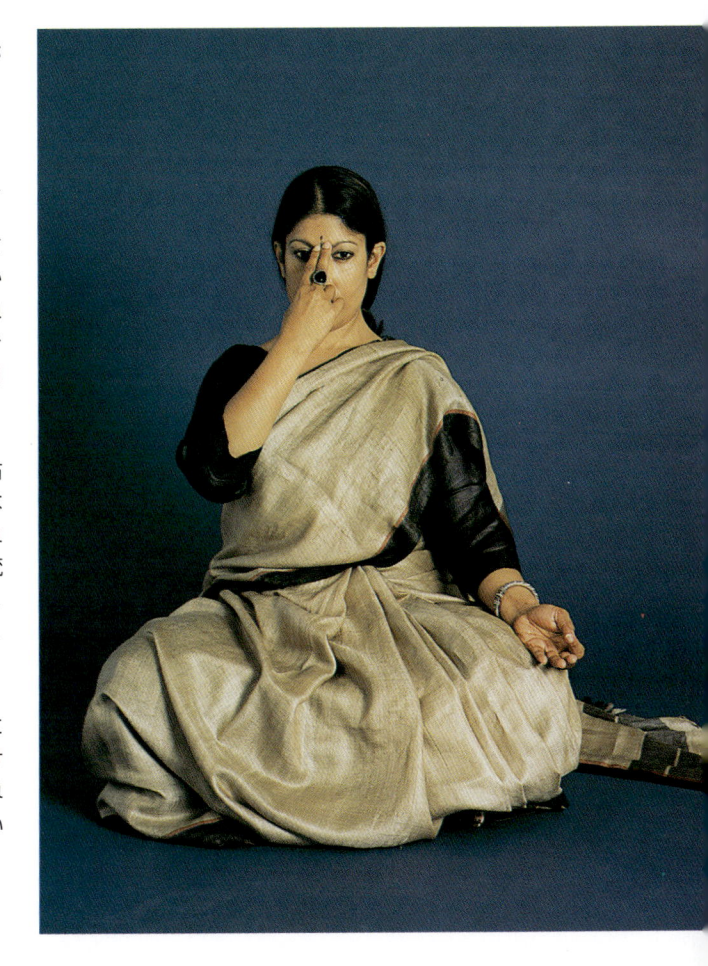

眉間の凝視

シャンブハビ・ムドラーというこの凝視は、ストレスを取り除くのに適しています。神経システムを落ち着かせ、より深い「視覚」を刺激して、左右のバランスを取ります。

内面的、外面的な凝視をします。眉間にある「松果眼」をじっと見ながら呼吸を観察しましょう。頭を動かさずに目の焦点を中心に合わせます。V型のイメージを想像しましょう。V型とは2つのカーブしたまゆ毛のことです。20回呼吸をするあいだ、凝視しつづけます。目の動きを習得したら、ゆっくりと息を吸い込むときに目を上げて、目を下げながらゆっくりと息を吸いだすようにして、目の動きと呼吸を調和させます。

トラタカ

伝統的なシャット・カルマ（浄化）からのこの目の浄化（クリヤー）は、ろうそくの瞑想です。エカクラータ——明白さや透明度に働きかけます。

楽な姿勢で座ります。1mほど前に火を灯したろうそくを置きます。目を閉じずに、できるだけ長く、光彩で目に涙が浮かんでくるまで、凝視をします。目を閉じて、心の目のなかに、はっきりとろうそくの炎を思い浮かべます。最後に、手のひらを擦りあわせて手を温め、目を数回手のひらで隠します（眼球孔に手を押しつけます）。

癌の視覚化

これは、指導者に直接指導してもらうのが理想ですが、死体のポーズで休んでいる状態で、友人に頼んで声に出して読んでもらうこともできます。はじめるまえに、部屋からさまざまな外的作用を取り除いてください。必要なのは、聞こえる、耳を傾ける、感じるという行為だけです。心が穏やかになってきたら、呼吸の音に耳を傾け、そして息を吐きながら、心のなかで自分に「リラックスすること」を思い出させます。

床にあおむけになり、死体のポーズ（シャヴァーサナ）の姿勢をとります。目を閉じて、両腕は体の横に、つま先は外側に自然に落とします。今度は両腕を、手のひらを上に向けて真横にしっかりと伸ばします。赤ちゃんが「T」の形になる、原型的な降伏の身振りです。深く呼吸をして、心を落ち着かせながら、静かに休んでいましょう。

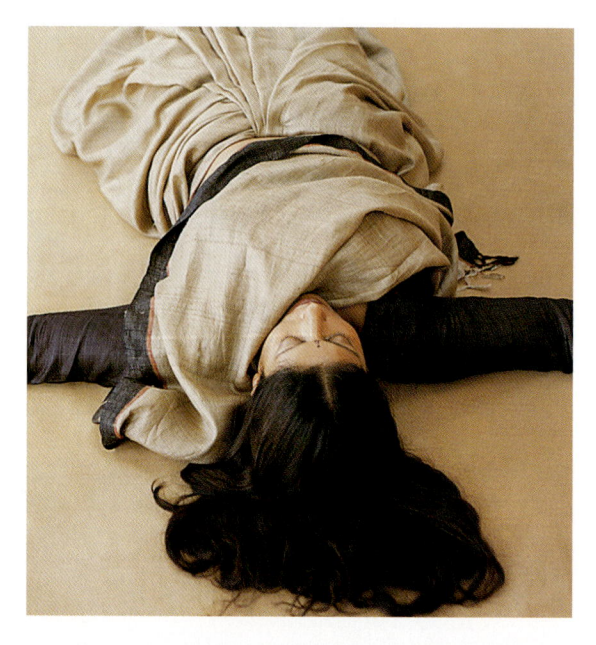

癌が小さくなっていく様子を思い浮かべます。ゆっくりと、確実に癌を追い出して、免疫反応を高める大量の白血球が急増して打ち勝つ様子を思い浮かべましょう。呼吸をするごとに、体がより強く、健康になっていきます。体から否定性や病気がすっかりと浄化していく様を心に描きます。呼吸が楽になるとともに、心が開放的になっていくのを感じてください。

ヨーガ・ニドラ

よく「精神的な眠り」と称されるヨーガ・ニドラは、導き手をともなっておこなう、リラクゼーションの治療の練習です。副交感神経系が十分に機能して、交感神経の活動のスイッチが切られたときにおこないます。意識のあいだ──潜在意識と無意識の精神のあいだに橋がつくられサムスカーラ（習慣癖）が認められて、それが取り除かれる思考パターンの根源に導いてくれます。

暗黙のムドラー（アジャパ）

この呼吸の観察は、へそとのどのあいだにある呼気の経路を図に記していく瞑想の練習です。呼吸のささやくようなシューシューいう音が、背骨全体に行きわたる様子に意識を固定します。ウジャーイの意味は「伸ばすこと」であり、ウジャーイ呼吸法（p.17を参照）は、胸部に集められた深く、ゆっくりと、豊かな横隔膜呼吸を用いておこなわれます。声門（のどの裏側）がかすかに収縮するために、穏やかな「歯擦音」が生まれます。無理をして呼吸をしてはいけません。

へそとのどのあいだで、ウジャーイ呼吸を上昇させたり下降させたりするのは、アジャパ・ジャパと呼ばれる練習で、「ソーハム」マントラと結びついています。それは「不変の意識」あるいは「不変の想起」とも言い換えられます。アジャパ・マントラは、自分自身の呼吸の暗黙の音です。自分の呼吸の音を聞くことで、自己や自分自身の沈黙により近づくことができます。

背臥位のポーズで横になります。深く完全な腹式呼吸（p.30を参照）に専念します。体の左側、次に右側に働きかけながら、体のそれぞれの場所に注意を引きつけていきます。そしてつま先から頭までリラックスさせていき、最後に耳、目、鼻、口、舌の感覚器官に向かいます。体の部位の名を挙げていきながら、深いリラクゼーションを誘発する経路に沿って、脳を「撫でて」いきます。心を分離させて、10分間ほど穏やかに横になります。

始めに、死体のポーズで横になります（前ページを参照）。ウジャーイ呼吸を20回練習します。息を吸うときに「ソー」という音に、息を吐くときに「ハム」という音に注意します。この簡単な練習は、落ち着きと認識を生み出し、不安を取り除いてくれます。

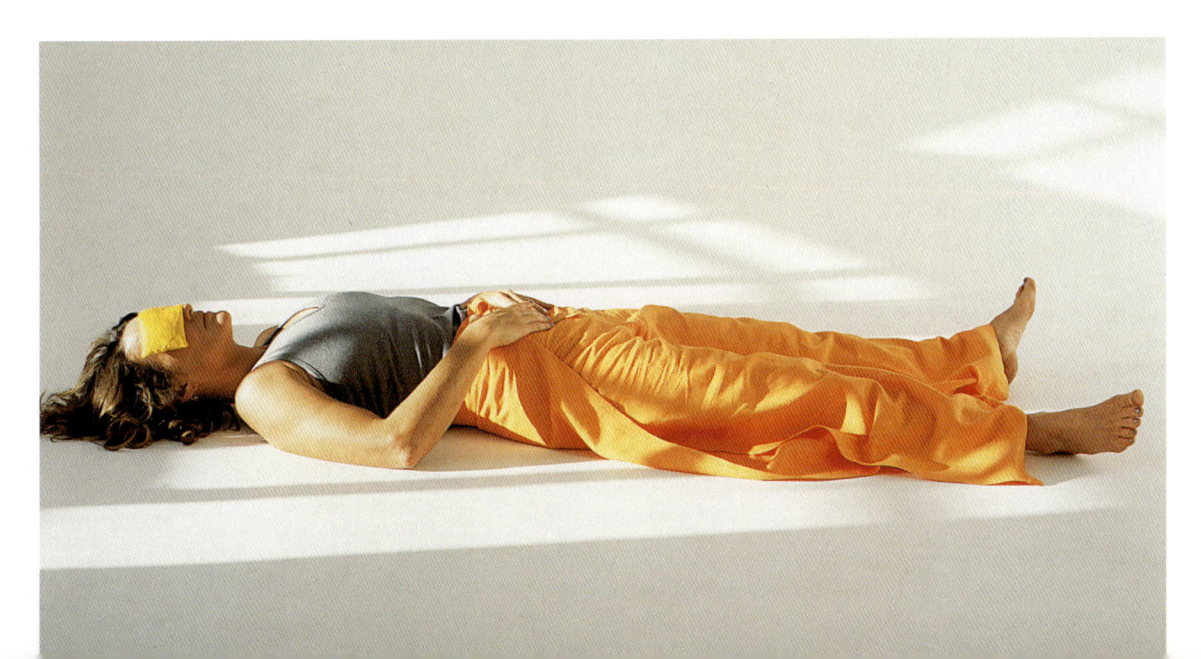

用語解説

アーサナ：ヨーガのポーズに対する一般的な名称。

アパーナ：5つの活力のうちの1つであるアパーナは、下向きのエネルギーと関連があり、体の消極的な機能を主宰します。

イダー：体内をはしる左側の神経経路（ナーディ）のことで、月や穏やかで消極的なエネルギーに対応します。

ウジャーイ：深い呼吸の技法で、明るく豊かな音を発出します。息を吸い込むときには上昇のエネルギー、息を吐くときには下降のエネルギーが起こり、呼吸に正反対の認識を生じさせます。

ウダーナ：5つのおもなプラーナのうちの1つであり、空気と音の排除と結びついています。

カパーラバーティ：脳の前頭部を浄化する空気浄化の過程（シャット・カルマ）です。

「気」：中国医学では、健康な人の体内の経絡に沿って自由に流れる生命あるいはエネルギー力であり、プラーナと同じようなものです。体力が落ちているときは、弱まったり、途絶えたりしてしまいます。

クリヤー：体にエネルギーを与えて、浄化し、純正するさまざまな技法です。

クンダリニー：タントラでは、背骨の基部に位置する、眠っている、潜在力のある精神的な生命力を意味します。サンスクリット語での意味は、蛇の力です。

グナ：アーユルヴェーダの体系では、グナと呼ばれる3つの自然の質——ラジャス（活力）、タマス（惰性）、サットヴァ（明瞭、あるいは光）——があり、精神状態に影響を及ぼします。

経絡：伝統的な中国医学では、経絡は体内の通路であり、そこを「気」のエネルギーが流れます。おもな経絡は12あり、陽と陰が6つずつです。そしてそれぞれがおのおのの器官に関連しています。

コーシャ：それぞれの人間には、5つのコーシャ（「シース＝鞘」）があると言われています。互いに影響し合い、重なり合うこれらのエネルギーの層は、完全な精神的、感情的、肉体的な性格の本性を形成します。それぞれのコーシャは、意識のより洗練された特質を意味します。

サマーナ：5つのおもなプラーナのうちの1つであり、栄養と体へのバランスをもたらすことに関与しています。

サマディ：究極の融合の状態です。集中することで、その対象とひとつになります。

サムスカーラ：サンスクリット語で、思考や行動によって残された印象、つまり潜在する傾向や習慣を表わします。

シッダーサナ：左のかかとを会陰に押しつけて座る瞑想的なポーズです。「完璧なポーズ」としても知られています。

シャット・カルマ：体から毒素や不純物を取り除くハタ・ヨーガのなかの、6つの浄化の練習です。通常は専門家や指導者の指導のもとでおこなわれます。

シャンブハビ・ムドラー：眉間の空間に集中するヨーガの身振りです。

スカーサナ：脚を組んで座る快適なポーズで、「安楽座」とも言われています。

スシュムナ・ナーディ：イダーとピンガラのあいだをはしるプラーナの経路のことで、脊髄の下部から上昇しています。

チャクラ：心と体のあいだの接点に存在するエネルギーの渦のことです。チャクラは、さまざまな内分泌腺、神経叢器官や脳、脊髄を通じた身体的な体にある節と関連があります。

ドーシャ：アーユルヴェーダには3つのドーシャ——ヴァタ、ピッタ、カパァ——があります。それぞれの人の体質を表現するときに、1つ、もしくはこれら3つを組み合わせた言葉を使います。ドーシャのバランスが正しく取れていると、良好な健康状態に導かれます。

ナウリ：筋肉の収縮や腹部のシャット・カルマであり、胃腸系を刺激して再生させます。

ナーディ：「導管」や「動脈」の意味をもつナーディは、プラーナを流す通路です。3つのおもなナーディは、イダー、ピンガラ、スシュムナです。

ネーティ：ジャナ・ネーティは、鼻の中を浄化するシャット・カルマの技法です。できればネーティ・ポットを使って、交互に鼻孔に水を流します。

ハタ・ヨーガ：太陽（ハ）と月（タ）の融合を意味するハタは、心と体のエネルギーを規則正しくするためにつくられたヨーガの分派です。

ヴァーユ：プラーナの5つの機能、あるいはパターン——プラーナ、アパーナ、サマーナ、ウダーナ、ヴィヤーナ——のことです。

バンダ：精神的に筋肉を締めつけることで、体内のプラーナ（エネルギー）の流れの方向を変えます。おもなバンダは3つ——ムーラ、ウッディアーナ、ジャーランダラ——ありますが、これらをすべてを組み合わせて4つめのマーハ・バンダをつくることもできます。

ヴィヤーナ：5つの活力のうちの1つで、あらゆる力と結びつけて調整することで、感覚能力にも影響をあたえます。

ヴィンヤーサ：ポーズが配列された順序のことで、順番通りにおこなうことにより、精神的な利点のみならず、体の内部の機能に異なった効果を与えます。

ピンガラ：ピンガラは、体内をはしる左側の神経経路（ナーディ）のことで、太陽や積極的なエネルギーに対応します。

プラーナ：「気」と似た、非常に重要な生命力です。これもまた5つの活力の1つであり、吸収作用や上向きのエネルギーに関連しています。

プラーナーヤーマ：呼吸の技法であり、エネルギーのバランスを取って調整します。

真向法：ヨーガのポーズに似た6つのストレッチですが、伝統的な中国医学において経絡を流れる「気」を刺激して、バランスを取り戻すようにつくられており、五行元素「水木火土金」と関係があります。

マントラ：自分の意識を拡張させることを目的に、神聖な音節や言葉を、瞑想や祈りのなかで繰り返します。

ムドラー：文字通り「身振り」という意味のムドラーは、肉体的、感情的、精神的な姿勢を言葉で表現したものです。プラーナのエネルギーを導き、知覚の扉を開くことができます。

ヤントラ：瞑想を助けるものであり、象徴的な絵で表した図の形であったり、数秘学的な形のものであったりします。

ヨーガ・ニドラ：「ヨーガの眠り」と訳すことができる、睡眠と覚醒のあいだの状態のことです。そこで潜在意識と無意識との接触が起こります。

索引

太字は説明の中心となるページです。

B.K.S.アイアンガー 74

あ
アーサナ 11、17、51、67、119
アージュニヤー・チャクラ 15、38
アーマ 67
アーユルヴェーダ 67
あおむけになっておこなうねじった蝶のポーズ（基礎） 70-71
アグニ 11、43、76
足のストレッチ 59
アシュウィニ・ムドラー 16、**88**、89
アシュウィニ・ムドラー・バジュロリ 89
脚を上げた鋤のポーズ（上級） 64-5
アジャパ・マントラ 123
アスクレーピオス 8
頭立ちのポーズ（三角倒立：シールシャーサナ） 46-7、65
頭を膝につけるポーズ（ジャーヌ・シールシャーサナ） 92
アナーハタ・チャクラ 15、38、43
アナンタ 118
アパーナ 12、69
アパーナーサナ 5、**22**、23、25、31、43、44、70
アパーナ・ヴァーユ 25、27、30、70、81
アルダ・マチェンドラーサナ 31
アレキサンダー・ローウェン博士 19
椅子のポーズ 102
イダー 12
イダー・ナーディ 12、118、121
偉大なスフィンクスのポーズ 73
5つの元素 10-11
犬のポーズ 29、40
陰と陽 10、118
ウエストを回転させるポーズ 83
ウジャーイ呼吸法 33、37、123
ウジャーイ・プラーナーヤーマ 88、**120**
ウダーナ 12
宇宙の卵のポーズ 80、81、92
ウッディアーナ・バンダ 17、26、47、59、67、69、71、72、73、76、77、80、88、99、101、112、120
ウトカターサナ 39、43
ウパヴィシュタ・コナーサナ 10、91
馬のポーズ 27
上向きのエネルギー 12
英雄のポーズ 41、**72**、**73**
　床でおこなう 9、72、73
エネルギー、活力 10

か
「風」の元素 11、12、15
肩立ちのポーズ 65、**74**
　支えを使っておこなう 115
　支えを使っておこなう半肩立ちから蝶のポーズへ 90-91
　半肩立ち **74**、**75**、**76**
肩の解放 57
カパ 11
カパーラバーティ呼吸 30、33
雷のポーズ 28
　横になっておこなう 28
体を前に曲げる
　左右対称の前屈 104、105
　座っておこなう前屈 24
　前屈 11
　体側伸ばしと前屈 105
　立っておこなう前屈 78、81
癌の視覚化 122
「気」 10
気功 11
「木」の元素とエネルギー 10
木のポーズ 110-11
急速眼球運動（REM） 121
「金」のエネルギー 9
「金」の元素 10
「空」の元素 11、12、15
空気（スワナ・プラーナーヤーマ） 81
　消化器系 82-3
空気の浄化（スワナ・プラーナーヤーマ） 81
孔雀の尾のポーズ 112
孔雀のポーズ 79、**80**、112
首の解放 58
クリヤー 30、69
　アグニサル 81
クンダリニーの蛇 12
クンバカ 32、37
グナ 10、118
経絡 9
血圧 50-51
血液循環システム 50
血液とその働き 50
原型的ならせんのねじるポーズ 78、**103**
コーシャ（シース） 85
後屈 11、43、44、67
高血圧 7
19-21
　一般的な呼吸器疾患 21
　気道を洗う・鼻の洗浄 21
　呼吸機能 20

治療と療法 21
　腹式呼吸と肺呼吸 20-21
　練習 22-23
呼吸法
　ウジャーイ 33、37、123
　カパーラバーティ 30
　腹式 30、33
呼吸法の練習 120-21
骨盤底の運動 89
子どものポーズ 29、41、42、**45**、47、73、80、98、101、112、114
コブラのポーズ 53、73
　赤ちゃんコブラのポーズ 73、100、101
　ねじったコブラのポーズ 72、**83**
ゴムカハーサナ 42、44

さ
サーダナ 67
魚のポーズ 23、**76**、114
　支えを使っておこなう 114
サットヴァ（調和） 10、118
サトヴィック 51
サハスラーラ・チャクラ 15、38、46
サマーナ 12、69
サマーナ・ヴァユ 70、73、76
サムスカーラ（習慣癖） 123
サンカルパ 109、117
死体のポーズ 23、30、60、61、62、**122**
　あおむけでのポーズ 76
下向きのエネルギー 12
下を向く犬のポーズ 40、53、73、114
　支えを使っておこなう 114
下を向く子犬のポーズ 100、101
シッダーサナ 89
シヴァ神 116
シャーマニズム 8
シャット・カルマ 122
消化器系 66-83
　一般的な消化系障害 69
　消化システムと消化器官 68-9
　食べることによる瞑想 69
　治療と療法 69
　練習 70-83
神経内分泌系複合体 34-47
　神経内分泌障害 36-7
　自律神経内分泌系 36
　ストレスの現象と生理機能 36
　治療と療法 37
　練習 38-47
心臓 50

心臓を休める 63
ジャーランダラ・バンダ
　17、72、99、120
ジャナ・ネーティ 21
循環器系 48-65
　一般的な心臓血管疾患 51
　血圧 50-51
　血液とその働き 50
　心臓 50
　循環システム 50
　治療と療法 51
　練習 52-65
ジョーティ 49
浄化 21、69、77、81
自律神経系 36
スカーサナ 118
鋤のポーズ 17、64、65、74、75
スシュムナ 12
ストレス 36
スヴァディシュターナ・チャクラ
　14、38
スプタ・バッダ・コナーサナ 71
スワミ・サティヤーナンダ・サラスワティ 1
スワミ・ラマ 30
生活習慣 21、37、51
セツ・バンダ 43
背骨 94-95
　一般的な背部の病気 97
　進化 96
　背骨と胴体の生体構造 96-7
　治療と療法 97
　練習 98-105
1000本のスポーク 15

た
太極拳 11
第三の目 15、119、122
体側を伸ばすポーズ 11
太陽礼拝 17、52-5、78、98
食べることによる瞑想 69
タマス 10、118
ダンダーサナ 24、25、91
チダカッシュ 89
チャクラーサナ
　14-15、16、74、95
　アージニャー 15、38
　アナーハタ 15、38、120
　サハスラーラ 15、38、46
　スヴァディシターナ 14、38、85
　ヴィシュッダ 15、38
　マニプーラ 15、38、76
　ムーラーダーラ 12、14、38、89
チャラカ・サンヒター 10
中国医学 9-10、11
蝶のポーズ 90、93、114

「土」のエネルギー 9
「土」の元素 10、11、14
手首の屈曲と回転 57
手首のストレッチ 56
東西の習慣 8-11
　アーユルヴェーダの原理 10-11
　シャーマン 8
　伝統的な中国医学 9-10
　ヒポクラテスの流儀 8-9
「逃走・闘争」反応 35
倒置のポーズ 11、43、44、113
ドーシャ 11
道教 9
胴を上げた子どものポーズ 45、46
ドミニコ修道院の修道会 17

な
ナーダ・ヨーガ 120
内分泌系 36
ナウリ(「腹部マッサージ」の項を参照)
ナーディ・ショーダナ 33、37、121
ナマステ 31、38、55、117、120
猫のポーズ 72、73、101
猫のポーズから英雄のポーズへ
　(中級) 72-3
ねじるポーズ 11、67
　あおむけになっておこなう
　　蝶のポーズ(基礎) 70-71
　原型的ならせんのポーズ 78、103
　しゃがむポーズ 83
　座っておこなう背骨 93
　ねじりのヴィンヤーサ(上級) 78-81
　肺 79
根のチャクラ 12、44
伸ばすポーズ 11

は
橋のポーズ 88
蓮の姿勢 76
ハタ・ヨーガ 12
蜂の呼吸(ブラーマリー) 33、120
ハラ 27、30
ヴァータ 11
ヴァーユ 12、69
ヴァジュラーサナ
　(『雷のポーズ』の項参照)
バッタのポーズ 112
バッダ・コナーサナ 9
バフニサル・ドハウティ 81
バランス 113
バンダ 16-17
　ウッディアーナ・バンダ
　　17、26、47、59、67、69、71、72、
　　73、76、77、80、88、89、101、
　　112、120

ジャーランダラ・バンダ
　17、72、99、120
ムーラ・バンダ 16、17、59、71、
　72、80、88、89、99、120
パーヴォッターナーサナ 25
パシュチモッターナーサナ 10
パナケイア 8
パンチャ・マーハ・ブータ 10-11
非対称の側面を伸ばすポーズ 104、105
泌尿器のシステム 86
泌尿器生殖器系 84-93
　一般的な泌尿器生殖器系の病気 87
　生殖器官 86
　治療と療法 87
　練習 88-93
「火」のエネルギー 9、10
「火」の元素 10、11、15
ヒポクラテス 9
ヒュギエイア 8
ヴィシュッダ・チャクラ 15、38
ヴィシュヌ・グランティ 120
ヴィヤーナ 12
ヴィンヤーサ 11、97
　あおむけになっておこなう 61
　基礎 22-3
　初心者のための背部 98-101
　上級 28-9
　座っておこなう(中級) 24-5
　座っておこなう背骨のねじり 91-3
　体側を伸ばす(中級) 104-5
　立っておこなう(中級) 26-7、102
　ねじり(上級) 78-81
ピッタ 11
ピンガラ 12
ピンガラ・ナーディ 12、118、121
腹式呼吸 30、33、98、123
腹部マッサージ 67、69、77
舟のポーズ 81
ブッディ 55、120
舞踏の神のポーズ 111
ブラーフマナ呼吸 19、33
ヴリッティ 120
プラーナ・ヴァユ 33、70
プラーナ・ムドラー 32-3
プラーナ 11、12-13、25、27、33、69、
　73、77
プラーナーヤーマ 11、12、19、30、37、
　51、85、118、
　ウジャーイ 88、120
　ナディ・ショーダナ 33、37、121
プラティ・クリヤー 11
ホメオスタシス 35
ホルモン補充療法(HRT) 37

ま

真向法ストレッチ　9、10
マナス（卑しい心）　120
マニプーラ・チャクラ　15、38、76
マノーマヤ（心のシース）　85
マントラ　109、123
眉間の凝視（シャンブハビ・ムドラー）　30、58、72、119、122
「水」のエネルギー　10
「水」の元素　10、11、12、14
耳を圧迫するポーズ　74、75
ムーラ・バンダ　16、17、59、71、72、80、88、89、99、120
ムーラーダーラ・チャクラ　12、14、38、89
ムドラー　116
　アシュウィニ　16、88、89
　エネルギーを充電する　116
　空のカップのムドラー　118
　ギアナ　118
　サンムクヒ　119
　座っておこなう　89

トカゲ　89
バジュロリ　16、87、89
眉間の凝視　30、58、72、119、122
　蓮華の　117
　鷲の羽　117
目の運動　59
免疫システム（「リンパ腺と免疫システム」の項を参照）

や

薬物療法　7
山のポーズ　40、52、82、102、110、111、113
　揺り動かした（ティリャカ・ターダーサナ）　82
指のストレッチ　56
ヨーガーサナ　17
ヨーガ・ニドラ　11、51、63、69、123
ヨーガ療法　11
　連続したアーサナ——ヴィンヤーサ　11
より高い知性（アージニャー）　15

ら

ライオンのポーズ　58、59
ラクダのポーズ　29、41、43
ラサ　12、14
ラジャス　10、118
ランガナ（月の）呼吸　19、27、33
リーマン博士著『Human Patient』　12
リハビリテーション用の運動　56-9
リンパ腺と免疫システム　106-23
　一般的な免疫障害　109
　サンカルパとマントラ　109
　治療と療法　109
　病気への抵抗力　108-9
　免疫システム　108
　リンパ系　108
　練習　110-23

わ

鷲のポーズ　113
輪のポーズ　43、44

Healing Yoga
セラピューティック ヨーガ

発　　行　2010年4月15日
発　行　者　平野　陽三
発　行　元　ガイアブックス
　　　　　〒169-0074 東京都新宿区北新宿3-14-8
　　　　　TEL.03(3366)1411　FAX.03(3366)3503
　　　　　http://www.gaiajapan.co.jp
発　売　元　産調出版株式会社

Copyright SUNCHOH SHUPPAN INC. JAPAN2010
ISBN 978-4-88282-746-7 C2047
Printed in Dubai

落丁本・乱丁本はお取り替えいたします。
本書を許可なく複製することは、かたくお断わりします。

著　　者：リズ・ラーク（Liz Lark）
ロンドンでヨーガのクラスを運営しながら、世界各地でもクラスを開催する、経験豊かなヨーガ指導者。パフォーミングアーツのマスターを取得後、ヨーガにアレキサンダー法など訓練の要素も組み入れる。主な著書に『Ashtanga Yoga』、『Yoga for Life』、『Yoga for Kids』がある。

ティム・ゴウレット（Tim Goullet）
整骨療法家、自然療法家、講師、スポーツ・マッサージ指導者、アシュタンガ・ヨーガ行者。

翻 訳 者：奥谷 陽子（おくや ようこ）
1988年パンパシフィックインスティチューツ国際英文秘書科卒業。2001年より翻訳の世界に入り、それと前後してヨーガを始める。訳書に『NHシリーズ／ヨーガ』（産調出版）『イルカへの夢　癒される心』（経済界）など。

※本書は、『癒しのヨーガ』のペーパーバック版です。

産調出版のヨーガ関連書

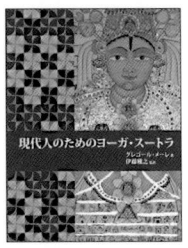

現代人のためのヨーガ・スートラ

ヨーガの古代聖典、
パタンジャリの『ヨーガ・スートラ』の
真の解釈

グレゴール・メーレ 著
伊藤雅之 監訳

インド哲学への長年の研鑽をしてきたグレゴール・メーレによる鋭い洞察と深遠な解釈、現代人に訴えかける数々の具体例が織りまぜられた『ヨーガ・スートラ』概説書。さらに監訳者伊藤雅之の解説も加えた価値ある一冊。

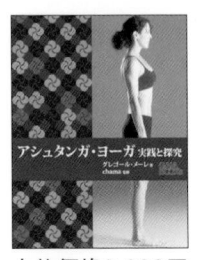

本体価格2,800円

アシュタンガ・ヨーガ 実践と探究

アシュタンガ・ヨーガを理解するための
実用的な手引き書

グレゴール・メーレ 著
chama 監修

『ヨーガ・スートラ』とヴィンヤサの技法は同じコインの裏表であるという考え方に基づき、ヨーガの実践に哲学と身体構造の総合知識を織り込んだ。ヨーガの指導者や実践者にとっての貴重な教材となる。

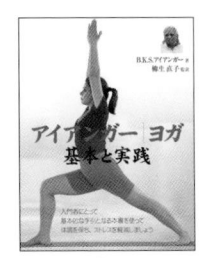

本体価格2,800円

アイアンガーヨガ 基本と実践

マインド、ボディ、スピリットに
効果をもたらす
ホリスティックな経験

B.K.S.アイアンガー 著
柳生直子 監訳

基礎となるアサナのポーズやグルのアドバイス、身体に作用する効果など、ヨガの本質に迫った実践書。技術面に重点を置いているので、初心者でも最大の効果を得る練習法を習得することができる。

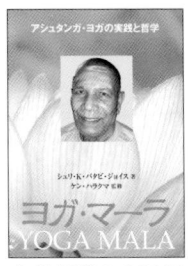

本体価格2,800円

ヨガ・マーラ

アシュタンガ・ヨガの
実践と哲学

シュリ・K・パタビ・ジョイス 著
ケン・ハラクマ 監修

アシュタンガヨガの実践に関する、時代を超えた本質を明らかにした一冊。これまでサンスクリット語・英語でしか読む事のできなかったヨガ行者のバイブル翻訳版。アーユルヴェーダ、精神疾患治療、自然療法を学ぶ人にも。

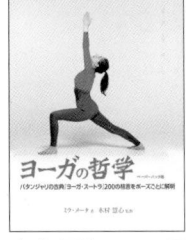

本体価格3,000円

ヨーガの哲学 ペーパーバック版

パタンジャリの古典
『ヨーガ・スートラ』200の格言を
ポーズごとに解明

ミラ・メータ 著
木村慧心 日本語版監修

ヨーガへの深い理解と完璧な技を得るための一冊。基本的なポーズとリラクゼーションのテクニックに加え、ヨーガ全体の目的と教義を本質から理解できる。初心者からベテラン、特に人々に教える立場の方に。

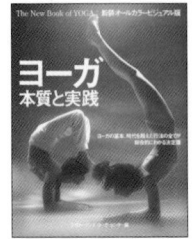

本体価格2,400円

ヨーガ 本質と実践

心とからだと魂のバランスを
保ち自然治癒力を高める

シヴァーナンダ・ヨーガ・センター 著

明快で総合的、詳細なカラーイラスト付き。わかりやすい指示と信頼できる教義解説で、時代を超えたヨーガの行法のすべてがわかる。初心者からエキスパートにも刺激になる一冊。

本体価格3,100円

ヨーガバイブル

170以上のヨーガのポーズが満載

クリスティーナ・ブラウン 著

オールカラー400頁で170以上のヨーガのポーズを紹介。ハタヨーガはもちろん、アシュタンガヨーガ、クンダリニーヨーガの特徴がよくわかる。ヨーガを実践する人に最適なあらゆる情報を網羅した究極のバイブル。

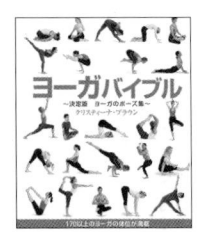

本体価格2,600円

よくわかるヨーガ療法

肉体と精神の健康を
実現するヨーガ・セラピー

R・ナガラートナ他 著
木村慧心 日本語版監修

呼吸をゆっくりとさせる、各種の筋肉をリラックスさせる、心の働きを静める、という三種類のヨーガ行法が病気治療に役立つ。

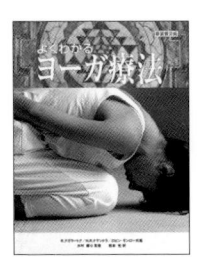

本体価格2,000円